XIANDAI ZHONGLIU ZHUANKE HULI

现代肿瘤专科护理

编著 刘 静

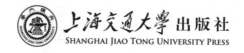

上海交通大學出版社
SHANGHAI JIAO TONG UNIVERSITY PRESS

内容提要

本书结合现代肿瘤学发展特点，以肿瘤专科护理理论知识与临床实际应用相结合为原则，简要介绍了肿瘤专科治疗技术及护理，详细阐述了临床常见肿瘤的病因、临床分期、治疗方式、护理措施。本书将先进、科学的肿瘤护理理念进行了总结和归纳，能够帮助广大护理人员搭建出临床肿瘤护理的整体思维框架，适合各级医院的护理工作者参考使用。

图书在版编目（CIP）数据

现代肿瘤专科护理 / 刘静编著. -- 上海 ： 上海交通大学出版社，2023.10

ISBN 978-7-313-29125-7

Ⅰ．①现… Ⅱ．①刘… Ⅲ．①肿瘤－护理 Ⅳ．①R473.73

中国国家版本馆CIP数据核字(2023)第134608号

现代肿瘤专科护理

XIANDAI ZHONGLIU ZHUANKE HULI

编　　著：刘　静

出版发行：上海交通大学出版社

邮政编码：200030

印　　制：广东虎彩云印刷有限公司

开　　本：710mm×1000mm　1/16

字　　数：256千字

版　　次：2023年10月第1版

书　　号：ISBN 978-7-313-29125-7

定　　价：198.00元

地　　址：上海市番禺路951号

电　　话：021-64071208

经　　销：全国新华书店

印　　张：14.75

插　　页：2

印　　次：2023年10月第1次印刷

作者简介——

◎刘　静

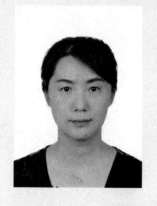

女，副主任护师。毕业于山东大学高等护理专业，现任青岛市第五人民医院肿瘤科护士长，兼任山东省护理学会第二届呼吸护理专业委员会委员、山东省首届变态反应护理专业委员会委员、青岛市中医药学会护理与院感专业委员会委员。擅长肿瘤患者的专科护理、中医适宜技术的运用、糖尿病健康知识宣教、呼吸系统疾病护理等。曾获山东省"百佳护士长"、青岛市"好护士"等荣誉称号。主持科研立项课题2项，发表SCI论文1篇、核心论文多篇，拥有专利2项。

前言
FOREWORD

近年来,肿瘤的发病率逐年上升,肿瘤学在医学领域内的地位越来越重要。虽然随着人类寿命的延长及临床诊治水平的提高,很多肿瘤患者被治愈或带瘤生存,肿瘤逐渐变成一种慢性疾病,但是肿瘤依然是居民死亡的主要原因之一,严重威胁着人们的健康。发展至今,肿瘤患者已成为全球的社会和经济负担。在恶性肿瘤发病率和病死率迅速增高的情形下,肿瘤学科不断发展,新理论、新技术和新理念不断更新;"以疾病为中心"转向"以患者中心"的肿瘤护理也向着专科化的方向发展,其职能在广度和深度上都有了很大的延伸。

肿瘤护理是涉及多学科的综合专科护理,护理实践的范围及工作内容比较广泛。肿瘤专科护士不仅在外科手术、化学治疗、放射治疗及生物治疗中发挥作用,还应注重肿瘤患者的心理护理、康复护理、临终关怀及社会支持系统的利用等。同时,由于肿瘤患者涵盖各个年龄段,肿瘤专科护士还应掌握不同年龄患者的特点,因人施护。因此,为了帮助肿瘤专科护士熟练掌握相关知识和操作技能,本人在参考大量国内外相关资料的基础上,结合自身临床经验,特编写了《现代肿瘤专科护理》一书。

本书以人的健康为中心,将先进的、科学的肿瘤专科护理的基础理论知识与临床实际应用相结合,旨在帮助广大医护人员搭建出肿瘤临床护理的整体思维框架。本书以肿瘤专科治疗技术及护理为基础,详细地阐述了临床常见肿瘤的概述、病因、临床分期、临床表现、治疗方式、护理措施。全书内容丰富,通俗易懂,表述严谨,注重专业性、系统性和实用性的统一,病情观察内容细致,护理措施符合实际,体现了个性化护理的观念,适合各级医院的护理工作者参考使用。

由于知识的更新日新月异,加之编者水平有限,书中难免存在不足之处,期望读者见谅,并提出宝贵意见,以便更正。

刘 静

青岛市第五人民医院

2023 年 3 月

目录
CONTENTS

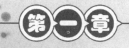

肿瘤学概述

第一节 肿 瘤 病 因

肿瘤是机体内某一部分组织细胞长期不正常增殖所形成的疾病,可分为良性肿瘤和恶性肿瘤两大类。肿瘤严重威胁着人类的生命与健康,是全球医学界面临的巨大挑战。2020年,世界卫生组织国际癌症研究署发布了最新世界癌症报告,全面阐述了全球的癌症负担、癌症危险因素、癌变的生物学过程和防控措施。该报告指出,癌症已成为严重危害人类健康的重大疾病之一。癌症居于大部分国家30~69岁居民死因的前2位。预计全球每年新发癌症病例将从2018年的1 800万人增加到2040年的2 700万人,上升50%。其中,发展中国家新发癌症病例增长幅度高于发达国家。要应对全球肿瘤患者迅速增长的挑战,采取相应的防控措施,深入了解肿瘤的病因至关重要。

一、致癌危险性的评价

已有研究表明,肿瘤是一类多病因的疾病。世界卫生组织(world health organization,WHO)所属的国际癌症研究机构(international agency for research on cancer,IARC)是目前权威性的评估人类致癌因素的科研机构,致力于研究与人类肿瘤相关的致癌物暴露因素。目前,已将致癌因素分类的范围扩大到化学物、化学混合物、职业和环境暴露、物理因素、生物因素和生活方式。2019年IARC专题报告中将致癌物分类作了更改,将原来的4类五组(1类、2A类、2B类、3类和4类)简化为3类四组(1类、2A类、2B类和3类),将原来的第3类(不可分类)和第4类(对人很可能不致癌)合并。

(一)1类:对人具有致癌性

此类即对人体致癌证据充分的因子,若一个因子在人类的致癌性证据中不是很充分,但是在试验动物致癌性的证据充分,且暴露于其中的人群中有强的证据表明,该因子是通过一种有关的致癌机制起作用的,也归于 1 类。在 1 类中较为常见与知名的有苯,苯并芘(benzo(a) pyrene,BaP),幽门螺杆菌(慢性感染),乙型肝炎病毒(hepatitis B virus,HBV)(慢性感染),X 线和 γ 线,二噁英,人乳头瘤病毒(human papillomavirus,HPV)16、18、31、33、35、39、45、51、52、56、58、59 型,槟榔果,黄曲霉毒素,吸烟和被动吸烟,油漆工职业暴露等。

(二)2A 类:对人很可能是癌

在试验动物中致癌性证据充分,但在人类致癌性证据有限的因子归于此组。有时,有些因子在人类的致癌性证据并不充分,但是在试验动物致癌性的证据充分,并且有强烈的证据表明,其致癌作用的机制在人类当中也起作用时归为 2A 类。目前被列为 2A 类的致癌因子包括马拉硫磷、二氯二苯三氯乙烷、联氨、超过 65 ℃的热饮及高温油炸排放物等。2015 年 IARC 将食用红肉也列为 2A 类致癌因子。

(三)2B 类:对人可能致癌

此组包括在人类中致癌证据有限,在试验动物中致癌证据不充分的因子;也包括在人类致癌性证据不足,但在试验动物中致癌性证据充足或是其他证据非常肯定的因子,例如,铅、碳化硅纤维、汽油等。

(四)3 类:对人的致癌性尚无法分类

不属于以上任何类别的因素通常被放在这个类别中。当在动物试验和人类致癌性证据均不足时,通常放在此类别;当有强有力的证据表明,在试验动物中有致癌性机制但不能在人类身上起作用,在人类身上的证据还不够时,也可放在此类别中。

二、肿瘤常见病因与危险因素

目前,人们认为有 5%～10%的肿瘤是由遗传因素导致的,90%～95%的肿瘤是由环境因素和生活方式导致的。而各种环境因素和生活方式对肿瘤发病和导致死亡的影响程度是不同的。2017 年,美国癌症研究协会发布了不同因素在肿瘤发病中的占比,其中位列第一位的是使用烟草,有超过 30%的肿瘤是由使用烟草导致的;其次为超重或肥胖,约占 20%;约 16%的肿瘤是由病原体感染导致的;其余因素包括缺乏运动、饮食不合理、职业暴露、饮酒、生殖因素、电离辐射、环境污染物和处方药物等。

《2020 全球癌症报告》认为癌症的发生发展受多种危险因素的影响,如烟草使用,病原体感染,乙醇饮用,紫外线辐射、电离辐射、射频电磁场的暴露,饮食与营养,体力活动,久坐行为,肥胖,食物中含致癌物质,空气、水、土壤和食物的污染,职业因素,药品等。

(一)烟草

IARC 指出,烟草烟雾中有超过 60 种化合物对人类或试验动物有致癌性,另有 16 种化合物与人类肿瘤发生有关,包括多环芳烃(polycyclic aro matic hydro-carbons,PAH)及其杂环类似物。PAH 是有机物不完全燃烧的产物,往往以复杂混合物的形式出现在烟草烟雾、焦油、煤灰、发动机尾气及烧烤食物当中。PAH 中最具代表性的就是 BaP 和二苯并蒽,其对试验动物的皮肤和肺具有极强的致癌性。

有充分证据表明,吸烟可导致的肿瘤有肺癌、口腔癌、咽癌、喉癌、鼻腔癌、鼻咽癌、食管癌、胃癌、结直肠癌、肝癌、胰腺癌、宫颈癌、肾癌、膀胱癌和急性白血病,也有一定的证据表明吸烟会导致乳腺癌。

《2020 全球癌症报告》指出,吸烟是既往欧美发达国家肺癌等恶性肿瘤的主要病因。随着戒烟运动的深入,发达国家的烟草消耗量不断下降,使得肺癌的发病率持续降低。然而,亚洲、南美洲、非洲已经成为目前世界烟草制品主要消耗地区,在这些地区,肺癌发病率持续上升。估计目前全球每年死于烟草诱发的癌症人数高达 240 万。

戒烟可以显著降低吸烟者肿瘤发生风险,与从不吸烟者相比,一直吸烟者所有部位肿瘤、吸烟相关肿瘤和肺癌的发病风险升高,风险比分别为 1.38、1.45 和 1.70。与一直吸烟者相比,已戒烟者肺癌发病风险下降。吸烟史越长或年龄较大者,戒烟后肿瘤发病风险降低越明显。戒烟年数越长,肿瘤发病风险越低。

(二)感染

某些病原体,包括病毒、细菌和寄生虫,可导致肿瘤或增加肿瘤发生的风险,如人类免疫缺陷病毒(human immunodeficiency virus,HIV)、HPV、HBV 和丙型肝炎病毒(hepatitis C virus,HCV)、血吸虫等。

不同的病原体导致的肿瘤类型和致癌的作用机制不尽相同,主要有 3 条途径。

1.直接致癌

目前发现的直接致癌的病原体主要是病毒。判定一种病毒是否直接致癌必须同时满足以下 3 个条件：①在每个癌细胞中都能检测到该病毒的基因组或其部分基因；②该病毒能在体外环境使靶细胞永生化；③能表达与细胞蛋白相互作用的癌基因，并有破坏细胞周期检查点、抑制细胞凋亡、使细胞永生化的多功能特性。致癌机制为直接致癌的病原体包括了 HPV、EB 病毒（epstein barr virus，EBV）、人类嗜 T 淋巴球病毒 1 型（human T-lymphotropic virus1，HTLV-1）和卡波西肉瘤疱疹病毒（Kaposi sarcoma herpes virus，KSHV）。

2.经慢性炎症间接致癌

部分病原体感染人体后形成慢性炎症，导致感染细胞或炎症细胞分泌大量细胞因子、趋化因子和前列腺素，释放大量氧自由基，通过致突变作用而形成肿瘤。HBV、HCV、幽门螺杆菌及寄生虫类的病原体均属于此类机制。

3.经免疫抑制间接致癌

病原体可以通过引起机体免疫抑制，间接引发肿瘤。最为人们所熟知的是引起人类获得性免疫缺陷综合征（acquired immune deficiency syndrome，AIDS）的 HIV-1。HIV-1 主要攻击人体免疫系统，当免疫系统功能逐渐下降，尤其是免疫监视功能逐渐丧失时，感染者发生多种肿瘤的概率就明显上升。其中，KSHV 和 EBV 最易引起免疫抑制，具体表现为 AIDS 患者晚期发生 KSHV 和伯基特淋巴瘤的风险急剧升高。

(三)肥胖或超重

肥胖或超重与 13 种肿瘤的发生风险增加密切相关，包括食管癌、乳腺癌、肝癌、胆囊癌、胰腺癌、肾癌、结直肠癌、卵巢癌、子宫内膜癌、贲门癌、甲状腺癌、脑膜瘤和多发性骨髓瘤。对有些肿瘤，研究发现其发病和肥胖存在明显的正相关，即身体质量指数越高，发生癌症的风险越高。多项研究显示，儿童和青少年时期的肥胖可能会导致日后发生结直肠癌的风险增加。

另外，肥胖也可能会恶化肿瘤患者的生存情况，包括降低生活质量、增加肿瘤复发风险、使肿瘤进展和预后不良。积极运动和保持合理水平的体重有助于降低肿瘤风险。

(四)饮食和营养

研究显示，谷物、蔬菜、水果和某些营养素可能会降低某些肿瘤发生的风险，而有证据表明，加工肉类、红肉、腌制食物等可能会导致某些肿瘤的发生。

1.谷物与根茎类

膳食纤维主要存在于谷物、根茎类蔬菜、水果和豆类中，非精加工的食物都富含膳食纤维。膳食纤维在胃肠道中发挥作用的机制,包括减少粪便在肠道内停留时间、与肠道菌群共同作用产生短链脂肪酸诱导细胞凋亡和细胞周期停止或影响叶酸的摄入。一系列研究得到一致结果表明,膳食纤维与结直肠癌之间存在剂量反应关系,但是有一些混杂因素无法排除。因此,膳食纤维被专家认为是"很有可能"预防结直肠癌的因子。

谷物在保存过程中由于气候潮湿或者储存条件差可能会被真菌污染,产生毒素。尽管烹饪高温可以杀灭真菌,但其产生的毒素无法被去除,最为典型的是黄曲霉毒素。黄曲霉毒素主要污染谷物,包括小麦、大米、玉米、大麦等,尤其是花生。禽类因饲料被污染可在体内蓄积黄曲霉素。黄曲霉毒素与肝细胞癌发病之间的关系有大量的证据,这些证据不仅一致,而且有人体机制的有力证据,并存在明确的剂量反应关系,被 IARC 定为 1 类致癌物。且黄曲霉毒素与肝炎病毒感染具有协同作用,肝炎病毒抗体阳性合并黄曲霉毒素暴露的人群发生肝癌的危险性高于单独肝炎病毒抗体阳性的人群。

2.蔬菜、水果和豆类

蔬菜、水果和豆类能够预防某些肿瘤,这得到了各种微量营养素研究的证据和支持。蔬菜、水果和豆类叶酸可预防胰腺癌,胡萝卜素可预防口腔癌、咽癌、喉癌和肺癌,β胡萝卜素可预防食管癌,番茄红素可预防前列腺癌,维生素 C 可预防食管癌。其他证明提示,含有槲皮素的食物如苹果、茶和洋葱能够预防肺癌,含硒的食物"很可能"预防前列腺癌,它们还能预防胃癌和结直肠癌。有维生素 B_6 的食物和含有维生素 E 的食物都能预防食管癌和前列腺癌。

3.加工肉类

红肉是指所有哺乳动物的肌肉,包括牛肉、猪肉、羊肉、马肉等,而加工肉类是指经过盐渍、风干、发酵、熏制、其他为增加口味或改善保存而处理过的肉类。2015 年 10 月 IARC 正式发布消息称加工肉制品属于 1 类致癌食物,而且各种红肉属于 2A 类致癌食物。红肉或加工肉制品的红肉与结直肠癌、胰腺癌和前列腺癌的发生有关。

加工肉类在加工的过程中,为延长保质期、增添风味及保持色泽等原因,会加入亚硝酸盐。亚硝酸盐是 N-亚硝基化合物的前体,后者是强致癌物。当亚硝酸盐转变为 N-亚硝基化合物后,即可能诱导食管和胃部肿瘤的发生。

4.饮酒

IARC、世界肿瘤基金会和美国肿瘤研究所对大量有关酒精致癌研究进行分析后一致认为,酒精是人类的致癌物。饮酒会增加口腔癌、喉癌、食管癌、喉头癌、肝癌、乳腺癌和结直肠癌的风险。2016年,全球约有37.6万人死于饮酒诱发的癌症,占全部癌症死亡的4.2%。在30～34岁年轻人中,这一比例高达13.9%。酒精增加肿瘤风险的可能方式包括以下几类:

(1)酒精饮料中的乙醇代谢分解成乙醛,乙醛是一种确定的1类致癌物,它可以损伤DNA,与DNA形成加合物,抑制DNA的修复,并通过影响甲基化导致基因表达的异常。

(2)产生氧自由基、脂质过氧化物与前列腺素等,通常称为氧化过程,它损伤DNA、蛋白质和脂质。

(3)长期大量饮酒也会降低肝脏的解毒功能,使某些致癌物质无法被及时清除,同时影响机体的免疫功能,使得免疫系统对肿瘤的监视能力下降,增加肿瘤的发病风险。

(4)酒精会干扰膳食中必需营养素,如叶酸、维生素D、维生素E、胡萝卜素等在体内的吸收、转运和代谢,使组织对致癌作用更加敏感。同时可改变维生素A的状态,进而影响细胞的增殖、分化和凋亡。

(5)增加血浆中雌激素的水平,而雌激素与乳腺癌的风险相关。酒精饮料还可能含有在发酵和生产期间引起的各种致癌污染物,例如,亚硝胺、石棉纤维、酚和烃。

(6)酒精作为溶剂可以使其他致癌物质的分子更容易渗透黏膜细胞。

(7)长期大量饮酒会导致肝组织的损伤、炎症及纤维化,并进一步导致癌变。

(8)人们在饮酒时往往也会抽烟,酒精与烟草的致癌作用存在一定正向交互作用,使得烟草损伤DNA之后无法得到及时修复,加大了烟草对机体的损害。

5.盐与腌制食品

盐是导致胃癌的原因之一。多项生态学研究显示,盐摄入量高的地区,其发生胃癌的危险性高于盐摄入量低的地区。动物试验结果显示,盐可以直接损伤胃壁,增加致癌物质在胃内的活性,并促进幽门螺杆菌的感染。盐还可能增加内源性N-亚硝基化合物的生成,该类化合物是明确的强致癌物质。

过去,由于保存食物的方法有限,人类习惯使用盐来腌制蔬菜、鱼和肉类以使食物长期保存,这类加工方法制成的食物由于其特殊的风味至今还经常出现在人们的餐桌上。在这些腌制的食物中,除了氯化钠含量极高外,还含有大量的硝酸盐和亚硝酸盐,而这二者都是强致癌物N-亚硝基化合物的前体。新鲜蔬菜中亚硝酸盐的含量很低,但在加工和储存过程中,硝酸盐会被细菌还原为亚硝酸盐,它再与2级或3级胺作用,形成N-亚硝基化合物,如N-亚硝胺类或亚硝酰胺,它们可与 DNA 结合发挥致癌、致突变作用。由于腌咸鱼制作过程中还存在发酵的步骤,使得致癌物更易形成,在 2012 年被 IARC 在第 100 卷中列为 1 类致癌物。

(五)太阳辐射

暴露于紫外线辐射会引起皮肤提前老化及导致皮肤癌等皮肤损伤。皮肤癌是人类常见的恶性肿瘤之一,紫外线暴露可引起皮肤细胞的 DNA 损伤,是各种类型皮肤癌发生的主要危险因素。生活在紫外线高或者年平均太阳亮度较高的地区会增加患皮肤癌的风险,其中患鳞状细胞癌的风险最大,其次是基底细胞癌,然后是黑色素瘤。

(六)空气污染

空气污染可分为室内空气污染和室外空气污染。

1.室内空气污染

(1)当在室内用固体生物燃料燃烧时,由于燃烧不完全,会形成不充分的燃烧产物,其中有很多燃烧产物有很强的致癌性,其中就包括了以 BaP 为代表的 PAH 类物质。由于室内通风条件有限,污染物难以扩散,使得 PAH 在室内浓度较高,对人体影响更严重。研究显示,男性和女性在室内燃烧烟煤时的患肺癌风险分别是烧无烟煤的 36.2 倍和 98.8 倍。通过改炉、改灶可以降低室内空气中 PAH 的含量,显著降低肺癌的发生率与死亡率。

(2)甲醛是一种强的致突变和致癌的物质,引起肿瘤的危险因素之一。暴露于甲醛的人群,其肿瘤死亡率显著高于非暴露人群。IARC 将甲醛列为 1 类致癌物质,甲醛可引起鼻咽癌、白血病和淋巴瘤。室内的甲醛主要是来源于室内装修和家具使用的板材、涂料、黏合剂等,烟草、烟雾中也会存在一定的甲醛。因此,在室内装修时,应尽可能避免装修材料过于复杂,同时选用无毒、无害、无污染的装修材料,并在装修后尽可能空置一段时间后再入住。

2.室外空气污染

室外空气污染致癌物的主要形态是直径 $\leqslant 2.5~\mu m$ 的悬浮颗粒($PM_{2.5}$)。空气污染含有多种致癌性化学物质,主要源自运输车辆排气、发电厂、工业生产、燃烧生物尸体等。

(七)水污染

水中的微生物可以通过氯碱、臭氧等的消毒得到控制,但是,与此同时产生的消毒副产物可能残留在水中,对人体产生致癌作用。引起水污染的另一个重要因素就是水体污染物,如砷的暴露。砷可在人体的肝、肾、肺、子宫、胎盘、骨骼和肌肉等部位储积,与细胞中的酶结合,使其丧失活性,从而造成消化系统、神经系统和皮肤等部位的砷中毒。砷会导致皮肤、肺、膀胱等器官的肿瘤。

有机污染物包括各类农药、挥发性有机污染物,尤其是持久性有机污染物和二噁英类化合物具有致突变、致畸、致癌性,这些有机污染物长期残留在环境中,并富集在生物体内,通过生物链不断传递,对人体有严重危害。

由于人类农业和工业的活动,地表上氮沉积量翻了数倍,同时地表水中硝酸盐含量也增加了数倍甚至数百倍。硝酸盐在人体中被转化为亚硝酸盐,饮用水中亚硝酸盐的高含量与胃癌的风险增加相关。其他水污染物还包括放射性核素、激素等物质。

(八)职业暴露

已有 38 种职业性暴露化学成分和 12 种工作场所被确认对人类有致癌性。另外还有 41 种职业性暴露化学成分和 6 种工作场所对人类很可能有致癌性。以石棉、甲醛、苯、PAH、重金属、柴油发动机排气、硅粉尘为主要致癌物的工作环境仍然随处可见。职业性致癌物暴露人群明确,数目有限,容易采取针对性预防措施。在过去半个世纪中,通过改造生产工艺和改善通风设施及使用个人防护装备,高收入国家职业性癌症发病率大幅度降低。然而,中低收入国家职业性癌症的发生情况和变化趋势仍然未知,估计发生数量相当庞大。

(九)身体活动

城市化进程导致人们的生活方式发生了改变,久坐、身体活动不足成了糖尿病和肿瘤发生的危险因素。WHO 统计,16% 的结直肠癌和 10% 的乳腺癌发病可归因于身体活动的不足。人在久坐过程中会导致能量消耗过低、肠道蠕动受限及肌肉收缩的阻碍,同时久坐的姿势也不利于血液的循环。久坐行为被证实与多项肿瘤的风险增高有关,包括结直肠癌、子宫内膜癌等。

(十)药物因素

IARC 所公布的明确的人类致癌因素中,包含 13 种抗肿瘤药物及化疗方案、7 种激素类药物、2 种免疫抑制剂、2 种中药类成分、1 种解热镇痛药和 1 种皮肤用药。

虽然抗肿瘤药物有可能诱导表面上治愈的患者发生二次肿瘤,但目前为治疗癌症,仍需控制剂量使用。需要重点关注的是激素治疗带来的影响。

性激素(雄激素、雌激素和孕激素)是已知的人类致癌物,特别是对女性生殖器官肿瘤和乳腺癌来说,是重要致癌因素。虽然性激素在女性和男性中都具有必要的生理作用,但它们也与某些肿瘤的罹患风险增加有关。

20世纪30年代,临床上开始使用雌激素替代疗法来缓解绝经期的症状,然而研究证明,单独使用雌激素会增加女性患子宫内膜癌的风险。大剂量持续服用雌激素的妇女,其子宫内膜细胞分裂活动约为停经前妇女的2倍,且使用时间越长,风险越高。于是临床医师开始使用雌激素和孕激素结合的激素替代疗法,其含有的孕激素可以抵抗雌激素效应,从而降低患子宫内膜癌的风险。

(十一)遗传因素

某些肿瘤发生存在家族聚集现象,即某个家族中可能有多个成员先后罹患同一类型的肿瘤,且发病年龄较早。流行病学研究显示,常见肿瘤患者一级亲属中同一类型肿瘤的发病率增加2倍,12%～25%的结肠癌患者和肝癌高发区30%以上的肝癌患者有同类肿瘤的家族史。某些肿瘤是单个基因的变异导致,它们会以常染色体显性方式遗传,其表型则体现在某些遗传性癌前改变或者综合征上,最终增加某些肿瘤的发生率。根据肿瘤易感性的高低,还可以分为高危易感基因和低危易感基因。携带某些突变基因的人罹患肿瘤的风险很高,如携带 BRCA 1 或 BRCA 2 基因突变的个体发生乳腺癌和卵巢癌的风险就很高,但是这类人在人群中的数量很少。而低危性的易感基因一般具有基因多态性,每个基因致癌危险性小,主要通过多个基因与环境危险因素协同作用或交互作用来提高肿瘤的危险性。该种基因虽然危险性低,但是人群基因多态性频率高,人群归因危险性较高。

除导致癌前改变的基因变异以外,某些基因的改变会导致人体对某些环境暴露因素的易感性发生改变,造成个体暴露于某种因素之后更容易发生肿瘤。如乙醛是一种致癌剂,也是乙醇的代谢产物。当人体编码乙醛脱氢酶的基因发生突变时,机体无法及时将乙醛代谢为乙酸,从而延长了暴露于乙醛的时间,因此携带突变的乙醛脱氢酶基因的饮酒者发生食管癌和肝癌的危险性高于正常基因的饮酒者。

第二节 肿瘤诊断

一、早期诊断

(一)肿瘤筛查

肿瘤筛查是指对无症状个体的检查,其目的并不是最大数量地诊断出肿瘤患者,而是通过筛查出阳性患者进行早期诊断、早期治疗,最终降低肿瘤的死亡率。目前,肿瘤筛查已经包含了影像学检查、血清肿瘤标志物检查,甚至基因检测在内的多种检测手段。适合进行筛查的肿瘤有如下特点:①具有严重的危害性;②具有可检测出的临床分期;③对筛查阳性者能够进一步明确诊断并有效治疗;④筛查方法安全、方便、经济,具有高敏感性和高特异性。

(二)健康体检

在出现明显的临床症状及体征前,部分肿瘤的早期隐匿状况,可以通过健康体检发现。

(三)警惕癌前病变及早期症状

癌前病变是指某些易演变为肿瘤的增生性病变。对癌前病变必须做好定期的随访检查,以防在其发生癌变的早期及时诊断并治疗。

二、肿瘤标志物诊断

肿瘤标志物是指由恶性肿瘤细胞异常产生的物质,或是由于肿瘤的存在导致机体产生的物质。它反映肿瘤生长或变化的特征,可用于监测肿瘤的发生、发展和疗效。肿瘤标志物可分为血清肿瘤标志物、细胞表面标志物、分子类标志物。

肿瘤标志物不仅可用于肿瘤辅助诊断和鉴别诊断,还可用于疗效监测与预后评估。一般检测方法:①放射免疫测定;②酶免疫测定;③荧光免疫测定;④化学发光免疫测定法;⑤胶体金免疫测定;⑥免疫传感器测定;⑦流式细胞术;⑧分子标志物的检测。

三、影像学及核医学诊断

(一)X线检查

X线检查包括透视、摄片、体层摄影和造影等。其中数字 X 线摄影(digital

radiography，DR）比计算机 X 线摄影（computed radiography，CR）和传统 X 线检查方便很多。临床应用中，DR 主要用于骨骼、肺、消化道造影检查，以及腹部平片观察有无肠梗阻和结石等。DR 因其图像分辨率高，在胸部摄影中有很大的优势，对结节性病变的检出率高于传统的 X 线成像。另外，DR 在观察肠梗阻、气腹和结石等方面优于传统 X 线检查。

乳腺摄影是一种特殊的 X 线摄影。数字乳腺 X 线摄影具有方便、快捷等优点，软组织分辨率及空间分辨率均较高，对细小钙化敏感，已成为乳腺癌筛查的首选方法。

（二）计算机断层扫描

计算机断层扫描（computed tomography，CT）不仅能准确测出肿瘤的大小、部位及其与周围组织器官的关系，而且对肿块的定性、定位、肿瘤分期的准确性有进一步提高。另外，CT 检查对肝、胰腺、胸部肿瘤等术前评估、判断手术切除的可能性也有很大帮助。CT 检查的范围不断扩大：胸部 CT 对胸部早期癌变特别是肺尖、肺门、纵隔、心缘和心后区 X 线检查难以发现的小瘤灶，以及近胸膜的小结节等均易于发现，对纵隔淋巴结的显示使胸部肿瘤分期的准确性提高；腹部CT 对腹腔实质性和空腔脏器均有良好的显示。对肝脏肿瘤可做动态增强扫描，观察病灶血供情况，以利于定位和鉴别诊断；胃肠道 CT 检查可显示胃壁的黏膜层、肌层及浆膜层，区别腔内、外肿块及邻近脏器有无侵犯和淋巴结转移情况，从而判断手术切除的可能性；肾和肾上 CT 检查可显示肾皮质、髓质，对肾实质肿瘤的诊断和肾功能的判断均较佳。CT 检查对骨和软组织的分辨率明显优于X 线检查。从而对骨和软组织肿瘤的定性、肿瘤纵向、横向浸润的范围作出诊断，为手术或放疗范围的确定提供可靠的帮助。

（三）磁共振成像

与 CT 相比，磁共振成像（magnetic resonance imaging，MRI）具较高的对比度，特别是软组织的对比度明显高于 CT。MRI 多平面直接成像可直观地显示肿瘤病变范围，应用造影剂可作肿瘤与非肿瘤组织的鉴别，肿瘤内部结构的观察，显示肿瘤供血动脉、引流静脉和肿瘤邻近血管的图像，对肿瘤的定性、定位、手术方案的制订、预后的估计和术后随访观察等都有重要意义。MRI 的缺点是对钙化不敏感，空间分辨率较低，体内有金属物品及装心脏起搏器者禁忌。另外，费用也较高。

(四)超声检查

超声仪对浅表器官肿瘤,如甲状腺、唾液腺、乳腺、睾丸、软组织、眼和眶内等肿瘤的诊断具有独特的作用,特别是利用超声的声影衰减特征正确区分肿块为囊性或实质性。超声检查对胸腔积液、胸膜增厚、胸膜肿瘤的诊断和定位;对肝、肾上腺、盆腔、子宫、卵巢、腹膜后肿瘤的诊断都能得到较为满意的效果。近年来,介入性超声仪的应用在实时超声监视或引导下,进行穿刺活体组织检查(简称活检)、抽吸检查、注射造影剂等方法诊断肿瘤,被认为是一种安全、准确的诊断方法。腔内超声仪应用于食管、胃、直肠、膀胱、阴道内等腔内肿瘤的检查,可早期诊断相应部位的肿瘤,了解肿瘤浸润的深度、范围和术前分期;术中超声对肿瘤的显示率和定位准确率显著提高,目前已广泛应用于肝、胆囊、胰、肾、腹膜后和妇科肿瘤的术中探测。彩色多普勒超声根据血流的有无、分布与类型对良、恶性肿瘤的诊断和鉴别诊断有一定的帮助。

(五)核医学诊断

某些放射性药物进入人体后,能选择性浓集于某一器官或肿瘤病变区,用显像设备获得放射性分布影像,根据放射浓集的程度来诊断肿瘤。放射性浓集高于邻近正常组织时为"热区"显像,反之为"冷区"显像。常用的放射性核素:^{131}I、^{99m}Tc、^{75}Se、^{198}Au、^{99m}Tc-DMSA、^{99m}Tc-MDP 等,分别用于甲状腺、甲状旁腺、肝、肾、骨等部位的肿瘤。

四、病理学诊断

(一)组织病理学诊断

肿瘤的组织病理学诊断是指将各类肿瘤标本制成病理切片后在显微镜下进行组织学检查而作出的诊断和分型,为临床治疗和预后判断提供依据。标本一般分为细针抽吸活检标本、空芯针活检标本、咬取活检标本、切取活检标本、切除活检、摘除标本及手术切除标本。

(二)细胞病理学诊断

细胞病理学检查普遍具有安全微创、操作简便、可重复开展、检查方式灵活多样、报告快速,且费用低廉的优点。

第三节 肿 瘤 分 期

肿瘤的分期是根据原发肿瘤的大小、浸润的深度、范围及是否累及邻近器官、有无局部和远处淋巴结的转移、有无血源性或其他远处转移等参数来确定的,其实质是反映肿瘤的侵袭转移程度,是评价恶性肿瘤侵袭转移范围、病程进展程度、转归和预后的重要指标。

国际抗癌联盟(UICC)和美国癌症联合委员会(American Joint Com Mittee on Cancer,AJCC)提出的 TNM 分期系统是目前被广泛接受和公认的恶性肿瘤分期系统。其目的在于帮助临床医师制订治疗策略,提供预后指标及评价治疗效果。

TNM 分期中,T 代表原发肿瘤的大小和浸润程度,N 代表区域淋巴结的情况,M 代表远处转移。

针对每个部位均设有 2 种分期方法:临床分期(治疗前临床分期)称为 cTNM 分期;病理分期(治疗后病理分期)又称为 pTNM 分期。cTNM 是治疗前的分期,即根据首次临床治疗前的资料所作出的。这些资料可以来自体检、影像学、内镜、活检、手术探查及其他有关的检查及医师的鉴别。cTNM 对选择和评估治疗方法和治疗时机尤为重要。pTNM 是基于手术标本的病理检查对术前临床分期的补充或修正,可为判断预后与评价治疗结果提供最精确的资料。

TNM 分期旨在评价肿瘤大小及其全身受累程度,是患者疾病不同程度分组的一个简单明了的方法。分期有助于对癌症患者的治疗做出合适的安排,也有利于临床医师拟订治疗计划;有助于结局的比较,例如,不同患者组不同治疗结果的比较;有助于评价预后;病例按期分入各组,可进行地区性或国际性比较;有助于癌症信息的情报交流,促进癌症的系统性的研究。

第四节 肿 瘤 预 防

控制和消除恶性肿瘤对人类危害的最有效途径和方法是预防。据现有证据表明,如果采取积极的措施,将近50%的癌症是可以预防的。现有的证据还表明,如果采取适当的筛查措施,乳腺癌、结直肠癌和宫颈癌等常见恶性肿瘤几乎是可以治愈的。即使恶性肿瘤诊断时已属晚期,采取适当的措施仍能减轻患者痛苦、延缓肿瘤进展、提高生活质量。基于上述认识,WHO推荐预防、早筛、规范诊治和姑息照护四大策略,以指导全球各国采取行动,实现肿瘤预防和控制的目标。

一、肿瘤的三级预防

(一)一级预防

针对与恶性肿瘤相关的外部危险因素采取预防措施肿瘤的一级预防是具体而言,就是保持和促进那些可以降低恶性肿瘤风险的保护因素,降低和消除那些可以增高恶性肿瘤风险的危险因素。

肿瘤的一级预防措施针对目前公认的可预防的因素,主要是控制吸烟,减少有害饮酒,控制超重、肥胖,改善体力活动不足,改善饮食和营养,控制室内外空气污染,控制职业致癌物,采取接种疫苗等方法减少与癌症相关的感染等。

(二)二级预防

肿瘤的二级预防是指肿瘤的早发现、早诊断和早治疗。由于肿瘤病因的不确定性,因此无法完全做到一级预防,而此时对肿瘤的早发现、早治疗就显得尤为重要。

二级预防措施一般包括肿瘤的早期诊断、早期筛查。在肿瘤的早期阶段筛查,并提供有效的治疗对肿瘤的预防是非常重要的。

(三)三级预防

肿瘤的三级预防是指在恶性肿瘤发生后,通过完善的临床诊治、高效配合的医疗卫生服务,提高治疗效果,改善和控制患者症状,治愈或显著延长患者的寿命,尽可能地提高患者的生存质量,防止致残并促进功能恢复,降低病死率。三级预防最重要的内容是为患者提供符合规范的诊疗服务,并为无法治愈的患者提供姑息照护。三级预防覆盖的目标人群不仅包括肿瘤患者,也包括他们的家属。

现在更多技术的应用提高了肿瘤三级预防措施的组织实施效果,以医院为基础要及时掌握患者需求,提供有针对性的诊疗和照护服务等。

1.姑息性治疗与临终关怀

姑息性治疗的目的在于满足患者的需求,减轻肿瘤并发症给他们带来的身心痛苦。通过姑息性治疗可满足那些处于肿瘤晚期、治愈希望渺茫、面临死亡的患者的需求。在情感、精神、社会关系和家庭经济等方面,与其治疗过程都给患者及其家属带来了一系列沉重的负担;而姑息性治疗则能为他们提供服务,改善他们的生存质量,帮助他们提高应对这些沉重负担的能力。

WHO对姑息性治疗和处理的解释:"肿瘤终末期患者面临一个死亡的威胁,姑息性治疗和处理要改进患者和家属的生活质量,要尽量避免和缓解患者的痛苦,对患者的症状要及时地进行评估、诊断和必要的治疗。从身体上、心理上、精神上支持和安慰患者。"

WHO提出的姑息性治疗和处理:①缓解患者疼痛和一些痛苦症状;②关注生命,尊重死亡;③既不加速也不延后患者死亡;④结合心理方面和精神方面对患者予以关怀;⑤支持患者积极对待生命直到死亡;⑥支持患者家属处理好与患者有关的事情。在临床上,针对患者病情,可以提供各种姑息性治疗,如姑息性手术、姑息性放疗和姑息性化疗,以及各种其他支持性治疗

2.癌症疼痛控制

在晚期肿瘤患者中疼痛是常见的症状,并有可能严重影响患者生命质量。对疼痛的控制是三级预防中重要的一部分,也是姑息性治疗的主要内容。

一般来说,疼痛可分为4级。0级:无痛。1级(轻度):虽有疼痛但是可以忍受,能够正常生活,睡眠不受干扰。2级(中度):疼痛明显,不能忍受,要求服用镇痛剂,睡眠受到干扰。3级(重度):疼痛剧烈,不能忍受,需要镇痛剂,睡眠受到严重干扰,可伴有自主神经功能紊乱或被动体位。

对癌痛的处理应根据患者疼痛原因和精神因素方面的评估进行全面处理,包括抗肿瘤、抗感染、精神安慰和药物治疗,其中药物治疗是癌痛治疗的主要方法。

二、肿瘤预防评价

2022年,《世界癌症报告》首次专门描述癌症预防效果不均一性的问题。

　　《世界癌症报告》指出,文化教育和社会经济条件差异会导致癌症预防效果不均一性,如减少职业性致癌物暴露、控制烟草生产销售、普及疫苗接种和癌症早筛是降低癌症发病率和死亡率的有效手段。但这些措施实施起来深受社会经济发展水平的影响。对经济发展水平低下、贫困人口多的地区来说,普及健康知识、改变生活习惯、发展经济,以及为地区居民制定不同的癌症预防和控制策略;对经济发展水平发达地区来说,保持较高的癌症筛查参与率、加强癌症预防、健全健康服务体系及合理配置医疗资源。只有了解不同国家和地区癌症预防效果不均一形成的主要原因,才能因地制宜地提出改善癌症预防效果的对策。

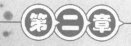

肿瘤护理学概述

第一节 肿瘤护理的特点

肿瘤护理是一门关于肿瘤的预防、护理、康复的专科护理,随着现代医学的发展和医学护理模式的转变,护理工作也从"以疾病为中心"转向为"以患者为中心"。其主要内容:积极宣传防癌知识,促进人们建立健康的生活方式,识别癌症的早期危险信号,开展防癌普查;为肿瘤患者提供系统的护理和有效的症状管理,预防和减轻化学治疗、放射治疗等治疗所致的毒副反应;为患者提供治疗后的整体康复,包括身体功能的康复和心理的适应;在患者治疗和康复过程中提供连续关怀和照护,重视心理、社会、文化、精神因素对癌症患者的影响,调动可利用的社会资源,激发心理潜能,提高肿瘤患者的生活质量;为肿瘤患者家属提供有力的支持。

一、肿瘤护理是需要多学科合作的专科护理

随着现代医学的发展,肿瘤护理实践范围和工作内容在不断扩展和延伸。肿瘤科护士除了在外科围术期护理、化学治疗、放射治疗、生物免疫治疗等过程中起到重要作用以外,随着护理模式的转变,癌症患者的心理指导、功能康复、安宁疗护等亦是重要的护理工作。肿瘤护理除涉及生理学、病理学、药理学等临床学科知识与专科护理理论和技能外,与心理学、社会学、伦理学、营养学、康复学等也密切相关。因此,要求肿瘤科护士应经过系统的肿瘤护理专业知识和技能的培训,开展循证实践,将理论应用于临床实践。

二、肿瘤治疗多样化、复杂化对肿瘤护理的影响

在过去几个世纪以来,化学治疗新药物的研发、新诊疗系统的出现从根本上

改变了癌症的诊断与治疗,癌症的治疗趋于多样化、复杂化。这些变化给肿瘤专科护理的发展带来了机遇与挑战,亚专科护理发展日益深入,如癌痛护理、症状管理、舒缓照护、造口护理、功能康复等越发精益求精,化学治疗静脉给药途径从外周静脉输注到中心静脉导管的应用,极大地提高了患者的安全与护理质量。因此,肿瘤护士需要不断学习,不断创新,才能更好地满足患者的需求。

三、重视心理、社会、精神因素对肿瘤患者的影响

心理、社会、精神因素在肿瘤的发生、发展和转归过程中具有重要的作用。在各种疾病中,癌症给人以巨大的心理压力并产生一系列不良情绪。癌症不仅影响患者的正常功能,也可造成形象改变及在家庭、社会中角色的转变。因此,癌症对人们的心理、社会、精神、情感的稳定性影响很大,负性情绪严重影响患者的康复过程,加重患者的恐惧、焦虑、抑郁、愤怒、绝望等反应,直接影响患者的预后。肿瘤科护士特别应该具备关怀与理解的专业素质和能力,并具有心理学、社会学等方面的知识。肿瘤科护士应该通过积极的交流和疏导,调动患者的危机应对能力,帮助患者主动参加并积极配合治疗,以良好的心态达到最佳治疗效果。

四、重视提高肿瘤患者的生活质量和治疗后的连续护理

癌症患者在确诊后有较长的治疗期,为尽可能地帮助患者恢复到患病前的状态并努力提高其生活质量,癌症患者治疗后的连续护理不容忽视。这要求肿瘤科护士需指导患者进行术后功能锻炼,使患者恢复正常的自理能力,帮助患者重新适应在家庭、社会中的角色,为患者重返社会和工作岗位创造条件。对终末期的癌症患者进行护理,则应以提供舒适环境、减轻痛苦为主要目的,对患者进行安宁疗护,使其保持良好的功能和较高的生活质量,维护临终患者的人格尊严,帮助患者平静、无痛苦地走完生命的最后旅程。

五、预防与减轻化学治疗、放射治疗的不良反应和并发症的发生

在治疗过程中,放射治疗、化学治疗常常给患者带来严重的毒副作用,因此护理过程中,需要处理由治疗引起的不良反应,远远多于癌症本身所致的症状。针对癌症复杂的治疗过程,护士应重视预防、控制和减轻放射治疗与化学治疗等带来的不良反应;对行手术的患者,针对手术特点做好术前教育及围术期护理,预防并发症的发生。这些对保证患者顺利完成治疗有十分重要的作用。

六、拓展肿瘤护理的服务范畴,为癌症患者家属提供支持

癌症患者不仅仅是个体的患者,在疾病过程中,患者的家属也同样承受着极

大的心理压力,经历着同样的心理应激和适应阶段。癌症破坏了患者家庭的正常秩序,家属同样需要经过一个对危机的调整适应过程,需要护理人员的大力支持和帮助。同时,患者家庭对癌症的态度直接影响患者自身的心理反应。因此,护士除了对患者的身体、心理状态进行监测,还要将对癌症患者的心理护理扩展到对其家属的心理评估和支持。

七、开展健康教育和咨询,积极参与防癌普查和宣传防癌知识

癌症是危及人们生命的疾病,为了维护人类健康,在肿瘤预防方面,护士应进行广泛的防癌知识宣传,积极投入社会,开展防癌普查、咨询讲座、科普宣传等,普及有关防癌的知识,促使人们改变不利于健康的各种行为习惯,建立科学的生活方式,提高自我保健知识和能力,大力宣传肿瘤三级预防,提高人们的健康水平。

第二节　肿瘤护理的发展

一、国外肿瘤护理发展

20 世纪以前,癌症患者的存活率很低,对癌症患者仅能提供一些安慰。从 20 世纪初到 40 年代,外科手术是治疗癌症的主要方法,这时的肿瘤护理主要是照顾住院的手术患者。在五六十年代使用了单剂量化学治疗与放射治疗,在此期间护士所起的作用很小,由于缺乏对癌症的认知,因而不能为患者提供支持与教育。在 20 世纪 70 年代,UICC 和美国癌症协会合作,为不少国家培训肿瘤专科护士,以鼓励更多的护士从事肿瘤护理工作。1974 年,美国癌症护理协会正式成立,1976 年英国 RoyalMarsden 医院和美国 Memorial Sloan Kettering 癌症中心(国际上两所最早的肿瘤专科医院)在伦敦聚会,决定召开国际肿瘤护理会议,出版刊物以加强国际肿瘤专科护士的协作。1978 年《癌症护理》杂志创刊,同年在伦敦召开第一届国际肿瘤护理会议,推动了全球肿瘤护理事业的发展。此后不少国家相继建立了肿瘤护理组织。UICC 每 4 年举行的世界肿瘤大会,原来并没有护士参加,1978 年第 12 届世界肿瘤大会宣布在布宜诺斯艾利斯召开,此次会议第一次邀请护士代表参加。1980 年,在第 13 届大会上,护士代表第一次报告论文,阐明对癌症患者实施"整体护理"的发展方向。1978 年和 1980 年的

这2次会议,研究制定肿瘤护理教育计划,明确肿瘤护士在肿瘤防治中的作用。1984年,国际肿瘤护士协会成立,它的基本任务是推动和发展国际肿瘤护理事业,传播肿瘤护理理论知识,协助世界各国建立肿瘤护理组织,召开国际肿瘤护理会议,出版刊物,促进交流;与其他国际组织协作,提供咨询。国际肿瘤护理协会每2年举行1次会议,自第1届会议以来,国际肿瘤护理事业有了很大的发展,其中重视提高肿瘤患者的生活质量是历届会议的重要议题。该组织着力于对肿瘤患者常见症状和放、化疗反应等开展临床观察,并通过临床科研阐明其机制,其指导思想:即使患者不能治愈,也要减轻他们的痛苦,提高生活质量,帮助他们重返社会。如今,国际肿瘤护士协会已成为联合国、WHO、UICC和国际护士协会的非政府团体成员。近年来WHO与肿瘤护士协会合作,建立国际癌症护理奖学金为发展中国家肿瘤专科护士提供出国进修的机会。

1986年,我国首次派代表参加在纽约召开的第4届国际癌症护士大会;1988年,在伦敦召开的第5届会议改选理事,我国著名肿瘤护理专家张惠兰教授被推选为国际肿瘤护理协会理事;1990年,中华护理学会成为国际肿瘤护理协会团体会员。

20世纪以来,肿瘤的研究已由临床诊断发展到了病因、预防、流行病及基础研究,肿瘤学已发展成为一门独立的学科。20世纪末21世纪初,各种高通量测序技术的出现,包括DNA微阵列技术、组织芯片技术、蛋白质组织分析技术,为肿瘤发病机制、诊断和治疗选择提供了有效的手段。

二、我国肿瘤护理发展

早在20世纪30年代,北京协和医院已设有肿瘤科。我国最早专治肿瘤的医院是上海中比镭锭治疗院,是上海复旦大学附属肿瘤医院的前身。1958年中国医学科学院建成我国第一所肿瘤专科医院(原日坛医院),1961年改为肿瘤研究所、肿瘤医院。此后,全国各省、市及一些肿瘤高发区相继建立肿瘤医院或研究所,一些综合性医院相继成立肿瘤科,从而推动了肿瘤专科护理的发展。1987年,中华护理学会外科护理专业委员会成立了肿瘤护理专业组,并组织召开首届全国肿瘤护理会议。1989年,经全国科学技术协会批准,中华护理学会正式成立肿瘤护理专业委员会。1991年,在第10届亚太国际肿瘤会议上专委会组织了肿瘤护理专题会议和中日双边肿瘤护理讨论会。自肿瘤护理专业委员会成立以来,委员会不断促进我国与国际肿瘤护理的联系,做到与国际接轨,对推动中国肿瘤护理迈向国际舞台起着巨大的作用。每年专委会组织肿瘤护理高峰论坛及全国肿瘤护理学术交流年会,邀请国内外知名的专家学者作专题报告,介绍肿瘤护理的新理论、新观点、新技术,使会议成为我国肿瘤护理领域相互交流和共同分享的平台。2009年起中华护理学会开展了肿瘤专科护士的培训,并带动各省、市、自治区护理学会相继也举办了肿瘤专科护士的培训。中华护理学会于2011年在北京举办第3届"肿瘤专业护士培训班"。2015年,中国抗癌协会肿瘤护理专业委员会正式成立。2016年,为落实深化医药卫生体制改革要求和国家卫生和计划生育委员会、国家发展改革委等16部门联合印发的《中国癌症防治三年行动计划(2015-2017年)》,进一步提高肿瘤诊疗规范化水平。2020年,国家卫生健康委员会发文:"进一步加强医疗机构护理工作"。随着国家经济的发展,医学的不断进步,人们健康意识的提升,护理学科已成为保证人们生活质量、确保人们身体健康、促进卫生保健事业发展的重要理论形式。近年来,肿瘤护理专业委员会组织编写肿瘤护理专著,带领中国肿瘤护士代表团参加国际学术会议,不断推动肿瘤护理专业化的发展。

三、当前肿瘤护理的发展趋势和挑战

(一)个体化治疗和精准治疗技术发展带来的挑战

近年来,恶性肿瘤的治疗技术也在进步和发展,除了传统的手术治疗、放射治疗、化学治疗、内分泌治疗、分子靶向治疗外,个体化治疗和精准医学的提出大大促进了肿瘤治疗的发展。恶性肿瘤是一种复杂而多样化的疾病,同类患者可能有着一样的病理变化和症状,但对于治疗却有不同的临床反应。由此,肿瘤个体化治疗的概念应运而生。个体化治疗是在传统标准化治疗的基础上,增加患者个体特有的基因变异、代谢酶活力等分子水平参数,从而制订更加个性化的治疗方案。个体化治疗以每个患者的信息为基础决定治疗方针,从基因组成或表达变化的差异来把握治疗效果或毒副作用等应答的个性,对每个患者进行最适宜的治疗。美国国家科学院于2011年提出精准医学的概念,精准医学的提出也将肿瘤个体化治疗推向了新的高度。美国国立癌症研究所将精准医学定义为将个体疾病的遗传学信息用于指导其诊断或治疗的医学,因此精准医学被认为"考虑人群基因、环境和生活方式个体差异的促进健康和治疗疾病的新兴方法",精准医学首先通过对癌症基因组图谱筛查和分析,鉴定出多种与癌症发生、发展、复发、转移等过程有关的关键基因,并进一步对大样本人群与特定疾病类型进行生物标志物的分析与鉴定、验证和应用,精确寻找疾病的原因和治疗的靶点,并对一种疾病的不同状态和过程进行精确亚分类,验证这些关键基因在癌症诊断、

治疗和预后判断中的特异性,最终实现对疾病和特定患者进行个体化精确治疗。

个体化医疗是利用诊断性工具检测患者特定的生物标志物,尤其是遗传性标志物,然后结合患者的病史和其他情况,协助决定哪一种预防或治疗干预措施最适用于特定的患者。所以,个体化医疗就是考虑患者本身的个体差异,药物治疗因人而异,为理想化的治疗。而精准医疗则着眼于一组患者或人群,相对于个性化医疗针对个体患者的情况更宽泛、更宏观。在肿瘤精准治疗的大背景中,肿瘤专科护士应抓住机遇,开拓新领域。

(二)患者长期"带瘤生存"治疗管理带来的挑战

随着癌症治疗技术的发展,恶性肿瘤患者的生存期有了较大的改善,癌症已被看成慢性疾病,长期"带瘤生存"为肿瘤护理带来了新的挑战,肿瘤护理中的症状管理、延续照护问题成为重点。在肿瘤患者治疗过程中,放射治疗、化学治疗常常给患者带来严重的毒副作用,针对癌症复杂的疾病发展及治疗过程,肿瘤护理的重点是开展系统的症状管理,对恶性肿瘤及治疗所致症状进行评估、干预和评价。肿瘤患者的症状管理已成为我国肿瘤护理的热点,但在症状评估、合理计划和处置上尚需要更多的研究和总结。

(三)循证医学发展带来的挑战

小循证医学强调运用最新、最佳的研究证据,结合临床情景和专业判断、考虑患者的偏好作出临床决策。目前在循证医学理念和方法的指导下,各肿瘤专业学会构建的各类恶性肿瘤临床实践指南已成为肿瘤诊断、治疗、康复、护理的指导性资源。但目前我国的肿瘤临床护理对这些循证医学资源的知晓和利用甚少。因此,吸收解读这些循证资源,促进我国的肿瘤护理专业人员在循证护理理念的指导下,熟悉权威临床实践指南,并积极开发本土化的肿瘤护理相关临床实践指南。并善于借鉴指南的内容,作为临床决策的参考,这样可极大提高照护水平,缩小我国的肿瘤护理与国外的差距,提高决策的科学性和适宜性。同时,在应用肿瘤护理临床实践指南时,也需要把握循证医学的本质,将证据与临床情景、专业判断和患者需求密切结合,切忌不顾人群特点、文化背景、临床条件而生搬硬套指南。

(四)临床肿瘤的发展带来的挑战

肿瘤护理是一门专科性较强的护理学科领域,随着肿瘤研究和肿瘤临床发展,新的诊断手段和治疗方法,新作用机制的抗癌药物研制、抗癌新药临床试验、人类基因组计划与肿瘤研究发展迅速,急需建立一套肿瘤专科护士培训方案,包括课程设置、实践要求、教材编写、师资培养等,以培养一批高素质的肿瘤专科护士,使之具备全面的评估肿瘤患者及其家庭身体、心理、社会状况的能力,能够把握肿瘤学科发展的相关信息,能够准确发现和提出肿瘤护理过程中的护理问题,积极配合最新的治疗方法,同时对患者进行有计划的、主动的、全面的、连续性的护理,以提高肿瘤患者的生活质量。同时,提高肿瘤专科护士的科研意识和科研水平,可促进肿瘤护理研究的开展。随着近年来护理领域与国际间学术交流合作的增加和我国护理学科的发展,临床上已经开展了一些质量较高的肿瘤护理研究,但仍然需要进一步开拓肿瘤护理研究,只有通过高质量的肿瘤护理研究,才可能提高肿瘤护理的学科水平。

第三节　肿瘤专科护士的角色与作用

正确的诊断和治疗离不开护理人员和医师的密切配合。护理人员在医疗单位工作中范围广、覆盖面大、人数多,在门诊和病房的具体工作中一直处于主导地位。一个医疗方案,医师是设计者,护士是实施者,有了护理工作,医师的治疗效果才能更好地实现,临床工作才能得以完善。在医疗过程中,护士既是医嘱的执行者,又是医师的合作者。护士与患者接触时间最长、频率最高、最为直接和密切,大量的临床工作需要护士来完成。肿瘤专科的护士工作范围涉及很多方面,包括检查诊断、治疗选择、多学科会诊、随访计划及出院后连续护理等,具有多种角色,起到多方面的作用。肿瘤专科护士的角色和作用包括以下内容。

一、开展癌症防治及康复知识教育

癌症是一种发病率和病死率较高的疾病,积极开展全民健康教育及倡导全民健康生活方式,强化早诊断、早治疗意识是降低肿瘤发病率和病死率的重要工作。护理人员应深入社区、家庭、企事业单位,开展多种形式的癌症预防、早期诊断的健康教育。利用专业护理领域的知识为患者和广大群众提供科学的护理服务,提升大众对于肿瘤知识的知晓率。肿瘤专科护士的教育对象包括患者、家属、其他医务工作者等,开展教育宣传的方式具有很多种。进行家庭访视了解是否存在不良生活方式和饮食习惯,及时纠正,教育人们保持健康的生活方式和饮食行为。例如,深入癌症高发地区和场所,如女工集中的工厂,针对不同人群教会其肿瘤自检的方法,开展肿瘤咨询活动,增强公众对肿瘤的预防意识。同时应组织社区癌症患者及家庭联谊会,提高患者和家属对疾病的应对能力、康复能力和自我照顾能力。

二、为癌症患者提供直接照护

肿瘤专科护士的首要角色是为癌症患者提供直接且专业的照护。在整个复杂的肿瘤治疗过程中,护士需要做好患者危险因素的评估、不良反应及症状监护、护理计划与效果评价等工作,从而制定个体化的护理方案,一定程度上减轻疾病和治疗对患者的身心影响。

护理程序为这一过程提供了框架。护士评估癌症患者的体、心理、社会、精神状况,明确患者及其家庭在面临癌症诊断和受到身体、心理、社会、精神打击时所产生的反应,实施护理计划,并评价护理效果。这一护理过程应以患者的生理和情感需求为基础,制订具体措施。由于肿瘤疾病的特殊性及治疗的复杂性会给患者带来多方面的影响。肿瘤科护士在减少患者的生理和心理压力的过程中起到重要作用,为患者提供心理和精神支持是肿瘤护理的重要内容之一。护士应具备相关专业知识与技能,及时发现患者的心理变化,预期性地为患者提供支持,帮助他们解决问题,改善心理及社会状况。

这种支持包括倾听患者的倾诉,在他们经历压力和情感挫折时陪伴在他们身边。护士可为患者及其家属提供必要的建议,以帮助患者适应医院、社区、家庭的生活。肿瘤科护士与癌症患者建立治疗性相互关系是为患者提供高质量护理的重要基础。对癌症患者而言,肿瘤专科护士是有重要意义的专业人员,护士应将个人的感受和需求与工作区别开来。这种治疗性相互关系通过由护士提供照护得以实现,应是积极的、有专业性的,并促使患者对自我康复产生控制感和把握感。护士作为患者利益的代言人,应积极构建这种治疗性相互关系。治疗性相互关系可激励护士和患者,保证公开、有效的沟通。

三、帮助肿瘤患者家属应对,为患者家属提供关心和支持

癌症患者的家属也面临了巨大的心理压力,其家属一方面要长期请假照护患者,调理患者的饮食,对患者进行精神上的支持和安慰,同时,还要照管子女的生活起居和学习、照护家中年迈的老人。因此,家属心里充满了压力,感到忧虑和烦恼,面对患者情绪反应,却常常要以坚强乐观的状态出现在患者面前,而自己内心的压力和忧愁却没有时间和机会得以释放,也不知道如何应对;有些家属由于照顾患者而请假,收入受到影响,而患者的收入也因住院治疗而大大减少,

致使家庭经济面临困难,进一步加重了家属的苦恼。有些家属因为照顾家人而影响自身事业的发展,从而产生一系列忧虑和烦恼。

长期的照护给患者家属的身心带来影响,负性社会心理因素长期作用于人体,可导致中枢神经系统、内分泌系统、免疫系统功能的失调。所以医护人员应将患者和家属作为整体的照护对象,及时评估家属的身体和心理状况,对家属给予同样的同情、理解,提供支持和帮助,指导家属正确应对患者的疾病,克服种种心理障碍。比如,医院提供开放的休息室给患者家属、开展相关辅助课程、发放相关知识宣传手册等,使患者家属得到一定的休息空间,并在碰到问题时可以及时进行解决。

四、做好资源的协调者,积极参与到多学科团队工作中

由于肿瘤临床诊治涉及多学科之间的合作,肿瘤专科护士需要对患者、家属、护士、医师及其他部门进行协调。对于患者,肿瘤科护士需协同患者进行治疗决策指导及支持;对于医师,护士需要把与医师的临床决策相冲突的建议与意见进行协调。

癌症患者的治疗有其周期性,并且持续时间较长,康复中的患者也需要定期到医院复查。无论是病房的肿瘤科护士还是社区的护士,均应全面了解癌症患者的治疗计划、健康状况的变化及对护理的要求,做好医院和社区的联系工作,加强与患者的家属、患者的单位、社区医疗机构、社区管理机构等的沟通,因此肿瘤科护士的交流、协调能力是非常重要的。

护士作为健康保健队伍中的一员,应与其他专业人员进行协调和合作以保证护理服务的质量。整体康复只有通过多学科合作才能实现,而且护士只有认识到自己所提供的护理服务的优势,同时看到其局限性,才能真正提高卫生保健服务质量。护士应与患者及其家属通过有效互动和相互合作,保证干预计划的贯彻执行,以满足其需求。目前多学科合作所设计的方案对患者的意见往往考虑不足,缺乏推广性。护理人员应成为患者和其他卫生保健人员的桥梁,通过直接或间接的方式反映他们的想法和意图。

五、开展对肿瘤康复期患者的家庭访视

肿瘤的治疗具有长期性、迁延性,对癌症康复期患者开展定期的家庭访视,可了解患者在康复过程中出现的问题,评估患者及其家庭成员的应对能力,根据患者及其家属的需求,提供必要的护理。例如,指导患者的家庭成员关于化疗期间口腔护理的方法,为患者进行外科换药等临床护理操作,观察治疗效果,提供

治疗给药的教育和观察,进行家庭化疗,进行健康咨询,帮助患者和家属进行危机干预。

六、正确处理相关的伦理问题

相关伦理问题包括尊重自主原则,护士应掌握相应的伦理理论和原理,具备道德推理技巧、沟通技巧及团队工作技巧,应用护理伦理守则指导工作。肿瘤科护士在决策过程中往往会遇到伦理困惑,如家属要求不要告知患者癌症诊断,是否与患者的知情权和自我决策权相矛盾,临终患者是否有权利拒绝有创性治疗,家属、护士、医师及其他卫生保健人员往往用各自的标准衡量伦理问题,从而产生伦理冲突,主要表现在自主性、患者的自我决策权、预防或减少伤害、仁慈观、促进患者的健康、公正和公平等方面。参与伦理决策的必要条件是掌握相应的伦理理论和原理,具备伦理分析能力、沟通技巧及团队工作技巧。护士必须首先明确他们个人的价值观念和信念,并明确目前存在的伦理和法律问题、相关的政策及相应的专业标准。伦理守则为专业人员的自律提供指导。护士还应通过继续教育、近期相关文献的查询、构建适宜的伦理问题研讨氛围等途径使自己具备作出协作性伦理决策的条件,并应熟悉伦理委员会裁决伦理纠纷的标准和程序。

七、推动肿瘤护理的发展

护士的临床科研是推动护理学科发展的重要途径,培养护理人员的科研意识,提高发现和解决问题的能力,能提升肿瘤专科护理专业水平的质量。肿瘤科护士需时刻关注科学发展的前沿信息,及时发现临床现存或潜在的问题,打破常规思维,寻找专业发展的方向,增加护理在医疗体系中的贡献,为促进患者快速康复保驾护航。

第四节　肿瘤专科护士的职业防护

防护的宗旨是保障工作人员、公众及其后代的健康与安全,减少各种治疗方法引发的不必要损害及提高防护措施。如在放射治疗肿瘤过程中,必须对电离辐射源给予必要的控制,从而实现防止有害的确定性效应的发生,并限制随机性效应的发生概率,使之达到被认为可以接受的目的。

一、肿瘤化学药物治疗的职业防护

(一)肿瘤化学治疗的潜在危害

1.致癌作用

有研究发现,接触抗肿瘤药物护士的外周血淋巴细胞微核细胞率及染色体畸变率增加,提示护士淋巴细胞染色体受到损伤,淋巴细胞彗星样发生率明显增高,彗星长度最长达 46.27 μm,表明淋巴细胞 DNA 受到损伤。接触抗癌药物护士的外周血淋巴细胞染色体突变,姊妹染色体交换频率增大,DNA 断裂增多。经常接触抗癌药物若干年后就有可能发生白血病、恶性淋巴瘤等与化疗药物相关的恶性肿瘤。

2.骨髓抑制

抗肿瘤药物对人体最严重的毒性反应是骨髓抑制,特别是氮芥、多柔比星、丝裂霉素、环磷酰胺、铂类等药物均有中、重度抑制骨髓的毒副反应。主要表现为白细胞计数下降,随着剂量的增加,血小板和红细胞亦受到不同程度的影响。10 年以上接触史医护人员的外周血淋巴细胞数目较 10 年以下接触史医护人员的明显下降。

3.生殖系统危害

护士孕前和孕期接触抗肿瘤药物,对胚胎和胎儿的生长发育会产生不良影响,可导致孕期流产或胎儿先天畸形,另外可导致妇女月经不调、女性不孕等。男性医疗工作者如长期接触抗肿瘤药物,可能会出现精子减少、睾丸萎缩,甚至导致生殖能力降低。

4.其他影响

研究表明,接触抗癌药物护士发生了肝细胞损伤,损伤与工作时暴露于细胞毒性药物的强度和时间有关。在没有通风区域,护理人员在配制和给予抗肿瘤药物后出现头晕、恶心、头痛和变态反应。直接接触会导致不同程度的局部组织坏死,有些还会引起蜂窝织炎等。

(二)导致化学治疗损伤的因素

1.化学治疗药物接触的危险因素

(1)在抗肿瘤药物的准备过程中:针剂安瓿瓶破碎,稀释时的振荡,稀释瓶内压力太大和排气时的药液喷洒。

(2)在抗肿瘤药物的使用过程中:静脉推注药物前排气,静脉推注时针头衔接不紧,输液时从输液管衔接处药物外溢等。

(3)在抗肿瘤药物使用后的处理过程中:抗肿瘤药物空瓶或剩余药物处理不当,可污染工作环境或仪器设备。

(4)直接接触患者的排泄物、分泌物或其污染物:患者的粪便、尿液、呕吐物、唾液及汗液中含有低浓度的抗癌药物,其排泄物、分泌物污染被子或衣物后,如处理不当,也可能使护士接触到抗肿瘤药物。

2.抗肿瘤药物防护行为影响因素

(1)防护知识掌握程度:防护知识掌握越好,执行能力也相对较好;在学校期间学过抗肿瘤药物相关知识的护士,防护知识得分明显提高。抗肿瘤药物防护知识培训频次越高,抗肿瘤药物防护越强,说明抗肿瘤药物防护知识的培训有利于抗肿瘤药物防护知识的掌握。

(2)对防护知识是否感兴趣是防护行为的影响因素之一。需要是兴趣产生和发展的基础,人的活动只有同时受直接兴趣和间接兴趣的支持,才能取得高效率。职业防护有利于自身健康的同时,也保护了环境和他人的健康,这正是职业防护的价值。护士对防护知识越感兴趣,也就越有主动学习的意愿和改变行为的动力。

(3)培训频次:随着肿瘤护理专业的进步,应高度重视护士职业防护问题。引起护士职业暴露和职业性损伤发生的原因是多方面的。除了客观原因外,护理人员的个人防护行为对职业暴露和职业性损伤发生也起着重要作用。护士应加强自我防护意识,提高自我防护的依从性,在操作过程中规范使用防护用品和设施。要提高护士职业防护能力,就需要加强对护理人员职业防护知识的培训。

(三)化学治疗损伤的防护措施

1.化学治疗药物配制时的防护器材

(1)个人防护用品:手套、无粉乳胶外科手套、PVC手套、防护大衣(采用胸前无开口、配有弹性袖口的一次性防渗透材质制成的防护长大衣)、一次性帽子、口罩(有条件者采用N95口罩),以及根据防护条件可备有防护镜、面罩等个人防护用品。

(2)配药操作时需备器材:一次性注射器,一次性防渗透防护垫,防穿透、防泄漏的化疗废弃物收集容器,防渗透专用污物袋。

2.化疗药物的运送

(1)运送之前需将化疗药物包装完善,并放在无渗透性密闭装置,标明警示标志进行运送。

(2)运送人员需了解药物的危险性及药物外溅的处理方法,一旦遇到药物外溅需立即按其程序予以处理。

（3）不要使用易造成药物渗出的输出方式。

3.配制化疗药物的环境准备

（1）临床在使用化疗药物过程中达到安全防护，必须将化疗药物处理中心化，即由经过培训的专业人员在防护设备齐全的化疗备药操作室负责所有化疗药物的配制及供应。这样才能实施比较有效而经济的防护措施，并有利于废弃物的集中处理，以使污染缩小到最小范围，有利于职业安全和环境保护。

（2）抗肿瘤药物的配制工作应在专门的配药室和层流操作台上，以减少医护人员被动吸收化疗药物的概率。配药室应设在人流较少处，室内应安装排风设备，保证空气的流通。

（3）工作环境安全管理。办公室和化疗配制间应有明确的分区，配备淋浴房。配制间为限制区，需有单独的洗手设施。在配制间入口应有醒目的标记，说明只有授权人员才能进入。操作中不要在工作区内外走动，尽量避免频繁的物流及人员进出，避免将生物安全柜中的药物带入周围环境；在储存药物的区域设置适当的警告标签，提醒操作者应注意的防护措施；在药物配制区域不允许进食、喝水、吸烟、嚼口香糖、处理隐形眼镜、化妆和储存食物，不能佩戴各种首饰，如戒指、耳环、项链、手表等。操作人员不得将个人防护器材穿戴出配制间。

4.遵守化疗药物溢出处理防护规则

（1）操作者误触化疗药物的处理：①操作者不慎接触药物立即脱去手套，以大量清水冲洗双手。②如果眼睛内溅入化疗药物，立即用大量清水或生理盐水持续冲洗5分钟。

（2）化疗药物外溅后处理：①评估暴露在有溢出物环境中的人员，如果接触者皮肤或衣服直接接触到药物，必须立即用清水冲洗被污染的皮肤及衣物。②化疗药物外溅后应立即标明污染范围，避免其他人员接触。③清除溢出物时护士必须戴防护装备，做好个人防护方可处理污染区。④如果少量药物渗出，应用纱布垫吸附药液；若为小量药粉则用湿的吸水纱布垫处理，防止药物粉尘飞扬污染空气。⑤如果大量药物溢出，应用吸收力强的纱布垫等覆盖在溢出的药液之上，将溢出液吸收；若为粉剂则应用湿的吸收力强的纱布垫或湿手巾覆盖在粉状药物之上，将药物去除，防止药物粉尘飞扬污染空气。⑥外溢药物区域需用清洁剂擦拭3次，再用清水冲洗干净。⑦将打破的玻璃瓶及一次性污染材料放容器内密封处理，并标明特殊的警示标志。⑧凡要反复使用的物品，应由受训人员做好个人防护,采用清洁剂清洗 2 遍,再用清水清洗,放入专用洗衣袋中立即送洗。⑨参与溢出药物处理的工作人员,去除全部的防护用具,彻底洗手并沐浴。⑩认真评估并记录化疗药物溢出原因、药物名称、溢出量、处理过程及相关人员,并制定相应对策。

5.遵守化疗废弃物处理防护规则

(1)配液过程中抽药后的空安瓿与药瓶应放置在带盖密封的专用容器中,以防残留药液汽化污染室内环境。

(2)化疗所用各种废弃物不可堆积,应及时清理。

(3)注射器、输液器、针头等各种尖锐的废弃物处理要放在防泄漏、防刺破专用容器内,并带有特殊的警示标志。

(4)所有的化疗废弃物必须集中后统一放在细胞毒药物专用垃圾袋中并封闭高温焚烧处理。

6.遵守人体排泄物的安全处理规则

(1)在处理化疗后 48 小时之内患者的排泄物时,护理人员必须戴口罩、手套,穿防护衣,以免药物沾染皮肤及衣物。

(2)倾倒排泄物后立即盖上马桶盖,连续冲水 2 次;若需保存尿液则将其置于有盖的集尿瓶中。

(3)如果手套被污染后立即丢弃(按化疗废弃物处理)。

(4)如果工作服被排泄物污染立即脱去,按药物外溅后处理。

(5)为了减少化疗药物对环境污染,医院内必须设有污水处理装置。

7.静脉滴注药液时应采用密闭式静脉输液法

注射溶液以软包装输液袋为宜,避免有毒气体从排气针头逸出,也利于液体输入后污染物品的处理。操作时确保注射器及输液管接头处衔接紧密,以免药液外漏。静脉给药注射器若需排气时,需用无菌棉球放于针头周围,以免药液外流。静脉给药时若需从茂菲滴管加入药物,必须先用无菌棉球围住滴管开口处再行加药,其加药速度不宜过快,以防药液从管口溢出。静脉给药结束,应将针头内残余药物抽回针筒,以免药物溅出,注射器针头与注射器保持其完整性,并将带针头的注射器放入防穿透、防泄漏的废弃物收集容器中统一处理。操作完毕后,脱掉手套及个人防护用具后用肥皂及流动水彻底洗手。

8.加强专业人员职业安全教育和防护技巧

对从事化学治疗的护士要加强自我防护意识教育,执行化疗的医务人员必须经过化疗专业培训,以化疗的基础知识、化疗的不良反应及预防处理、化疗潜在的职业危害和防护措施为培训内容,从而提高专业人员对化疗药物潜在危险的认识,制订合理的防护措施,使专业人员全面掌握并规范化疗防护操作程序,增强防护意识。对经常接触化疗药物的医护工作者应建立健康档案,定期进行健康检查。

二、肿瘤放射治疗的职业防护

(一)肿瘤放射治疗的潜在危害

(1)要杀死肿瘤细胞需要较大的辐射剂量,而肿瘤患者治疗受益时隐藏的这种危害使医务工作者和肿瘤患者自己容易忽视保护和自我保护。

(2)放射治疗时,正常组织和重要器官与肿瘤组织同时受到照射,如稍有失误,便可产生严重的并发症,降低肿瘤患者的生存质量,甚至可导致肿瘤患者死于非肿瘤因素。

(3)利用射线对肿瘤治疗时,有诱发其周围敏感组织恶性变化的事例,所以放疗与致病可能同时存在。

(4)辐射致癌效应潜伏期较长,较隐蔽,无特意性,人们对射线的危害不易察觉。最后,在放射治疗过程中,职业照射、医疗照射、公众照射和潜在照射均可能存在或发生。

(二)影响辐射损伤的因素

1.与辐射有关的因素

(1)辐射种类:不同种类的辐射所产生的生物效应不同,从辐射的物理特性来看,电离密度和穿透能力是影响生物学作用的重要因素,这两者正好呈反比关系。α射线的电离密度大,但穿透能力弱,因此,在外照射时,对机体的损伤作用很小,当进入体内时,则对机体的损伤作用很大。高能X线和γ线穿透能力很强,与体内物质作用时产生次级电子,后者引起电离效应,电离密度较α和β射线小,但X线和γ线能穿透深层组织,在外照射时易引起严重损伤。

(2)剂量率:是指单位时间内机体所接受的照射剂量。在一般情况下,剂量率越大,生物效应越显著,但当剂量达到一定程度时,生物效应与剂量率之间失去比例关系,而且剂量率对生物效应的影响也因观察的具体效应不同而异。要引起放射损伤必须有一定的剂量阈值。每天 $0.005\sim0.050$ Gy/min 的剂量率即使长期大量积累也不会产生急性放射病症状,只能导致慢性放射病的发生。当剂量率达到 $0.05\sim0.10$ Gy/min 或更高时,则有可能引起急性放射病,而且严重程度随剂量加大而加重。剂量率是影响细胞修复的一个重要因素,总剂量一定时,剂量率越低,照射时间越长,生物效应越小。

(3)剂量:照射剂量与生物效应之间存在一定的相关关系。总的规律是剂量愈大,效应愈显著,但并不完全呈线性关系。从辐射远期效应来看,照射剂量越大,后果越严重。肿瘤致死剂量是使绝大部分肿瘤细胞死亡而达到局部治愈的放射剂量。肿瘤致死剂量,因肿瘤大小、范围、病理分级和细胞分化程度及肿瘤的放射敏感性等而不同。为统一标准,将达到95%的肿瘤控制概率所需要的剂量定义为肿瘤的致死量。根据细胞生存曲线理论,肿瘤控制概率受肿瘤体积大小的影响非常明显。不同组织对射线的耐受剂量不同,而且耐受量受照射面积、患者年龄、全身情况及并发症的影响。

(4)照射部位和面积:机体受照射的部位对生物效应也有明显的影响。多数实验材料证明,当照射剂量和剂量率相同时,全身后果的严重程度由高到低依次为盆腔、头颈、胸部和四肢。当照射的其他条件相同时,照射面积越大,生物效应越显著,这是临床应用辐射实践中早已被肯定的规律。例如,常规每天 2 Gy 的分割放疗,按 5 年内放射性肝炎发生率为 5% 考虑,当全肝受照时,耐受量为35 Gy;缩小体积照射半肝时,耐受量增至 55 Gy;只 1/4 肝脏受照时,耐受量增至90 Gy。这种容积效应在单次照射时表现得更为明显。动物试验表明,单次大剂量对鼠脊髓进行照射,当脊髓受照长度为 4 mm 时,耐受量为 40 Gy;当脊髓受照长度为 2 mm 时,耐受量为 80 Gy。在临床放射治疗中应将照射野缩至尽可能小的范围,采用分次照射减少每次剂量,这样既可降低正常组织的放射损伤效应,又可实现对局部肿瘤尽可能大的杀伤。

(5)分次照射:同一剂量辐射,在分次给予的情况下,生物效应低于一次给予的效应,分次愈多,各次间隔时间愈久,则生物效应愈小。这显然与机体的修复过程有关。多年实践形成的常规分次外照射符合传统的放射生物学基础,保证在一定程度杀灭肿瘤的同时,使急性反应和晚期放射损伤控制在可接受的范围。近年来随着 X 刀和 γ 刀的出现,使得大剂量单次或低分割照射在临床中的应用越来越常见。大剂量照射不符合传统的放射生物学观点,由于肿瘤细胞周期再分布,乏氧细胞再氧合在分割放疗时的"自我增敏"作用在一次照射中完全失去,因此,大剂量单次放疗在某种程度上降低了恶性肿瘤放射敏感性,也降低了正常组织的耐受性。由于 X 刀和 γ 刀的实现方式为非共面等中心照射,在病灶大小与形状适合的情况下,靶区外剂量梯度大,这样就在肿瘤受到高剂量照射的同时,将正常组织受的照射量控制在可接受的范围内。

2.与机体有关的因素

当辐射的各种物理因素相同时,机体及其不同组织对辐射的反应可有很大差别。也就是说,有些种系、个体、组织或细胞对辐射比较敏感,而另一些则相反。因此,提出了放射敏感性的概念。所谓放射敏感性是指当一切照射条件完全严格一致时,机体或其组织、器官对辐射作用的反应强弱或速度快慢不同。若反应强,速度快,敏感性就高;反之则低。人们常用 D0 值或 LD50 值来判断机体的放射敏感性。

(1)个体发育的放射敏感性:哺乳动物细胞的放射敏感性因个体发育所处的阶段不同可以有很大差别。总的来说,放射敏感性随个体发育过程逐渐降低,与此同时,放射敏感性的特点亦有所变化。胚胎器官形成以后,个体的放射敏感性逐渐下降。在出生后的个体发育过程中,幼年动物比成年的放射敏感性要高,但老年机体由于各种功能减退耐受辐射(特别是大剂量照射)的能力明显低于成年时期。

(2)亚细胞和分子水平的放射敏感性:同一细胞内不同结构的放射敏感性也存在很大差异。研究发现细胞核的放射敏感性显著高于胞质。这些试验表明,DNA 分子损伤在放射效应的发生上占有关键地位。细胞内 DNA 损伤和细胞放射反应之间的相互关系是分子放射生物学的基本问题之一。

(3)不同器官组织和细胞的放射敏感性:细胞的放射敏感性和它的增生活跃程度成正比,与分化程度成反比。成熟淋巴细胞和卵细胞不分裂,但有潜在的分裂能力,对辐射敏感。传统的放射生物学将组织器官的放射敏感性分为 4 类:高度敏感,包括淋巴组织、骨髓、小肠上皮、睾丸、卵巢滤泡细胞;中度敏感,包括角膜、晶状体、内皮细胞、皮肤、肝、肺、肾、唾液腺;轻度敏感,包括中枢神经系统、心脏、内分泌系统;不敏感,包括肌肉、骨骼、软骨和结缔组织。

(三)放疗损伤的防护措施

1.正常安全照射剂量范围

(1)职业性放疗人员全身、晶状体、红骨髓、性腺的照射剂量最大为 5 rem(当量),其他器官为 15 rem。

(2)在工作场所相邻及附近地区工作人员和居民,每年放射限制剂量是全身、晶状体、红骨髓、性腺的照射剂量最大均为 0.5 rem,其他器官为 1.5 rem。

(3)避免任何情况的暴射。

2.穿戴防护装备

防护服的结构具有抗渗透功能,透气性好、强力高、高耐静水压的特点,主要应用于工业、电子、医疗、防化、防细菌感染等环境下的使用。除满足高强度、高耐磨等穿用要求之外,常因防护目的、防护原理不同而有差异。

3.加强放射治疗室的防护

(1)治疗室的设置必须充分考虑周围地区环境与人员的安全,一般设在建筑物底层的一端。50 kV 以上治疗机的治疗室必须与控制室分开。治疗室面积一般不应<24 m²。X 刀和 γ 刀治疗室面积≥30 m²,层高应≥3.5 m。室内不得放置与治疗无关的杂物。

(2)治疗室内投射线束照射方向的墙壁按主射线屏蔽要求设计,其余方向的建筑物按漏射线及散射线屏蔽要求设计。

(3)治疗室和控制室之间必须安装监视器和对讲设备,如监视窗应设置在非有用线束方向的墙上,并具有同侧墙的屏蔽效果。

(4)在治疗室的合适处应装设供紧急情况下使用的强制终止辐照的设备,防护门旁应有部件可供应急时开启,并有醒目的照射状态指示灯和电离辐射警告标识。

(5)治疗室防护门的设置应避开线束的照射路径,治疗室防护门必须与同侧墙具有等同的屏蔽效果。为防止人员误入治疗室,治疗室的防护门必须与治疗机的工作状态连锁,只有在完全关闭治疗室防护门时才能进行放射治疗,在放射治疗照射状态下意外开启防护门则照射自动中断。

(6)治疗室内要保持良好的通风,电缆、管道等穿过治疗室墙面的孔道应避开线束照射路径及人员经常驻留的控制室,并采用弧状孔、曲路或地沟进行有效的保护。

(7)X 射线标称能量超过 10 MeV 的加速器,屏蔽设计应考虑中子辐射防护。

4.遵守防护要求

(1)参与放射治疗工作的放射治疗医师、物理师、技师、护士都需经过放射卫生防护和相应专业知识的卫生培训,经考核合格方可上岗。

(2)各放疗机房都应建立合理的操作规程,安装可靠的安全装置。

(3)工作人员应熟练掌握操作技术,在工作期间必须佩戴个人剂量计。尽量减少放射线对人体的照射包括减少照射时间、增加与放射源的距离和采取屏蔽措施。

5.健全保健制度

(1)准备参加放射治疗工作的人员必须先进行体检,合适者才能参加。

（2）一年一次定期对工作人员进行体检,如特殊情况,例如,一次外照射超过年最大允许剂量当量者,应及时进行体检并作必要的处理,放射病的诊断需由专业机构进行。

（3）体检除一般检查内容外,应注意血常规、晶状体、皮肤、毛发、指甲、毛细血管等方面,并做肝、肾功能检查。

（4）建立放射治疗工作人员档案,工作调动时带走。

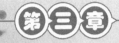

肿瘤治疗技术及护理

第一节　肿瘤化学治疗及护理

一、概述

化学治疗简称化疗,是指给患者体内注射一些化学药物,以达到阻止肿瘤细胞增殖、浸润或者转移的目的,是一种全身性的治疗手段。

(一)化疗的适应证

(1)造血系统恶性肿瘤。

(2)实体瘤术后或放疗后配合化疗以巩固疗效。

(3)晚期,广泛转移,不宜手术或放疗。

(4)癌性胸腔积液、腹水和心包积液。

(5)肿瘤引起的上腔静脉压迫征、脑转移等。

(6)放疗或手术后复发的患者。

(二)化疗的禁忌证

(1)全身衰竭或恶病质,如卡氏行为状态评估在 60 分以下时一般不宜用全身化疗。

(2)心功能失代偿时禁用蒽醌类抗生素化疗药,另外大剂量使用环磷酰胺和氟尿嘧啶、喜树碱等也可引发心脏毒性。

(3)明显黄疸或肝功能异常时不宜用全身化疗,化疗后出现肝功能异常者也不宜再用全身化疗。

(4)肾功能不全者禁用顺铂和大剂量甲氨蝶呤,更切忌一次性大剂量用药。

(5)严重肺功能减退时禁用博来霉素、甲氨蝶呤和白消安等。

(6)明显骨髓抑制不全者一般禁用全身化疗。

(7)发热、大出血、感染、大量腹水、脱水、电解质和酸碱平衡失调者不宜用全身化疗。

(8)胃肠道吻合术后 2 周内一般不宜用化疗。

(9)大面积放疗结束后需休息 2～4 周后再用全身化疗。

(10)已知对某类化疗药过敏者。

(三)实体瘤化疗的疗效评价标准

通过肿瘤缩小量来评价其抗肿瘤作用。

1.完全缓解

所有肿瘤病变完全消失,疗效持续 4 周以上。

2.部分缓解

肿瘤病灶最大直径与其垂直径乘积之和缩小 50% 以上,无其他新病灶出现,疗效持续 4 周以上。稳定肿瘤病灶最大直径与其垂直径乘积之和缩小不到 50%,或增大不超过 25%,无其他新病灶出现,疗效持续 4 周以上。

3.进展

肿瘤病灶最大直径与其垂直径乘积之和增大超过 50%,或出现新病灶。

二、化疗的分类

根据治疗目的的不同,肿瘤化疗分为以下几种类型。

(一)根治性化疗

采用单独化疗或化疗为主的方案就可能治愈的部分肿瘤,根治性化疗必须由作用机制不同、毒性反应各异而且单药使用有效的药物所组成的联合化疗方案,运用足够的剂量及疗程,间隙期尽量缩短,以求完全杀灭体内的癌细胞。

(二)辅助化疗

对于临床表现为局限肿瘤可采取有效的局部治疗后使用化疗,目的在于减少复发,延长生存。主要针对可能存在的微转移病灶,防止癌症的复发转移。

(三)新辅助化疗

新辅助化疗是指癌症在局部根治性治疗前给予化疗,目的在于保留重要器官、提高局部控制率和手术完整切除率。

(四)姑息性化疗

临床一些恶性肿瘤的化疗效果不是特别理想。对此类癌症的晚期病例,已失去手术治疗的价值,化疗也仅为姑息性治疗。主要目的是减轻患者的痛苦,提高生活质量。

(五)局部化疗

局部化疗通过动脉、胸腹腔、鞘内给予化疗,目的是在局部造成药物高浓度直接杀伤肿瘤细胞,并且可以克服静脉化疗无法通透的生理屏障。

(六)联合放、化疗

联合放、化疗是指在放疗同期或序贯给予化疗,目的在于提高放疗效果、提高局部控制率,甚至延长生存。

三、化疗药物的不良反应及临床表现

(一)近期毒性反应

1.局部反应

很多化疗药物可引起不同程度的化学性静脉炎,药物一旦外渗,还可导致局部组织坏死。

2.变态反应

变态反应可分为局部和全身2种。局部变态反应表现为沿静脉走向出现荨麻疹或红斑,全身性变态反应表现为颜面发红、荨麻疹、低血压、发绀等。患者主诉可有瘙痒、胸闷、言语困难、恶心、失听、眩晕、寒战、腹痛、排便感及焦虑等。

3.骨髓抑制

大多数化疗药物均有不同程度的骨髓抑制,化疗药物引起骨髓抑制的程度与患者个体骨髓贮备能力关系密切。由于半衰期的不同,最初常表现为白细胞计数特别是粒细胞的减少,其次是血小板计数减少,严重时血红蛋白浓度也降低。化疗引起的骨髓抑制多于停药后2~3周恢复。

4.胃肠道反应

消化系统慢性不良反应有恶心、呕吐、胃部饱胀不适感、便秘、腹泻、黄疸,还有一些急、重症的不良反应,有中性粒细胞减少性盲肠炎、中毒性巨结肠、急性胰腺炎。

5.肺毒性反应

有很多化疗药物可引起肺损害,主要表现为间质性肺炎和肺纤维化,多与药物的使用剂量有关,10%使用大剂量白介素-2的患者可发生致命性的肺毒性反应。

6.心脏毒性反应

化疗药物诱发的心脏毒性反应包括心肌病、严重心律失常、心包炎、心肌缺血和心肌梗死等。大剂量环磷酰胺和异环磷酰胺可引起充血性心力衰竭,大剂量氟尿嘧啶可引起冠状动脉痉挛。除了药物因素,年龄、纵隔放疗、冠状动脉疾病、其他瓣膜及心肌病和高血压都是危险因素。

7.肝脏毒性反应

部分化疗药物可引起肝脏损伤,主要包括肝细胞性功能障碍、药物性肝炎、静脉闭塞性肝病和慢性肝纤维化。

8.肾和膀胱毒性反应

顺铂、大剂量甲氨蝶呤、丝裂霉素、白介素-2可引起肾损害;在使用顺铂或丝裂霉素时,可出现以微血管溶血过程为特点的肾损伤。起病较急,表现为溶血性贫血,周围血涂片有红细胞碎片,可有发热、皮疹、高血压、心包炎、间质性肺炎、非心源性肺水肿及中枢神经功能障碍,检查可有血尿和蛋白尿,在发病后 1～2 周出现肾功能不全。停用有关药物并迅速采取血浆置换术可使肾功能恢复。严重时可引起肾病综合征。

9.神经系统毒性反应

作用于微管的药物主要引起外周神经毒性反应,表现为肢(趾)端麻木、感觉异常、腱反射减弱或消失,少数可发生肌肉萎缩、直立性低血压、膀胱张力减弱、便秘或麻痹性肠梗阻,这种毒性是剂量依赖性的,通常在停药后可恢复。

10.皮肤及附属器毒性反应

(1)光敏感性:一些化学药物可引起皮肤对阳光敏感度的增高,稍微暴露后即出现急性晒伤和皮肤不寻常地变黑。

(2)色素过度沉着:许多药物可引起皮肤颜色变深,部分也是由对阳光敏感所致。

(3)回忆反应:过去曾放射治疗并发生放射性皮炎的患者,在用放线菌素 D 以后原照射过的部位可再现类似放射性皮炎的改变,称为"回忆反应"。而后发现,除放线菌素 D 外,如氟尿嘧啶、多柔比星也会在化疗时或化疗后在曾放射过的皮肤发生严重的局部反应,包括急性红斑及皮肤色素沉着。

(4)皮疹:抗肿瘤药物有时也可发生药疹,停药后大多能消失。

(5)脱发:是很多化疗药物的常见毒副作用,给患者的心理和身体形象带来不良影响。脱发一般发生在首剂化疗后 2～3 周,在停化疗后 6～8 周再逐渐长出。

(二)远期毒性反应

1.致癌作用

很多抗癌药物有明显的致癌作用。在用此类药物治疗并获得长期生存的患者中,部分会发生可能与化疗相关的第二种恶性肿瘤,主要是急性白血病。所以在给患者,特别是儿童患者选择合理的治疗方案时,应充分考虑此种因素。

2.不育和致畸

许多化疗药物可影响生殖细胞的产生和内分泌功能,产生不育及致畸作用,也可明显减少睾丸生殖细胞的数量,导致男性不育。特别是联合化疗对精子的影响更显著,也可使女性患者产生永久性卵巢功能障碍和闭经。

四、化疗患者的护理

(一)变态反应的护理措施

(1)给药前做好预防措施,准备好肾上腺素、血压计等抢救用物。

(2)用紫杉醇12小时和6小时前给予地塞米松20 mg口服,苯海拉明50 mg、雷尼替丁50 mg于紫杉醇半小时前静脉推注。

(3)紫杉醇需用非聚氯乙烯输液器和玻璃输液瓶,并通过所连接的过滤器过滤后静脉滴注。

(4)给药后应严密观察病情,若出现过敏应及时停药,就地抢救。

(5)给药的第1小时内应进行血压监测,每5～10分钟测一次血压和脉搏,做好护理记录。

(二)骨髓抑制的护理措施

(1)严格掌握化疗适应证,化疗前检查血常规、骨髓情况。如果白细胞计数小于 $4 \times 10^9/L$,血小板小于 $80 \times 10^9/L$ 时,化疗应停止执行,需要适当调整治疗方案,遵医嘱对症治疗。

(2)在治疗中给予必要的支持治疗,如高蛋白、高热量、高维生素饮食及药膳等,避免生冷食物。

(3)化疗后应隔日查血常规,必要时每天查,以了解血象下降情况。

(4)遵医嘱应用促进血细胞生成药物,如粒细胞巨噬细胞集落刺激因子、粒细胞集落刺激因子等,并观察疗效。

(5)必要时可以多次输新鲜血或成分输血,如血小板悬液。

(6)白细胞特别是粒细胞下降时,感染的概率将增加,有条件应让患者住层流病房,或增加病房消毒,减少探视,严密监测体温,必要时预防性给予抗生素、做血培养。

(7)当血小板低于 $50 \times 10^9/L$ 时有出血的危险,观察皮肤有无瘀血、瘀斑及其他出血的症状。协助做好生活护理,嘱患者少活动、慢活动,避免磕碰。进软食,保持大便通畅,避免抠鼻、剔牙、用力咳嗽等动作。注射时止血带不宜扎得过紧,时间不宜过长。拔针后增加按压时间密切观察出血情况。当血小板低于 $10 \times 10^9/L$ 时易发生中枢神经系统、胃肠道、呼吸道出血,应严密观察病情变化,嘱患者绝对卧床休息,如果患者出现头痛、恶心等症状应考虑颅内出血,及时协助医师处理。

(8)避免服用阿司匹林等含乙酰水杨酸类的药物,注意监测出、凝血时间。

(9)出现贫血,患者会自觉疲乏,应多休息,必要时可给予吸氧。血红蛋白低于 8 g/dL 时需要输血治疗,多采用成分输血,如输红细胞;也可以给予促红细胞生成素皮下注射,促进红细胞生成。

(10)女性患者在月经期间应注意出血的量和持续时间,必要时使用药物推迟经期。

(三)消化系统不良反应的护理措施

(1)减轻患者的焦虑心理,为患者提供心理疏导。

(2)如发生急性不良反应时应遵医嘱对症治疗,密切观察患者病情变化。

(3)便秘、食欲缺乏等可对症治疗,如给予麻仁润肠丸治疗便秘,黄体酮类药物促进食欲等。

(4)指导患者遵医嘱对症应用止吐、止泻等药物。持续性腹泻需要治疗,密切观察并记录大便次数、性状,及时做常规检查,监测水、电解质,及时止泻、补液治疗,减少脱水、热量摄取不足等并发症的发生。严格记录出入量,以评估脱水情况,对水、电解质失衡者,依据情况纠正水、电解质紊乱。

(5)对恶心、呕吐患者化疗期间饮食宜清淡,少量多餐,多吃新鲜的蔬菜和水果,鼓励进食。腹泻患者在饮食上建议多吃高蛋白食物。

(6)保持病房干净、整洁、无异味,减少不良刺激。

(7)若营养严重失调,并不能经口进食者,可酌情给予肠内或肠外营养支持治疗。

(8)若出现腹胀或肠鸣音减弱,疑有肠梗阻发生者,指导患者遵医嘱行相关检查,并遵医嘱对症治疗。

(四)肺毒性的护理措施

对于肺毒性主要以预防为主,并及早诊断。当肺毒性发生时,治疗最典型的方法是停止使用该抗肿瘤药物,给予积极的对症治疗,给予皮质激素和抗生素。护理中要注意观察患者做有无上述表现,必要时给予低流量吸氧,采取舒适的体位,鼓励患者做适度的活动。

(五)心脏毒性的护理措施

(1)化疗前应先了解有无心脏病、心肌缺血、心律失常或心力衰竭等病史。常规查心电图,必要时做动态心电监测、心脏超声等检查了解心脏基础情况。

(2)治疗期间监测血心肌酶,重复进行心功能评估。

(3)警惕无症状性心脏毒性。

(4)限制蒽环类药物蓄积量,必要时查血药浓度。对于表柔比星的累积剂量达到 $450\sim500$ mg/m² 时,充血性心力衰竭的发病率迅速增高,可能达到 25%,因此,需要严格控制表柔比星使用总量。

(5)改变给药方法,延长静脉滴注时间可减少心脏毒性;另外,使用与多柔比星结构相近的米托蒽醌,可以减轻心脏毒性。

(6)保护心脏:抗氧化剂的单用及联合使用。

(7)严密观察病情变化,重视患者的主诉,监测心率、节律变化,必要时进行心电监测。

(8)注意休息,减少心肌耗氧量,减轻心脏负荷,少量多餐,避免加重心脏负担,反射性引起心律失常。

(9)必要时做心电图等检查,发现心力衰竭等迹象,给予强心利尿剂等治疗,护理可参照内科护理常规。

(六)肝脏毒性的护理措施

(1)化疗前后进行肝功能检查,如有异常应谨慎使用化疗药物,必要时先行保肝治疗;对于肿瘤出现早期肝脏弥散性转移时,患者也可能出现转氨酶水平升高,在这种情况下,给予保肝药物治疗无效,则应及时进行化疗。

(2)观察病情,了解患者的不适主诉,如肝区胀痛、黄疸等,及时发现异常,对症处理。

(3)给予保肝药物,并采取皮质激素及甘草酸类制剂进行辅助治疗,有效控制抗肿瘤药物对肝脏的损害。

(4)嘱患者饮食以清淡可口为宜,适当增加蛋白质和维生素的摄入量。

(5)做好心理护理,减轻焦虑,注意休息。

(七)肾和膀胱毒性的护理措施

(1)化疗前必须进行肾功能检查。

(2)化疗前和化疗期间嘱患者多饮水,使尿量维持在每天 2 000~3 000 mL。

(3)使用顺铂时需进行水化,每天输液量 3 000 mL,同时使用利尿剂和脱水剂保持尿量在 2 000 mL 以上,每小时尿量在 100 mL 以上;注意保持电解质平衡。

(4)丝裂霉素在给药时应避免或尽量减少输血,以减少微血管病溶血性贫血的发生。

(5)大剂量应用甲氨蝶呤时可导致急性肾功能不全,解决方法是水化和尿液碱化。当甲氨蝶呤用量高达需要用亚叶酸钙解救的剂量时,应给予碳酸氢钠碱化尿液(pH>8),保持尿量每小时>100 mL。

(6)异环磷酰胺可产生多样的肾异常,美司钠可以和异环磷酰胺的代谢副产物丙烯醛结合,减轻其对膀胱黏膜的损伤,预防出血性膀胱炎。美司钠一般于异环磷酰胺前 15 分钟及用药后每 4 小时静脉给药,共 3~5 次,但其不能预防肾毒性。同时也应给予充足水分以利尿,碱化尿液,大量饮水,增加排尿次数,减轻肾脏和膀胱毒性。

(7)对于尿酸性肾病的防治,除每天给予大量液体促使尿量增多外,还可口服碱性药物,以利尿酸溶解。别嘌醇可用于预防尿酸性肾病。同时应注意控制食用嘌呤含量高的食物。

(8)护士应教会患者观察尿液的性状,准确记录出入量,如出现任何不适应及时报告。

(八)神经系统毒性的护理措施

(1)联合用药时应注意有无毒性相加的作用,各种药物剂量不宜过大。

(2)密切观察毒性反应,定期做神经系统检查,一旦出现不良反应应停药或换药,并遵医嘱给予营养神经的药物治疗。

(3)出现化疗性脑病应立即通知医师、遵医嘱对症治疗,治疗上以亚低温(降温毯)治疗,鼻饲管、静脉注射电解质,甲强龙静脉注射,地西泮、德巴金维持控制癫痫发作等治疗手段为主。密切观察病情变化。

(4)有的药物易引起直立性低血压,故在用药过程中应卧床休息,或缓慢活动。告知患者缓慢改变体位,避免发生直立性低血压。如厕时应有人陪同,以免发生意外。

(5)若患者出现肢体活动或感觉障碍,应加强护理,避免打开水、做针线活等活动,以免灼伤、烫伤、扎伤等,适当给予按摩、针灸、被动活动等。

(6)做好日常护理工作,为患者创造一个安全的居住环境,减少磕碰;同时给予心理支持,增强患者战胜疾病的信心。

第二节　肿瘤放射治疗及护理

一、概述

放射治疗,简称放疗,是一种利用各种放射线,如普通 X 线、60Coγ 射线、电子直线加速器之高能 X 线或高能电子束等射线直接照射癌瘤,使癌细胞的生长受抑制、损伤、肿瘤退化、萎缩直到死亡的一种治疗方法。

二、放疗的分类及适应证、禁忌证

放疗的原则是最大限度消灭肿瘤,同时最大限度保护正常组织。按照放疗的目的可以分为根治性放疗和姑息性放疗。为了提高肿瘤的治疗效果,临床上常运用放疗和其他方法综合治疗。

(一)根治性放疗

根治性放疗是希望通过放疗彻底杀灭肿瘤,患者可生存较长时间且无严重后遗症。

1.适应证

不能手术,对放疗敏感的 Ⅰ 期、Ⅱ 期、部分 Ⅲ 期,以及术后补充放疗的患者。经过患者一般状况评价,卡氏评分必须＞60 分,能耐受放疗的患者才能选择根治性放疗。

2.禁忌证

恶病质,食管穿孔,气管镜已证实侵犯气管,有远处转移,严重胸背疼伴有发热、心率加快及白细胞计数增高。

(二)姑息性放疗

姑息性放疗是指对一些无法治愈的晚期患者,经过给予适当剂量的放疗,达到缓解患者的某些症状和改善生活质量的目的。

1.适应证

已有远处转移的肿瘤,对放射敏感的原发灶给予姑息性放疗;因肿瘤引起的出血、神经症状、疼痛、梗阻、咳嗽气急等可用姑息性放疗解除或预防上述症状的发生;因肿瘤转移而出现的脑转移、骨转移或其他部位的转移灶的放疗。

2.禁忌证

已有食管裂孔或食管气管瘘,恶病质。

(三)放疗与其他方法的综合治疗

1.放疗与手术的综合治疗

(1)术前放疗:是肿瘤手术治疗的辅助手段,术前放疗可使一部分肿瘤缩小,达到降低分期的效果,使这部分不能手术切除的肿瘤变得可以手术切除。如食管癌、肺癌、直肠癌等,通过术前放疗,提高了肿瘤的切除率。手术开始时间一般为术前放疗结束后4~5周。

(2)术中放疗:是利用术中直视的机会,尽可能避开正常组织和器官,对未切除肿瘤或残留肿瘤、肿瘤床和淋巴引流区,进行直接外放射。通过手术方式将所要照射的区域和需要保护的周围正常组织器官分开,将限光筒直接置入靶区,用加速器产生的电子线进行一次性大剂量的照射。其目的是最大限度杀死肿瘤和最大限度地保护正常组织。术中放疗主要应用于腹部胃肠道肿瘤,近年来术中放疗已开始应用于头、颈、胸腹和四肢等部位的肿瘤。然而,术中放疗需要外科医师的参与,过程较复杂,还涉及手术室区域的放射防护问题,因此术中放疗多作为外照射剂量增加的补充。

(3)术后放疗:在恶性肿瘤治疗中相当普遍,几乎所有肿瘤手术后,凡有亚临床灶残留或肉眼残留均可接受术后放疗。对于生长局限、无远处转移、术后残留少,且周围组织可耐受高剂量照射的恶性肿瘤,术后放疗即可明显提高肿瘤的局部控制率,还能明显提高患者的生存率。但对于恶性程度高、早期易发生远处转移的恶性肿瘤,还需术后放疗和化疗联合使用,有望进一步提高肿瘤的局部控制率和患者的生存率。如肺癌、乳腺癌、直肠癌等通过术后放疗和化疗联合使用,可降低肿瘤局部复发率,从而改善患者的生存率。术后放疗开始时间一般在手术切口完全愈合之后,多数在手术后3~6周内进行。

2.放疗与化疗的综合治疗

(1)序贯疗法:即一种疗程完成后再给予另1个疗程的治疗。具体形式是全程化疗→全程放疗,或全程放疗→全程化疗,优点是避开了2种治疗方法同步应用时的毒副作用增加,治疗强度小,肿瘤杀灭效应低。

(2)同步治疗:放疗的疗程和化疗的疗程同步应用,或放疗疗程中每周1次化疗,都是同步治疗。化疗与放疗同步治疗缩短了总疗程,减少了肿瘤治疗过程中加速再增殖可能性及肿瘤细胞亚群出现的概率,肿瘤的杀灭效应较强,但这也增加了正常组织治疗的毒副作用。对手术不能切除的食管癌,在5周内完成放疗同步化疗是目前的标准治疗方案。

(3)交替治疗:将根治性放疗疗程分段,在每段期间穿插化疗。这种方法较同步治疗能降低治疗的毒副作用。

三、放疗的不良反应及临床表现

(一)全身反应与局部反应

1.全身反应

全身反应主要是一系列的功能紊乱与失调,表现为疲乏、食欲下降、骨髓抑制和放疗后长期生存患者发生的辐射诱发第二次原发性肿瘤。

2.局部反应

局部反应因照射部位不同而异,如放疗局部的皮肤反应、口腔食管黏膜反应、肺部反应、消化系统反应、泌尿系统反应等。

(二)急性放疗反应与远期放疗反应

1.急性放疗反应

急性放疗反应指一次或短期内接受大剂量辐射引起的急性生物效应,表现为头痛、头晕、食欲缺乏、睡眠障碍,甚至死亡等。

2.远期放疗反应

远期放疗反应由超过允许水平的小剂量长期照射引起的,能引起恶性肿瘤和白内障,缩短人体寿命和产生遗传效应。

四、放疗患者的护理

(一)放疗前的护理

1.心理护理

向患者及家属介绍有关放疗知识,大致的治疗程序,放疗中可能出现的不良反应和治疗后可能发生的并发症及需要配合的事项,使患者消除焦虑情绪和恐惧心理,减轻患者自我感受负担,积极配合治疗。

2.摘除金属物质

在放疗中金属物质可形成次级电子,使其相邻的组织受射线量增加,出现溃疡且不易愈合。所以接受头颈部照射的患者在放疗前应摘除金属牙套,气管切开的患者将金属套管换成塑料套管或硅胶管,避免造成损伤。

3.口腔护理

口腔的处理极为重要,放疗前应常规口腔处理,及时修补龋齿,拔出残根或断牙,并注意口腔卫生。如放疗前必须拔牙,应待牙床愈合以后再行放疗。

4.全身症状

纠正贫血、脱水、电解质紊乱等,做好必要的物理及实验室检查。血细胞计数低者给予治疗,如有感染,须先控制感染后再行治疗;如有伤口,除特殊情况外,一般应待伤口愈合再行放疗。

(二)放疗期间的护理

1.心理护理

由于放疗反应的出现,往往会加重患者心理负担,要加强护患之间沟通,根据患者具体情况,有针对性做好阶段性健康指导,使患者对放疗的每一阶段出现的不良反应有所了解,不会惊慌恐惧,并掌握应对方法。通过定期组织讲座、召开全体座谈会的方式,增加护士与患者之间、患者与患者之间的交流机会,介绍成功病例,通过各种形式宣传肿瘤防治知识,使患者增强战胜疾病的信心,顺利完成治疗。

2.照射野皮肤的护理

在放疗过程中,照射野皮肤会出现放疗反应,其程度与放射源种类,照射剂量,照射野的面积及部位等因素有关。如护理不当,可人为加重皮肤反应,所以护士应做好健康宣教,使患者充分认识皮肤保护的重要性,并指导患者掌握照射野皮肤保护的方法:①充分暴露照射野皮肤,避免机械性刺激,建议穿柔软宽松、吸湿性强的纯棉内衣,颈部有照射野要求衣领柔软或低领开衫,以减少刺激便于穿脱。②照射野区域皮肤,可用温水、软毛巾温和的清洗,禁用碱性肥皂搓洗;不可涂乙醇、碘酒、药膏及对皮肤有刺激性的药物;局部禁贴胶布,禁用冰袋和暖具。③剃毛发宜用电动剃须刀,以防损伤皮肤造成感染。④保持照射野皮肤的清洁干燥,特别是多汗区皮肤如腋窝、腹股沟、外阴等处。⑤外出时防止曝晒及风吹雨淋。

3.注意监测血象的变化

因放疗可使造血系统受到影响造成骨髓抑制,使白细胞计数和血小板计数锐减,以致出现严重感染。患者在放疗期间应每周查 1 次血常规,及时监测血细胞的变化,并观察有无发热等症状,及早对症治疗,以保证放疗顺利进行。

4.饮食护理

接受放疗后患者会出现食欲减退,头颈部放疗患者会出现口干、味觉改变、口咽疼痛等不同程度的口腔黏膜反应,从而影响进食。加上放疗后机体消耗增加,使患者体重下降,全身反应加重,严重者应中断治疗。有资料显示,放疗患者体重减轻 7 kg 者预后差。科学合理的营养饮食可促进组织修复,提高治疗效果。

5.头颈部放疗护理要点

(1)头颈部放疗患者,保持口腔清洁非常重要。

(2)眼、鼻、耳可使用滴剂预防感染,保持照射部位清洁舒适。

(3)根据需要做鼻咽冲洗、上颌窦冲洗,保持局部清洁,提高放射敏感性。

(4)气管切开的患者保持呼吸道通畅,观察有无喉头水肿并备齐急救物品。

(5)指导督促患者张口功能锻炼,预防放射性张口困难。

(6)脑瘤患者放疗期间,观察有无颅内压增高症状,预防癫痫发作。

6.胸部放疗护理要点

食管癌照射后局部黏膜反应较重,疼痛和吞咽困难暂时加重,做好宣教指导饮食,注意观察有无食管穿孔。肺癌患者放疗期间,注意预防感冒,以免诱发放射性肺炎。

7.腹部放疗护理要点

腹腔、盆腔照射前应排空小便,减少膀胱反应。

(三)放疗后的护理

1.皮肤护理

放疗结束后 1~2 个月,仍需保持放射野皮肤清洁、干燥,避免损害,不能用肥皂和沐浴露擦洗局部皮肤,可用温水轻轻沾洗。注意保护照射区的皮肤,避免感染、损伤及物理性刺激,防止强风雨淋、阳光曝晒。

2.饮食营养

进食高蛋白、高热量、高维生素、低脂饮食,多食新鲜水果、蔬菜,禁食辛辣、刺激、热性食品,如荔枝、桂圆、狗肉、羊肉等。注意各种营养配比要适当。

3.功能锻炼

保持良好的生活习惯及作息规律,可适当活动,如散步、练气功、做家务等,以增强体质,但要注意活动的幅度。保持心情舒畅。加强与疾病相关的功能锻炼,如张口练习,患肢功能锻炼,肩关节活动等。

4.定期随访

住院患者出院后 1 个月复查,以后每 3 个月复查 1 次,1 年后无特殊情况可半年复查 1 次。如病情有变化,及时来院复查。

5.专项护理

(1)口腔受照射放疗后 3～4 年内不能拔牙,特别是当出现放射性龋齿在牙颈部断裂时,牙根也不能拔出,平时可用含氟类牙膏预防,出现炎症时予以止痛消炎,以免诱发颌骨骨髓炎或骨坏死。如 3 年后需要拔牙,拔牙前后各 1 周,应常规应用抗生素,可将并发症放射性骨坏死的发生率降低到最低。

(2)气管切开患者需要带管出院的,指导患者和家属掌握气管套管处理的正确方法。

第三节　肿瘤外科治疗及护理

一、概述

肿瘤外科治疗,即采用外科的方法治疗良性及恶性肿瘤。肿瘤的外科治疗都具有相当长的历史,并已成为肿瘤治疗的重要方法之一。目前,约有 60% 的肿瘤以外科治疗为主;同时,外科方法在肿瘤的预防、诊断、分期、重建与康复中也具有无可替代的重要作用。

二、外科治疗的分类

肿瘤外科按其应用目的可以分为预防性手术、诊断性手术、根治性手术、姑息性手术和减瘤手术等。

(一)预防性手术

预防性手术是指通过切除异常组织或器官达到预防肿瘤发生的手术。可用于治疗癌前病变,防止其发生恶变或发展为进展期癌。通过外科手术早期切除一些癌前病变可预防恶性肿瘤的发生。

(二)诊断性手术

为获得病理诊断需要的组织样品而进行的手术称为诊断性手术。它能为病理诊断提供可靠依据,进而制订合理的治疗方案。常用诊断性手术方法:细针穿刺活检术、针刺活检术、咬取活检、切取活检、切除活检。

(三)治愈性手术

治愈性手术是以彻底切除肿瘤为目的,是实体肿瘤的主要治疗方式。其最低要求是切缘在肉眼和显微镜下均未见肿瘤。常用治愈性手术:瘤切除术、广泛切除术、根治术及扩大根治术。

(四)姑息性手术

姑息性手术是指已失去治愈性手术机会,临床为缓解患者无法耐受的症状、防止可能发生的严重并发症,或为其他非手术治疗手段创造条件,通过造瘘、改道、转流或对原发灶进行全部或部分切除的手术。多为晚期癌肿或由于其他原因不宜行根治性手术者。常用的姑息性手术:癌肿姑息切除、捷径转流或造口术、内分泌腺切除。

(五)减瘤手术

对于有些体积较大、周围侵犯严重的肿瘤,手术已不能达到根治,无法完全切除肿瘤,手术切除大部分原发病灶后以便于应用其他方法来控制残存的瘤细胞,此类手术称为减瘤性手术。这种手术仅适用于原发灶大,部分手术切除后残留肿瘤能用其他治疗方法控制的病例。

三、外科治疗患者的护理

(一)术前护理

1.心理护理

癌症不仅影响一个人的正常生活,也危害其家庭,不仅破坏机体的正常功能,也可造成身体形象的改变,以及患者在家庭中角色的转换,加重了患者的恐惧、疑虑、忧郁、绝望等情绪反应。故护理人员既要帮助患者完成具体的诊治,还要从精神方面给予安慰、支持和鼓励,要利用成功案例现身说法,认真回答患者提出的种种疑问,帮助消除焦虑、恐惧等不良情绪,增强其战胜疾病的信心和决心,使其以较正常的心理状态配合手术治疗。

2.健康指导

(1)讲解疾病的相关知识,使患者初步了解自己的病情。

(2)讲解需要做的检查、治疗,使用患者能理解的语言说明检查及治疗的目的、过程、检查治疗前后注意事项,以解除患者焦虑,放心接受检查和治疗。

（3）与手术室访视护士一起向患者介绍手术相关内容，包括手术室环境、麻醉方式、手术方法、体位、手术效果及术中配合等，认真回答患者关于手术的疑问，建立信任关系。

（4）教会患者术后配合护理的工作，如深呼吸、咳痰等肺部功能训练，床上大、小便及肢体活动，以保证患者术后能主动配合，这对促进患者的恢复及减少并发症有着明显的效果。

（5）尊重患者的知情权，对可能影响今后生活的手术，要告知患者预后，使患者对手术、预后及手术相关并发症有理性的认识，减少术后心理问题；对可能造成功能受损或丧失的患者，术前应给予指导，使其尽快适应，如要截肢的患者术前指导使用拐杖、锻炼臂力；术后会造成失语的患者术前做好哑语训练，术后准备笔纸，以利于交流；对人工肛门的患者术前要说明做人工肛门的意义，以减轻患者的焦虑和不安情绪，并指导患者及家属正确使用假肛袋。

3.营养支持

术前要对患者体质有全面了解，特别是全身营养状况和进食情况，用以评估患者对手术的耐受力。肿瘤患者由于情绪波动、疾病消耗，常合并有不同程度的营养不良或慢性失血所致的贫血，有的患者由于消化道梗阻引起水、电解质紊乱，要结合体格检查及化验结果，于术前纠正和改善营养不良或水、电解质失衡，必要时按医嘱给予输液、输血、要素饮食或肠外营养支持，以保证手术安全进行，缩短疗程。

4.做好术前评估

（1）仔细询问患者主诉和全面体格检查，评估患者生命体征和主要体征，了解各主要脏器功能情况，有无心、肺、肝及肾功能不全，有无营养不良、肥胖、水及电解质失衡等高危因素，评估手术的安全性和患者的耐受性。

（2）评估家庭经济状况、患者及家属对疾病预后、康复知识的认知程度及心理承受能力，评估患者心理状况，对精神过度紧张或失眠者，遵医嘱适当应用镇静剂或安眠药物，使其处于接受手术的最佳身心状态。

（3）结合病情需要帮助患者建立良好的卫生习惯，特别是有口腔、消化道及呼吸道肿瘤的患者应早、午、晚漱口刷牙；有牙龈炎或蛀牙的患者应及时治疗，手术前应清洁牙齿；对有吸烟、饮酒嗜好的患者，应劝其戒烟、酒，并告知吸烟、酗酒的危害和对手术的影响；对外阴、肛门部病变的患者，手术前应每天用 1：5 000 高锰酸钾溶液浸泡，保持局部清洁，预防感染。

5.疼痛的护理

(1)术前疼痛多因肿瘤生长浸润神经或压迫邻近脏器组织所致,应了解疼痛的部位、性质、持续时间和程度,给予相应的止痛措施,包括创造安全舒适的环境,合适的体位,参加娱乐活动和听音乐以分散注意力,必要时遵医嘱使用止痛药。

(2)评估患者疼痛程度,出现顽固性疼痛,按照三阶梯止痛方案处理。

(二)术中护理

1.心理护理

随着手术的临近,患者的焦虑程度会增加,故手术室巡回护士在接待患者前应向病房主管护士了解患者的术前准备情况、近期心理状况及可能出现的心理问题,并根据情况给予人性化的护理。

2.并发症的护理

对合并有心血管等疾病的手术患者应事先准备好抢救药品及物品;对合并有糖尿病的手术患者在术中应加强环境的管理,减少手术室人员流动,预防感染;加强相应指标的监测,及时处理和抢救

3.安全护理

(1)在放疗前检查患者静脉通路是否通畅,确保放疗期间液体维持量,避免空气输入。

(2)摆放、调整放疗机器后,要重点检查胸、腹部,避免压伤。

(3)放疗时由于手术体位调整,巡回护士应将患者固定牢固,调整体位后,应全面检查,防止患者坠床,确保安全。

(4)与麻醉医师共同检查麻醉管道及心电监护仪线路,确保安全连接;患者头面部和胸腹部尽量置于观察窗前,便于观察患者情况,最后关闭观察室门。

(5)放疗期间应密切观察患者,做好及时处理突发意外的准备。

(三)术后护理

1.麻醉后护理

全麻术后患者应将头偏向一侧,保持呼吸道通畅;呕吐后应及时清除口腔内呕吐物,以防误吸;痰液集聚,应及时吸痰;舌根后坠应托起下颌;缺氧时应及时吸氧。椎管麻醉后注意观察麻醉平面消失情况和下肢活动情况;腰麻后要注意有无头疼、恶心、呕吐。

2.术后体位

全麻未清醒前应平卧,椎管麻醉后去枕平卧6小时,麻醉清醒后,根据手术部位取适当卧位。颈、胸、腹、盆等部位手术,均应取半卧位,以利于引流;外阴部、肛门手术,可取低半坐卧位;四肢手术一般平卧并应抬高患肢;颅脑手术后,取头高脚低位,有利于头部静脉回流,防止颅内压增高和脑水肿;甲状腺手术后亦应取半卧位,可预防颈部血肿压迫气管引起窒息等严重并发症;行喉再造及气管成形术后,需固定头部于前倾位25°~30°,以减少吻合口的张力。选择体位时,要分清主次,权衡利弊,根据病情随时调整。

3.引流管的护理

(1)护士要经常巡视观察、保持其通畅,防止堵塞或引流管受压、扭曲,胸腔闭式引流还要观察其水柱波动、了解有无皮下气肿等。

(2)观察并准确记录引流液的量、颜色、性质,特别是术后24小时内。

(3)胃肠减压及各种负压吸引,要注意保持负压状态,并调节负压的大小,达到有效吸引。

(4)记录各引流置管的深度,尤其是食管癌术后营养管及胃管的深度。

(5)引流管要妥善固定,长短适中,以患者在床上能自由翻身活动不易拉出为标准。

(6)对各种引流管均应做好交接班,并让患者及家属认识到其重要性,熟知其注意事项和应急措施,如胸管一旦脱开,及时用手夹闭并寻求护士帮助。

4.疼痛的护理

(1)评估:可能引起疼痛的原因,收集资料包括疼痛部位、疼痛的强度和性质、患者的主观感受,注意患者的脸部表情、身体位置、活动、肌肉强硬情况和脉率。

(2)护理:护士指导患者正确使用术后自控止痛泵或遵医嘱给止痛药,并观察记录止痛效果和药物的不良反应,预防和及时发现呼吸抑制等并发症。绝不可过于强调怕用药成瘾而让患者忍耐。在护理过程中也要注意细节,减少护理操作给患者带来疼痛,如开胸术后扶患者坐起时不要用力牵拉患侧手臂。胸、腹部手术后,用胸、腹带包裹,咳嗽时按压伤口,以减轻伤口张力,减少牵拉引起的疼痛。

5.术后营养

(1)口腔及头颈部手术患者:为预防感染和吻合口瘘,术后多用鼻饲法进食。要特别防止胃管堵塞或脱出,以免再行插管时损伤吻合口。

（2）非胃肠道手术患者：术后从次日晨即可给予高热量、高蛋白、富含维生素的易消化普食。

（3）胃肠道手术患者：术后待肛门排气后，给予少量饮水，然后指导患者按"流质-半流质-软食-普食"的原则逐渐增加饮食，注意少量多餐；结肠造瘘患者应避免进食过多的纤维素和导泻的食物，少食易产气味和易产气的食物，同时协助患者摸索规律，养成定时排便的习惯。

（4）食管癌患者：术后常通过鼻十二指肠营养管或空肠造瘘管补充营养，一般可给予要素膳或非要素膳制剂，在静脉滴注营养液时应注意营养液的浓度、温度和滴注速度，以免引起不适反应，条件允许时应用营养泵。

6.术后活动

快速康复外科理念主张术后早期活动。患者术后长期卧床休息会使肌肉强度降低、损害肺功能及组织氧化能力、加重静脉血淤滞及血栓形成。术后早期活动能使呼吸加速，利于呼吸道分泌物的咳出，预防肺部并发症；促进肠蠕动，减轻腹胀，预防肠粘连，也可增加食欲；促进血液循环，促进切口愈合，避免静脉血栓等并发症；使患者增加信心早日恢复健康。患者早期下床活动时需有护士守护，活动范围应视病情而定，勿跌倒碰伤。

7.切口的护理

（1）口腔手术后要定时清洁口腔，张口困难者可用压舌板和喉镜暴露口腔，以 1.5% 过氧化氢溶液棉球擦洗后，再予以冲洗和吸引。注洗器头不可直接冲洗切口，以免引起出血。

（2）对行皮瓣移植术的患者，需密切观察皮瓣的颜色、温度，如颜色苍白或发绀、局部变冷应及时处理。

（3）面部手术后切口多暴露，需经常用 75% 乙醇棉球轻轻擦拭，保持局部清洁、干燥，促使切口愈合。

（4）肠造口一般在左侧，应嘱患者尽量左侧卧位，以免造口处粪便流出污染切口。

8.功能锻炼

功能锻炼是提高手术效果、促进机体和器官功能恢复及预防畸形的重要手段。从术前宣教开始，制订详细的功能锻炼计划，专人负责组织患者锻炼，并记录进度，持续评估，促使患者机体功能尽快恢复。

9.出院指导

（1）增强自我护理能力：注意对康复期的患者培训自我护理技能，提高自理能力,尽快回归社会。如教会患者正确护理气管套管,讲解套管维护的注意事项;教会患者正确护理人工肛门,培训患者自行更换造口用具。

(2)休息与活动:告知患者适当活动和锻炼的重要性,鼓励进行可耐受的活动。生活规律,劳逸结合,避免劳累。

(3)饮食:根据患者的病情指导患者制订合理的食谱,注意饮食的卫生多样性,养成良好的饮食习惯。

(4)用药:对出院带药的患者应指导其正确服用药物,教会患者了解用药注意事项,自我监护药物的不良反应,嘱其如有不适随诊。

(5)加强随访:肿瘤是一个易复发和转移的疾病,定期随访是肿瘤治疗过程中的一个必备措施。术后随访在最初 2 年内应每 3 个月进行一次,之后 2 年可以每 6 个月一次,再之后每 1 年一次,肿瘤患者的随访应持续终身。

(6)寻求家庭及社会支持:家庭是社会支持系统中最基本的形式,动员患者家属及朋友给予患者更多的关心和照顾,提供精神及物质支持,增强患者自尊感和被爱感。另外,指导联系社会支持组织,如癌症康复组织等,使患者更好更快地适应家庭和社会角色。

第四节　肿瘤其他治疗及护理

一、肿瘤介入治疗

介入治疗学是以影像诊断为基础,在医学影像设备的引导下,利用穿刺针、导管及其他介入器材,对疾病进行治疗或采集组织学、细菌学及生理、生化资料进行诊断的学科。

(一)分类

1.按目的分类

诊断性介入,治疗性介入。

2.按学科分类

肿瘤介入,非肿瘤介入,心脏血管介入,神经系统介入等。

3.按介入途径分类

血管性介入,非血管性介入。

(二)肿瘤介入的主要治疗方法及适用范围

1.动脉药物灌注术

动脉药物灌注术主要适用于各种实体肿瘤的术前、术后、常规及姑息性化疗,如肝、肺、食管、胰腺、胃、结肠、直肠、膀胱、盆腔等部位的肿瘤。其中以肝癌的治疗效果最好。

2.经动脉肿瘤栓塞术

经动脉肿瘤栓塞术主要适用于肝癌、肺癌、盆腔等部位肿瘤,通过导管将栓塞剂注入肿瘤供血动脉,阻断其血运,达到"饿死肿瘤"的目的。

3.支架介入技术

支架介入技术主要适用于因晚期肿瘤引起的管腔狭窄或闭塞,如食管支架植入术、胆管支架植入术等。

(三)介入治疗的护理

1.术前护理

(1)心理护理:由于介入治疗是一种新兴的治疗方法,大多数人对此还并不十分了解,对整个治疗过程非常陌生,有的还会抱有怀疑、不相信的态度而引起患者的紧张。而且手术中又始终在患者清醒的状态下进行,为避免患者由此而产生的紧张、恐惧等心理问题,在术前医护人员有必要向患者说明介入治疗的优越性、操作的大致过程、术中的配合要点、如何克服术中不适等,使患者对该治疗有一个基本的了解,从而消除其紧张心理,增强信心,积极配合手术。

(2)术前详细了解患者病情,监测生命体征的变化,并完善心、肺、肝、肾功能及血常规、出凝血时间、凝血酶原时间等检查。

(3)由于术后需绝对卧床休息 24 小时,因此应于术前 2 天训练患者床上大小便,护理人员要向患者解释床上排便的重要性,消除其因害羞心理产生的抵触情绪,防止术后因不习惯床上排便而引发的尿潴留。

(4)做碘过敏试验及手术野皮肤的准备。

(5)术前 4 小时禁食、禁水,以免术中发生呕吐导致窒息。

(6)术前排空膀胱,若为盆腔介入治疗者术前行留置导尿。指导患者术前取下首饰及活动义齿,更换清洁的病员服。

(7)情绪紧张者,术前 30 分钟遵医嘱肌内注射地西泮 10 mg。

(8)备齐药品、敷料及 1 kg 重沙袋。

2.术后护理

(1)患者回病房后护士与护送人员进行交接班,了解患者术中情况及治疗相关情况。

(2)床边心电监护 24 小时,严密监测生命体征变化。

(3)指导患者绝对卧床休息 24 小时,穿刺侧肢体伸直并制动 8～12 小时,禁止弯曲。

(4)伤口加压包扎后以 1 kg 沙袋压迫止血 6～8 小时。观察穿刺点有无渗血、出血,局部有无血肿形成,肢体远端血液循环及足背动脉搏动情况。

(5)若穿刺侧肢体出现小腿疼痛、感觉障碍、趾端苍白、皮温下降时应考虑包扎是否过紧而压迫血管或者是否有下肢血栓形成。

(6)保持穿刺点周围皮肤的清洁干燥,避免敷料浸湿。术后 24 小时可解除包扎。

(7)鼓励患者多饮水,以促进造影剂的排出,正确记录 24 小时出入液量,保持每天尿量不少于 2 000 mL。出现少尿甚至无尿时应及时通知医师给予利尿治疗及静脉滴注 5% 碳酸氢钠溶液碱化尿液。

(8)密切观察患者术后疼痛、呕吐等症状,出现异常及时通知医师给予对症处理。

(9)介入术后 2 小时无不良反应,即可开始进食,饮食宜清淡、易消化,先从流质、半流质开始,再过渡到软食、普食。

二、分子靶向治疗

肿瘤分子靶向治疗简称靶向治疗,是指将抗肿瘤药物或者能够杀伤肿瘤细胞的活性物质通过使用特异性的载体运送到肿瘤部位,使治疗效果及药物效应尽可能地局限在特定的肿瘤细胞、组织或器官内,而尽量不影响正常细胞、组织或器官的结构和功能,从而达到既能提高疗效,又能减轻毒副作用的治疗方法。

(一)分子靶向治疗的运用原则

靶向药物是精准治疗的先锋,其诠释了以"标准化"治疗为基础的"个体化"治疗原则。而"个体化"治疗的前提条件是因为个体差异而进行的分子靶点检测。首先需通过免疫组化和肿瘤靶点分子。个体分子靶点检测:①个体基因突变靶点的检测;②个体基因扩增靶点的检测;③个体基因融合靶点的检测。由于肿瘤的复杂性,并不是同一种肿瘤必然都有同样的相应异常的靶点,相反不同肿瘤可能有相同异常靶点,必须先检测后治疗,做到有的放矢。

(二)分子靶向治疗的不良反应及护理

1.皮肤与附件

(1)不良反应:最常见的抗表皮生长因子受体抑制剂相关性表皮毒性为痤疮样皮疹,其他皮肤毒性表现有皮肤干燥、瘙痒、甲沟炎、毛发生长异常、毛细血管共济失调。

(2)护理措施。①痤疮样皮疹的护理:痤疮样皮疹1级,伴有或不伴有皮肤瘙痒和敏感,症状轻微,对日常生活无影响且无感染征象,针对轻度皮疹,建议继续用现有剂量靶向药物治疗,局部不处理或局部使用1%或2.5%氢化可的松乳膏和(或)1%克林霉素凝胶;痤疮样皮疹2级,伴有或不伴有瘙痒和敏感,对日常生活有轻度影响,影响工具性日常生活活动,继续现有药物剂量进行靶向治疗,密切观察严重程度变化,局部可以应用抗生素,如克林霉素、红霉素,2次/天直至皮损修复至1度;头皮损伤可用3%红霉素或1%克林霉素洗液,或外用皮质激素,0.1%甲强龙,0.05%戊酸倍他米松,0.05%阿氯米松双丙酸酯,不超过10天。若单纯为广泛丘疹不需要系统治疗,若为广泛脓痂,需要使用抗生素治疗,如米诺环素100 mg,1次/天,多西环素100 mg,1次/天,连用不超过4周;痤疮样皮疹3级,伴有或不伴有瘙痒和压痛,个人自理能力受限,有潜在局部感染的可能。首次需要延期使用,如改善则维持原剂量,如未改善则减药,第二次则延期使用,直至皮损改善2度,如改善需要适当降低剂量,如未改善中止治疗,第三次延期使用,直至皮损改善2度,如改善则再次降低剂量。②甲沟炎的护理:甲沟炎在预防上应该注意提醒患者避免在指甲沟处产生摩擦和压力,轻度甲沟炎出现,应指导患者注意保持手足的清洁卫生,避免接触碱性肥皂或刺激性的液体,可以采用稀释的盐酸或3%硼酸溶液冲洗后封闭敷裹,2度及以上甲沟炎可以配合局部使用糖皮质激素抗菌剂(0.05%倍他米松和/或0.05%~0.10%庆大霉素软膏),严重感染者需要口服抗生素及非甾体抗炎药物治疗,若有脓液形成等严重情况应请医师局部切开排脓,加强换药,每周2次,并指导患者抬高患肢,以利于炎症消退。

2.呼吸系统

(1)不良反应:表皮生长因子受体抑制剂可引起间质性肺疾病。间质性肺疾病是指一组主要侵犯肺泡上皮细胞、肺微血管内皮细胞、基膜及肺内血管和淋巴周围组织的疾病。

(2)护理措施:①治疗前护理评估,了解患者年龄,既往有无呼吸系统疾病史、有无肺毒性药物治疗史及有无胸部放疗史。②治疗期间的评估与监测,用药期间密切观察患者的肺功能变化,定期胸部 X 线检查及血液学检查。如发现患者出现低热、畏寒、活动后气促、咳嗽、少痰,应高度警惕间质性肺疾病的发生,给予相应检查明确诊断。③对于出现间质性肺疾病的患者,严密观察其生命体征:意识、自主呼吸频率、胸廓运动、心率、血压及双肺呼吸音等。监测血氧饱和度、血气分析。④对于呼吸困难严重的,给予半卧位或端坐位,持续中流量或高流量给氧。对伴有急性呼吸窘迫综合征的患者,应尽早采用无创正压通气,改善氧合,缓解呼吸困难症状。定时给予翻身、拍背排痰,保持呼吸道通畅,对痰液多而黏稠者行雾化吸入和激素治疗,如口服地塞米松或静脉滴注地塞米松注射液。⑤在治疗过程中,应指导患者按时按量服药,不可突然停药。长时间的激素治疗容易引起急性消化道溃疡出血,血糖一过性升高,水、钠潴留及诱发或加重感染。因此,在用药过程中要联合胃黏膜保护剂,建议患者进食易消化的食物。

3.心血管系统

(1)不良反应:少数患者在使用一些靶向药物治疗后出现左心室射血分数降低、充血性心力衰竭、高血压等症状。一般症状比较轻。

(2)护理措施:①生活护理,指导患者改变可能造成心脏疾病的生活习性,如吸烟、饮酒、高盐饮食、高胆固醇食物等。出现轻度心功能异常时应鼓励患者进行一定的体育锻炼,增强体质,若患者在休息期间仍出现呼吸困难等症状,应立即报告医师给予及时处理。②指导患者用药,生物制剂相关的心脏性治疗一般遵循内科治疗原则。血管紧张素转换酶抑制剂、利尿剂、受体阻滞剂、地高辛等均可用于治疗心功能异常。

4.消化系统

(1)不良反应:常见胃肠道反应有恶心、呕吐、腹泻,发生率不高、反应程度较轻。

(2)护理措施:①护理评估,治疗前评估患者的胃肠功能,治疗中进行全程监测,留意出现的脱水症状和体征;②注意询问患者大便的次数、性状、颜色和量。告知患者如出现稀便应告知医护人员,因较严重的毒性反应可引起黏膜坏死、脱落,甚至穿孔。避免在饭后 1 小时内饮水,进少渣、低纤维、清淡饮食,避免辛辣、易产气的食物。注意饮食卫生,防止胃肠道感染。每天饮水约 300 mL,以补充腹泻丢失的水分。指导并帮助患者大便后及时清洗肛周皮肤,做好皮肤护理。同时应保护患者,防止跌倒。

5.肝脏毒性反应

(1)不良反应:肝脏毒性的表现有胆红素水平升高、转氨酶水平升高、肝炎等。

（2）护理措施：监测药物的联合使用；治疗期间进行肝功能监测。若出现肝功能异常，可适当给予护肝药物如抗病毒药物、免疫调节药物、抗纤维化和促进肝细胞再生的药物等，指导患者应加强休息，适当活动，如散步、踏青、打球和打太极拳等。

三、免疫治疗

免疫治疗主要通过靶向细胞因子和其他调节免疫细胞活性的分子来增强免疫系统的抗肿瘤反应。

（一）免疫治疗的分类

1.根据对机体免疫功能的影响分类

根据对机体免疫功能的影响，免疫治疗可分为免疫增强疗法和免疫抑制疗法。

2.根据治疗的特异性分类

根据治疗的特异性，免疫治疗可分为特异性免疫治疗和非特异性免疫治疗。

3.根据免疫制剂的作用特点分类

根据免疫制剂的作用特点，免疫治疗可分为主动免疫治疗和被动免疫治疗。

4.根据治疗所用的制剂分类

根据治疗所用的制剂，免疫治疗可分为分子治疗、细胞治疗和免疫调节剂治疗。

（二）免疫治疗的不良反应及护理

1.消化系统

（1）不良反应：结肠炎是常见的胃肠道毒性症状，主要表现为腹泻、腹痛、里急后重、发热等。

（2）护理措施：加强观察、补液等支持治疗；饮食方面指导患者食用质软、易消化、少纤维素又富含营养、有足够热量的食物，以利于吸收，减轻对肠黏膜的刺激并供给足够热量，以维持机体代谢需要。避免食用冷饮、水果、多纤维的蔬菜及其他刺激性食物，忌食牛乳和乳制品。密切观察患者的进食、排泄情况，定期测量患者的体重，监测血红蛋白、血清电解质等指标的变化，了解营养状况的变化。此外，做好肛周皮肤的护理，以免发生感染。

2.肝脏毒性反应

（1）不良反应：转氨酶水平升高，伴有或不伴有胆红素水平轻度升高，临床上通常无明显症状。

（2）护理措施：患者在进行免疫治疗前应常规进行肝功能检查，以便及时发现肝功能受损。此外，还需注意观察是否有皮肤黄染或结膜苍白，严重的恶心或呕吐，右上腹疼痛，嗜睡，尿色加深，易出血或皮肤瘀斑等症状。若发生应及时通知医师并做相应处理。

3.内分泌毒性

（1）不良反应：较为常见的是甲状腺功能异常及垂体炎。

（2）护理措施：出现免疫相关内分泌毒性的患者，饮食需给予高热量、高蛋白质、维生素和矿物质丰富的食物，每天摄入 2 000～3 000 mL 水；保证适当的活动与休息；遵医嘱按剂量、按疗程服药，不可随意减量和停药。并向患者解释症状出现的原因，避免引起患者的焦虑情绪。

4.肺炎

（1）不良反应：主要表现为肺实质局部或弥漫性的炎症，干咳、呼吸困难、发热、胸闷等症状。

（2）护理措施：根据患者病情做好健康指导，遵医嘱给予吸氧，嘱患者注意休息，避免剧烈运动，按时服药，做好指尖血氧饱和度和体温的监控，若出现症状的加重需及时告知医师做好相应治疗。

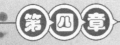

第四章
头颈部肿瘤患者的护理

第一节 鼻 咽 癌

一、概述

鼻咽癌的发病有明显种族、地区和家族聚集现象,好发于黄种人。世界发病率比较低,约占全部恶性肿瘤的第 8 位。鼻咽癌发生于我国南方各省及其邻近区域,广东省是世界最高发的地区。鼻咽癌发病率男女之比为(2~3):1,儿童很少见,随年龄的增长,发病率增加,20~40 岁开始上升,40~60 岁为发病高峰。

二、病因

鼻咽癌的病因主要:EBV 感染、遗传因素、接触化学致癌物质等。

(一)EB 病毒感染

1946 年,Old 首先在鼻癌患者的血清中检测出 EB 病毒抗体,之后大量血清流行病学研究已证明 EB 病毒与鼻咽癌密切相关。诱发鼻咽癌除了病毒感染之外,还有机体的生理和免疫因素作用。EB 病毒导致鼻咽癌一般需要 20~30 年。

(二)遗传因素

鼻咽癌患者有种族及家族聚集现象。10%的鼻咽癌患者有家族史,其中以父母、兄弟、姐妹患鼻咽癌明显多于对照组(无家族史)。侨居国外的华人,鼻咽癌的患病率亦高于当地人,其后代仍保持着高的鼻咽癌发病率。

(三)化学致癌因素

鼻咽癌的发病地域集聚性反映了同一地理环境和相似的生活习惯中某些化学因素致癌的可能性。调查发现,鼻咽癌高发区的大米和水中微量元素镍含量较低发区为高,镍饮食可能为鼻咽癌发病的促进因素。高发人群常吃的咸鱼、腌肉、腌菜中致癌物亚硝酸盐的含量非常高。有动物试验证明亚硝胺及其化合物与鼻咽癌发病密切相关,食用咸鱼已被证实是鼻咽癌的危险因素

三、病理分类及临床分期

(一)病理分类

根据世界卫生组织分型可分为 3 型:①角化性鳞状细胞癌,有高分化、中等分化和低分化 3 种亚型;②非角化性癌,有分化型和未分化型;③基底样鳞状细胞癌。

(二)临床分期

鼻咽癌的临床分期主要根据 TNM 标准,见表 4-1。

表 4-1　鼻咽癌临床分期

分期	T	N	M
I	T_1局限于鼻咽腔	N_0	M_0
II	T_2局部浸润鼻咽腔、口咽、软腭等	N_0	M_0
	T_2	N_1:上颈淋巴结<4 cm,活动	M_0
III	T_3一组脑神经损伤	$N_{0\sim2}$	M_0
	$T_{1\sim2}$	N_2:下颈淋巴结<4~7 cm,活动受限	M_0
IVa	T_4前后脑神经损伤并侵犯第1、第2颈椎	$N_{0\sim3}$	M_0
	$T_{1\sim3}$	N_3:锁骨上淋巴结>7 cm,或固定及皮肤浸润	M_0
IVb	任何 T	任何 N	M_1有远处转移

四、临床表现

(一)出血

由于鼻咽腔内肿瘤血管比较脆,肿瘤外表常没有黏膜覆盖,故易有血涕或鼻出血症状,占初发症状的 23.2%。最常发生在早晨起床后,出现回吸性血涕或擦鼻后涕中带血。鼻咽癌伴大块坏死或深大溃疡时可出现大出血。

(二)鼻部症状

鼻咽癌好发于鼻咽顶前壁,易侵犯鼻腔后部,出现不同程度的鼻塞,占初发

症状的 15.9%。

(三)耳部症状

鼻咽癌发生在鼻咽侧壁、侧窝或咽鼓管开口上唇时,肿瘤压迫咽鼓管可发生单侧性耳鸣或听力下降,占初发症状的 14.1%,有时还可发生卡他性中耳炎。

(四)头痛

常为一侧性偏头痛,位于额部、颞部或枕部,占初发症状的 26.9%。轻者头痛无须治疗,重者需服止痛药,甚至注射止痛针。头痛的原因很多,颅底骨破坏常是头痛的原因之一,晚期鼻咽癌的头痛可能是三叉神经第 1 支末梢神经在硬脑膜处受刺激反射引起。

(五)颈部淋巴结肿大

颈部淋巴结转移最常见部位为颈深淋巴结及颈后淋巴结。60%～80%患者初诊时即有淋巴结转移。

(六)颅神经受侵症状

鼻咽癌向上侵及颅内,可出现颅神经受累症状,最常受累为Ⅲ～Ⅵ对颅神经,表现为一侧面麻、复视、眼球固定等。其他较常见的有Ⅻ对颅神经,表现为一侧舌肌萎缩,伸舌偏向患侧。

五、治疗方式

(一)放疗

鼻咽的解剖位置特殊,周围有许多重要的器官结构,鼻咽癌呈浸润性生长,难以完全切除,且鼻咽癌对放疗比较敏感,因此放疗是鼻咽癌治疗的根本方法。

1.束流调强放疗范围

鼻咽原发灶、转移颈部淋巴结、可能侵及的局部高危区及颈部淋巴引流区。

2.近距离放疗

近距离放疗作为鼻咽癌外照射后的补充治疗手段,在临床上有一定应用价值,但须掌握其应用的适应证。

(1)腔内后装放疗:适用于浅表性的病灶,病灶的厚度不应超过 10 mm。

(2)组织间插植放射治疗:鼻咽旁区插植、蝶窦及筛窦插植、经鼻腔鼻咽顶壁插植、鼻咽放射性颗粒插植、颈部淋巴结插植等技术。

(二)化疗

我国鼻咽癌的病理类型绝大多数为未分化型非角化性癌,对化疗比较敏感。

化疗对提高局部控制率及减少远处转移都有潜在的益处,目前鼻咽癌化疗的标准方案是以铂类为基础的联合化疗。对于已有远处转移的鼻咽癌,化疗是其主要的治疗手段。因此,化、放疗结合的综合治疗是局部晚期鼻咽癌的重要治疗模式。

(三)手术治疗

对于部分放疗后颈部残留或复发的病灶,手术治疗为一种有效的补救措施,但应用有限。

(四)分子靶向治疗

表皮生长因子受体(epithelial growth factor receptor,EGFR)抑制剂在头颈部鳞状细胞癌中表达高达 88% 以上,鼻咽癌的 EGFR 表达低于其他头颈肿瘤,但其表达升高与鼻咽癌不良预后密切相关,西妥昔单抗、尼妥珠单抗等是 EGFR 的单克隆抗体。

(五)免疫治疗

EB 病毒几乎存在于所有低分化和未分化的非角化型鼻咽癌中,与鼻咽癌相关的 EB 病毒通常是潜伏 II 型感染模式,其肿瘤细胞主要表达 3 种潜伏膜蛋白,分别为 LMP1、LMP2A 和 LMP2B。EB 病毒所表达的病毒抗原被认为是一个潜在的免疫治疗靶点,可以利用潜在的细胞程序性死亡受体 1/细胞程序性死亡-配体 1(PD-1/PD-LI)检查点,通过免疫治疗使免疫正常化可能有潜在的临床获益细胞识别肿瘤细胞,研究表明,在 EB 病毒感染的鼻咽癌患者中阻断 LMP1 致癌途径 PD-1/PD-LI 检查点,通过免疫治疗使免疫正常化可能有潜在的临床获益。

六、护理措施

放疗是鼻咽癌治疗的重要手段。这里以放疗的护理为主来介绍鼻咽癌的护理措施。

(一)放疗的护理

1.放疗前护理

(1)心理护理:患者由于对疾病的病因、治疗方法不了解,担心疾病的预后,常会出现焦虑、恐惧、抑郁、愤怒等心理问题。因此,须了解患者的病情、心理状况及治疗方案,有针对性地对患者进行健康教育,如向患者和家属解释放疗的原理、实施步骤,充分告知放疗的注意事项、可能出现的不良反应和应对策略,发放放疗宣教手册,使患者能保持良好的心态,更好地配合治疗和护理。

(2)口腔护理:①注意口腔卫生,指导患者购买软毛牙刷,使用含氟牙膏刷牙,每次饭后要刷牙口。②治疗牙周病,取下金属牙套;有龋齿则应拔除,避免引起放射性骨髓炎。

（3）营养护理:数据表明,在治疗前已有56%的鼻咽癌患者体重减轻5%,61.3%的患者存在营养风险。护士应加强对患者及家属营养知识的宣教,选择含优质蛋白、丰富维生素、高热量、易消化的食物,忌食辛辣、腌制等食物。放疗前1小时避免进食。在食品的调配上,注意色、香、味,为患者营造清洁、舒适的进食环境,劝导患者戒烟忌酒。

2.放疗中护理

（1）注意口腔卫生:①保持口腔清洁,督促患者每次饭后及睡前用软毛牙刷、含氟牙膏刷牙,刷牙后用漱口液漱口。②保持口腔湿润,多饮水(每天饮水量要>2 500 mL),每30分钟用生理盐水或温开水漱口,以缓解口干,减轻黏膜反应。③评估口腔黏膜情况,选择适合的漱口水。常用的有复方氯己定含漱液、双氯芬酸含漱液、生理盐水或5%碳酸氢钠溶液漱口。④口咽反应严重者可根据医嘱局部涂药以促进溃疡愈合或用喷雾法以缓解黏膜反应。⑤遇有口腔黏膜溃疡和疼痛时,可用0.5%普鲁卡因液含漱或饭前用1%丁卡因喷喉止痛。出现吞咽困难、咽喉炎时,可给予超声雾化喷喉,辅以清热解毒药物,如一清胶囊、银黄含片等,必要时给予口服或静脉注射抗生素。

（2）加强营养:每周或必要时用营养风险筛查;避免吃煎、炸及过热、过硬、过酸或过甜的刺激性食物,以减少对口腔黏膜的刺激;根据患者营养状况及病情,由营养师选择适宜的营养支持方式,优先选择口服肠内营养制剂;其次为鼻胃管或鼻肠管管饲肠内营养制剂;以减少对口腔黏膜的刺激。

（3）监测体重:每周测体重1次,每天放疗前测体温1次,对发热者,应补充水分和注意电解质平衡。

（4）监测白细胞:放疗期间每周查白细胞计数1次,当白细胞计数低于$3 \times 10^9/L$并连续3天复查确认者,应暂停放疗。按医嘱给予升白细胞药物,嘱患者减少外出,减少探视,注意保暖,预防感冒。病房空气每天消毒2次。

（5）合理作息:安排规律的生活作息时间,保证充足的睡眠,避免疲劳和情绪波动,可根据病情需要进行一些有利于身心健康的音乐治疗或气功疗法。

（6）放射野局部反应及护理:①腮腺急性反应,在刚接受放疗后的2～6小时即可发生,患者自觉当日放射侧腮腺区肿胀、疼痛、张口受限、局部压痛。这是由于放疗后受照射侧腮腺局部急性充血水肿阻塞腮腺导管,涎液淤积所致。注意口腔卫生,进食清淡饮食,一般不需特殊的处理,待放疗3～4次后可自行消失。

②口干,是由于3对主要唾液腺受到射线的作用,功能抑制所致。以后随着放疗的继续进行,口干的程度可逐渐加重。出现口干症状后即应嘱患者随时带饮用水,养成随时少量多次饮水的习惯。必要时,可饮用泡有西洋参、金银花、菊花的茶水,起到滋阴生津去火的作用。③口腔黏膜反应及护理,一般在放疗开始后第2～3周出现,首先表现为充血样改变,随着放疗剂量的增加,黏膜表面出现白斑,继而出现糜烂、溃疡性改变。a.轻度:口腔黏膜红肿、红斑、充血、唾液分泌减少、口干、稍痛、进食少。保持口腔清洁,饭后用软毛刷、含氟牙膏刷牙,用漱口液含漱。b.中度:口咽部明显充血水肿,斑点状白膜,溃疡形成,咽痛明显,进食困难。可用口腔喷药(西瓜霜、溃疡合剂等),进食前可用利多卡因喷雾或含漱止痛。c.重度:口腔黏膜极度充血、糜烂、出血、融合成片状白膜,溃疡加重有脓性分泌物,剧痛不能进食并偶有发热。静脉滴注抗生素,补充高营养液、氨基酸、清蛋白,促进溃疡愈合。

(7)鼻咽腔的护理:①鼻咽冲洗,可起到清洁鼻腔和增强放射敏感性的作用。鼻咽癌患者须终身冲洗,每天冲洗1～2次。为患者准备冲洗瓶一套,嘱患者解开衣领,上身向前弯曲,双腿分开站于洗脸池前,冲洗瓶挂的高度距头顶50 cm,冲洗时水温38～40 ℃;每次冲洗水量1 000 mL,阻塞较重侧先冲洗,冲洗器放入鼻腔内1.0～1.5 cm,水从鼻腔入,从口腔或鼻腔出。注意冲洗后是否有出血,如有出血禁止冲洗。②鼻腔干燥时用薄荷油滴鼻,平时通过水蒸气熏、湿毛巾敷,保持鼻腔的湿润,鼻黏膜水肿时以呋麻液滴鼻以缓解鼻塞不适反应。③嘱患者勿用手挖鼻或用力擤鼻,预防感冒,打喷嚏时勿过于用力。避免进食煎炸、辛辣和热性食物(如羊肉、狗肉),以免引起鼻黏膜充血。

(8)鼻咽癌出血的护理:由于肿瘤或黏膜的反复感染、溃疡、坏死,坏死组织脱落,放疗中黏膜充血、水肿或放疗后黏膜萎缩等,可导致鼻咽出血,出血量可多可少,大出血可以在几分钟内失血量达1 000～2 000 mL,致使患者死亡。因此,对鼻咽癌患者必须密切观察,警惕大出血的出现,尤其对菜花型、溃疡型及有出血先兆和凝血机制差的患者,须更加注意,并随时备好急救物品,做好大出血抢救的各种准备工作:①加强卫生宣教工作,嘱患者勿用手挖鼻,打喷嚏时,不要过于用力。教育患者勿食煎炸、辛辣和过热的食物,以免引起鼻咽黏膜充血。②注意休息,避免疲劳和情绪波动,预防感冒,如有咳嗽,应及时治疗。多补充维生素C,保持大便通畅。③鼻腔干燥者用清鱼肝油滴鼻,有涕血时,暂停鼻咽冲洗。④一般出血护理,少量出血用3%麻黄碱滴鼻或用3%麻黄碱棉塞填塞鼻腔。出血较多可用凡士林纱条填塞鼻腔,并使用止血药。⑤鼻咽大出血的护理,成人

24 小时内,鼻腔出血量超过 500 mL 为鼻腔大出血。鼻咽部大出血死亡的鼻咽癌患者中有 67%～80%是死于大出血引起急性呼吸道梗阻,因此保持呼吸道通畅为重点。发现出血应做好以下工作:a.立即通知医师,助患者头侧一边,去枕平卧位,用双手压迫颈外动脉,以减少出血量,嘱患者勿将血吞下,要吐在脸盆里,以便观察出血量,安慰患者,稳定患者情绪,消除其紧张、恐惧心理,必要时按医嘱给予镇静剂。b.迅速备齐急救物品,包括止血气囊、膨化止血海绵、凡士林纱条、后鼻孔填塞包、吸引器、张口器、消毒剪刀、手套、手电筒,必要时备气管切开包。c.配合医师吸净血液,尽快行后鼻孔填塞。d.配血输液,按医嘱使用止血药。e.予患者床头抬高30°～60°的半坐卧位,以减轻头部充血。密切观察患者前后鼻孔是否继续出血。密切观察血压、脉搏、体温,注意呼吸情况,如有窒息,应尽快行气管切开。f.生命体征平稳后取半卧位。加强口腔清洁,可用1%过氧化氢溶液和1/2 000薄荷生理盐水或朵贝尔液交替含漱,每天 4 次。用氯霉素眼药水滴眼,防止感染。g.经前后鼻孔填塞处理后仍未止血,可行颈外动脉结扎进行止血。

3.放疗后护理

(1)按医嘱服药:出院以后,可能仍然需要服用一些辅助抗癌或减轻化放疗反应的药物,要遵照医师的指示用药。

(2)定期复查:放疗之后,患者要定期返院复查,第 1 年是放疗后第 1、3、6、12 月各复查 1 次;第 2～5 年为每半年复查 1 次;5 年后可 1 年复查 1 次。

(3)养成合理正确的饮食习惯:进食高蛋白质、高糖类、高维生素的食物,少食高胆固醇、高脂肪食物。除了油炸、熏烤、腌制品,以及辛辣刺激燥热的食物应避免外,其他日常的食物都可食用。食物应以质软易消化的为主,如鲜乳、豆浆、鸡蛋、鱼、肉等。

(4)注意口腔卫生,保护牙齿:放疗造成多数患者永久性的口干,减弱口腔的自洁功能,容易引起口腔溃疡及龋齿的发生,因此,加强口腔清洁仍然是非常重要的。最好用含氟的牙膏及软毛牙刷来刷牙,有条件者最好能做到三餐后都刷牙,保持口腔卫生。要坚持漱口2～3个月,每天4～5次,可以用自配的淡盐水,也可用特制的漱口水。出院后 3 年内勿拔牙,防止放射性骨髓炎的发生。

(5)保护鼻腔和鼻咽黏膜:由于鼻咽及部分鼻腔黏膜受照射后充血肿胀,患者常有鼻黏膜干燥,鼻塞,鼻腔分泌物增多、黏稠,严重者可影响休息和睡眠。可用清鱼肝油或复方薄荷油自行滴鼻,每天 3～4 次,以保护鼻咽、鼻腔黏膜。

(6)保护好放射野皮肤:放射野皮肤的红斑或色素沉着等表现,大多会随着时间的延长而逐渐恢复,通常半年内可基本复原。要保持放射野皮肤的清洁、干燥,注意放射野的皮肤不宜用碱性过强的肥皂及其他洗涤液清洗,不宜用粗毛巾和过热的水擦洗。外出时避免阳光直接照射。有脱皮时,切勿用手撕剥、抓痒。

(7)预防头颈部和颞颌关节功能障碍:放疗可引起头颈部和颞颌关节功能障碍,表现为颈部活动受限和张口困难。为了预防这些并发症,放疗期间应根据身体情况,做一些适当的运动,如深呼吸,室外散步,做颈前后左右的缓慢旋转运动。放疗结束后,做张口练习运动,把嘴张至最大限度,坚持每天200次左右或者口含小圆形的塑料瓶或光滑的小圆木等,并按摩颞颌关节和颈部。

(8)注意休息,劳逸结合:治疗结束后,3个月内尽量避免体力劳动,可以参加适当的体育活动,如打太极拳、散步、慢跑、练气功等。运动以力所能及,不使自己在运动中和运动后感到过于辛苦和疲劳为度。同样,工作强度亦以此为度。

(9)适度的性生活:癌症不会因性生活而传染,也不会因性生活而复发、转移。只要患者体力允许,把握适度的原则,掌握好性生活的频度和强度,一般不会造成不良影响,相反可能还有一些正面的作用,如增强患者的自信心,增加患者对生活的希望和乐趣,这对抗肿瘤有一定的促进作用。

(10)预防感冒:注意保暖,恢复期少到公共场合。

(二)化疗护理

1.监测特殊化疗药物的不良反应

紫杉醇类药物可导致脱发,发生率为80%,治疗前可告知患者,让其有心理准备,并指导患者购买假发。

2.健康宣教

化疗前进行健康宣教,为保护肾功能输入大量的液体及利尿剂,会使尿量增加,小便次数频繁(化疗的其他常规护理见第三章第一节)。

(三)手术护理

手术的常规护理见第三章第三节。

第二节 喉 癌

一、概述

喉的恶性肿瘤较良性肿瘤多见。恶性肿瘤中以上皮来源的恶性肿瘤多见，90％～95％为鳞状细胞癌。喉癌为仅次于肺癌的呼吸道第二高发癌。在头颈部恶性肿瘤中其发病率仅次于鼻咽癌。我国喉癌发病率为 1.3/10 万，华北和东北地区的发病率远高于华南地区。喉癌的高发年龄为 50～70 岁，但目前临床上收治的喉癌患者年龄趋向年轻化，40 岁左右的喉癌患者显著增多。男性患病显著多于女性，男女发病率之比为(8.4∶1)～(30∶1)。虽然喉癌占全身恶性肿瘤的比例不高，但是对此病的治疗可能会导致患者残疾，如发音功能的丧失、外表的破坏和各种心理社会问题，需要医务人员高度重视。

二、病因

喉癌的病因尚未明确，可能为多种因素综合作用所致。

(一)吸烟

吸烟与呼吸道肿瘤密切相关，喉癌患者有长期大量吸烟史。喉癌的发病率与每天吸烟的量和总时间成正比，即吸烟年龄越早、持续时间越长、数量越大、吸入程度越深，则喉癌发病率越高。据估计，吸烟者患喉癌的风险是非吸烟者的 3～39 倍。长期被动吸烟也可致癌，烟草燃烧时，产生的烟草焦油中含有致癌物质 BaP，烟草可使呼吸道纤毛运动迟缓或停止、黏膜充血水肿、上皮增厚和鳞状化生，成为致癌基础。

(二)饮酒

声门上型喉癌可能与饮酒有关。研究表明，饮酒者患喉癌的危险度是不饮酒者的 1.5～4.4 倍。当吸烟和饮酒共存时，可起到协同致癌作用。

(三)环境污染

长期大量吸入各种有机化合物，如多环芳香烃、亚硝胺；化学烟雾，如氯乙烯、甲醛；生产性粉尘或工业废气，如二氧化硫、石棉、芥子气、砷、镍等，会导致喉癌发病率增高。因此，应注意职业防护。

(四)病毒感染

许多研究表明,HPV16、18 型可引起喉乳头状瘤,后者可引发恶变。也有研究表明,喉癌的发生可能与单纯疱疹病毒感染有关。

(五)癌前病变

癌前病变是指某些比正常黏膜或其他良性病变更易发生癌变的病理学变化,主要有喉白斑病、喉角化症、成人慢性肥厚性喉炎等。这是由于长期的慢性不良刺激,如上呼吸道感染、吸烟、有害气体的吸入等,导致上皮细胞的异常增生和不典型增生,最后发生癌变。

(六)性激素代谢紊乱

研究发现,喉癌患者的血清睾酮水平明显高于正常人,而雌激素水平则下降,肿瘤切除后,患者的血清睾酮水平则迅速下降。也有研究发现,睾丸结晶可刺激喉癌细胞激增。在临床实践中观察到,相同临床分期的喉癌,女性的 5 年生存率比男性高。

(七)营养和饮食因素

饮食中缺乏新鲜蔬菜、水果、维生素 A 和维生素 C,则喉癌患病的危险性增加。研究表明摄入柑橘类水果、深绿和黄色蔬菜及大蒜等对喉癌有预防作用。经常食用咸鱼和咸肉则喉癌患病风险增加。食物中缺乏铁和锌则喉癌患病风险增加。

(八)其他因素

喉癌的发生可能与精神、遗传、原癌基因的激活、抑癌基因的失活、免疫功能缺乏、头颈部小剂量的放疗、胃食管反流等因素有关。最近的研究显示,一些年轻患者喉癌的发生可能与大量吸食大麻有关。

三、病理分类及临床分期

(一)病理分类

喉癌以鳞状细胞癌最为常见,占喉癌的 95%～98%,且多分化较好,低分化鳞癌在喉癌中少见,约占 2%。其他类型喉癌包括疣状癌、梭形细胞癌、基底细胞样鳞癌、腺癌、未分化癌等极少见。喉癌的形态学观察可分为 4 型。

1.溃疡浸润型

肿瘤稍向黏膜表面突出,可见向深层浸润的溃疡,边缘不整齐,界限不清。肿瘤实际的侵犯范围比肉眼所见的病变范围广。

2.菜花型

肿瘤主要呈外突生长,边界清楚,一般不形成溃疡。

3.结节型或包块型

肿瘤表面不规则隆起或球形隆起,多有较完整的被膜,很少形成溃疡,少数由于肿瘤体积大、基底小而下坠。

4.混合型

混合型兼有溃疡浸润型和菜花型的外观,表面凹凸不平,常有较深的溃疡。

(二)分型

声门上型:约占 30%,一般分化较差,早期易发生淋巴结转移,预后亦差。声门型:最为多见,约占 60%,一般分化较好,转移较少,晚期声门癌可发生淋巴结转移。声门下型:最少见,约占 6%,易发生淋巴结转移,预后较差。

(三)临床分期

喉癌的临床分期主要依据 TNM 标准,见表 4-2。

表 4-2　喉癌 TNM 分级和分期

临床分期	T 分级	N 分级	M 分级
0 期	Tis	N0	M0
I 期	T1	N0	M0
II 期	T2	N0	M0
III 期	T3	N0	M0
	T1,T2,T3	N1	M0
IVA 期	T4a	N0,N1	M0
	T1,T2,T3,T4	N2	M0
IVB 期	任何 T	N3	M0
	T4b	任何 N	M0
IVC 期	任何 T	任何 N	M1

注:T-原发肿瘤;TX-原发肿瘤不能估计,T0-无原发肿瘤证据,Tis-原位癌。

四、临床表现

(一)声音嘶哑

声音嘶哑为喉癌的首发症状,声嘶呈持续性且进行性加重。声门上型癌晚期因肿瘤增大压迫声带或肿瘤侵入声门时才出现声音嘶哑的症状。

(二)咽喉疼痛

咽喉疼痛多半是声门上型癌的症状。肿瘤合并炎症或溃疡时,可有疼痛感及痰中带血。起初仅在吞咽时,特别是在进头几口食物时有一种"刮"的感觉,多吃几口以后症状消失。肿瘤进展,喉痛可变为持续性,且可向同侧耳部扩散。

(三)咽喉异物感

咽喉部常有吞咽不适及紧迫感,是声门上型癌的首发症状,但常被忽视而不及时就医延误诊断。如出现吞咽障碍时,则为肿瘤的晚期症状。

(四)呼吸困难

呼吸困难为恶性肿瘤晚期症状,表现为吸气性呼吸困难,并呈进行性加重。声门下型癌因病变部位比较隐蔽,早期症状不明显,直至肿瘤发展到相当程度或阻塞声门下腔而出现呼吸困难,声门下型癌患者较常以呼吸困难为首发症状而来诊。

(五)颈部肿块

颈部肿块多为同侧或双侧颈部淋巴结转移,肿块长在喉结的两旁,无痛感,且呈进行性增大。

五、治疗方式

(一)手术治疗

手术方式主要分为喉部分切除术及全喉切除术。原则是在彻底切除癌肿的前提下,尽可能保留或重建喉功能,提高患者的生活质量。

(二)放疗

小而表浅的单侧或双侧声带癌,声带运动正常;病变<1 cm 的声门上癌或全身情况差,不宜手术者,可采用姑息性放疗;病变范围广的,术前先行放疗,术后补充放疗。根治性放疗的总量一般为 60~70 Gy/6~7 W。术前放疗,通常在4 周内照射放疗总量的 3/4,即 45 Gy 左右。放疗结束后 2~4 周内行手术切除。术后放疗通常在手术切口愈合后进行,放疗的剂量和疗程根据具体情况而定,如果术中肿瘤切除完整,无明显淋巴转移,术后仅做预防性照射。

(三)化疗

喉癌 95% 以上为鳞状细胞癌,对化疗不敏感,多主张联合用药,以提高疗效、降低不良反应。

(四)生物治疗

随着分子生物学、细胞生物学、肿瘤免疫学及遗传工程学的发展,肿瘤的生物治疗方式不断发展。但其疗效尚不肯定,处于试验阶段。主要方法包括重组细胞因子如干扰素等、免疫细胞疗法、肿瘤疫苗和单克隆抗体及其耦联物。

六、护理措施

喉癌的主要治疗方式是手术治疗和放疗,这里重点对手术治疗和放疗的护理措施进行叙述。

(一)手术的护理

1.术前护理

(1)心理护理:评估患者的焦虑程度,多关心患者,倾听其主诉,鼓励其表达内心的不安和担忧,对患者的心情和感觉表示理解和认可,使患者得到安慰。鼓励家属多陪伴患者,给予情感支持。帮助患者学习,耐心解答患者和家属提出的任何问题和担心,告知其疾病的相关知识、治疗方案和预后,以及术后如何保证生活质量的信息,帮助患者树立战胜疾病的信心。如果患者或家属对疾病和治疗方法有不恰当的认识而引起过度紧张或恐惧,护士应详细向患者解释疾病的性质、不同治疗方案之间的差别、影响、可能的预后等,使患者和家属对疾病建立正确的认识,避免不必要的焦虑和恐惧。除了面对面的讲解,还可以向患者提供书面健康教育材料或播放相关的音像材料,帮助患者了解正确的信息。必要时可请心理专家为患者疏导,使患者保持积极的心态应对手术。行喉全切除术的患者,应事先向其讲解术后替代的沟通方法,如可用写字板、图片、事先约定的简单手语等表达自己的感受和需求,增加患者的心理安全感。另外术前应与语言治疗师进行会谈,咨询术后语音康复的方法,减轻患者的焦虑程度,提高术后康复的信心。

(2)术前评估:①评估患者全身情况,有无合并症,如糖尿病、高血压、心脏病等,应及时请相关领域专家予以治疗,使患者处于可以耐受手术的状态;②评估患者全身营养状况,如患者伴有明显的营养状态不佳,应根据患者病情予以调整,使其处于良好的营养状态,促进术后切口愈合及预防并发症;③术前患者肺功能的评估非常重要,特别是有慢性阻塞性肺疾病的患者。

(3)术前指导:教会患者所有全麻术前的准备工作,使患者能够对自己的情况进行控制,做好充分的术前准备,配合手术顺利进行;教会患者学会有效咳嗽和深呼吸;教会患者口腔的清洁和准备工作;教会患者放松技巧,如肌肉放松、缓慢的深呼吸等。

(4)预防窒息:注意观察患者的呼吸情况,防止上呼吸道感染,避免剧烈运动,限制患者的活动范围,必要时备好床旁气切包。

2.术后护理

(1)疼痛护理:评估疼痛的部位、程度,告知患者疼痛的原因和可能持续的时间,必要时按医嘱使用止痛药或镇痛泵。抬高床头 $30°\sim45°$,减轻颈部切口张力,教会患者起床时保护头部的方法,防止剧烈咳嗽加剧切口疼痛。

(2)语言交流障碍护理:评估患者读写能力,术前教会患者简单的手语,以便术后与医护人员沟通,表达个体需要。术后也可使用写字板、笔或纸,对于不能读写的患者可用图片。主动关心患者,将呼叫器放在患者手中,以随时满足其需要。鼓励患者与医护人员交流,给予患者足够的交流时间,表示耐心和理解,告知患者切口愈合后,可以学习其他发音方式如食管发音、电子喉等。

(3)造口护理:主要目的是防止呼吸道阻塞,保持呼吸道通畅。向患者讲解新的呼吸方式,不要遮盖或堵塞颈部造口,观察患者呼吸的节律、频率和呼吸音,监测心率、血氧饱和度,及时观察患者有无缺氧症状;定时湿化吸痰,防止痰液阻塞气管;室内湿度保持在 $55\%\sim65\%$,防止气管干燥结痂;鼓励患者翻身、深呼吸和咳嗽,排除气管分泌物,保持呼吸道通畅。行部分喉切除术的患者,手术后发生呼吸困难的可能原因为内套管或外套管阻塞、外套管脱出于气管外。行喉全切除术的患者如果发生呼吸困难,则最主要的原因除肺功能不良外,则为痰液痂皮阻塞气管,应立即行深部吸痰,痰痂被吸出或咳出后,呼吸困难可立即缓解。

(4)防止营养摄入不足:保证鼻饲量,鼓励少量多餐;注意鼻饲饮食中各种营养的供给,包括热量、蛋白质、维生素、纤维素等。患者鼻饲饮食发生不适时,如腹胀、腹泻、打嗝等,须及时处理,做好鼻饲管护理。喉部分切除的患者开始经口进食时可能会发生呛咳和误吸,医务人员应陪伴并指导患者进食和吞咽,开始时先试吃较稠厚的流质,防止呛咳,待患者逐渐适应,不出现呛咳时,再过渡到固体食物和流质。定期测量患者的体重,必要时可进行实验室检查,以确定患者有足够的营养。

(5)帮助患者适应自身形象的改变:鼓励患者倾诉自己的感受,关心、同情患者,对患者表示极大的耐心和关爱,鼓励其面对现实,照镜子观察自己的造口;调动家庭支持系统,教会患者自我护理的方法;鼓励患者自己完成,教会患者一些遮盖缺陷的技巧如自制围巾、饰品以保持自我形象整洁等。

(6)并发症的护理。①切口出血:注意观察患者的血压、心率变化;仔细观察出血量,包括敷料渗透情况、痰液性状、口腔有无大量血性分泌物、负压引流量及颜色;切口加压包扎;吸痰动作要轻;如有大量出血,应立即让患者平卧,快速测量生命体征,用吸引器吸出血液,防止误吸,同时建立静脉通道,根据医嘱使用止血药或重新到手术室止血,必要时准备输血。②误吸:许多危险因素可能会导致患者误吸,因此,护士应及时评估患者有无误吸的危险因素,采取相应的护理措施。如患者有恶心呕吐,应使患者保持侧卧位,根据医嘱使用止吐药。第1次予患者鼻饲饮食前,应准确评估鼻饲管是否在胃内;患者鼻饲饮食前应注意评估其胃残余量,如残留过多,提示患者胃动力不足,及时通知医师处理;每次鼻饲前置患者半卧位,鼻饲后保持半卧位30~45分钟再躺下;患者经口进食时应使患者保持坐位,观察患者进食情况;床边吸引器随时处于备用状态,以便患者发生误吸时及时吸引。③防止切口感染:注意观察体温变化;换药或吸痰注意无菌操作,及时清理造口周围的痂皮,可涂抗生素软膏;每天消毒气管筒;气管内定时滴入湿化液;气管纱布垫潮湿或受污染后应及时更换,负压引流管保持通畅有效,防止无效腔形成;做好口腔护理;1周内不做吞咽动作,嘱患者有口水要及时吐出;根据医嘱全身使用抗生素;增加营养摄入,提高自身免疫力。如果发现患者体温升高、切口引流物性状改变、有脓性分泌物、有臭味、局部红肿,则提示切口感染,应及时监测血常规,进行切口分泌物培养和药敏试验,选择合适的抗生素,增加营养,提高机体抵抗力。同时注意患者的隔离,减少被感染和传播感染的机会。④咽瘘:咽瘘的形成与多种因素有关,如手术缝合过紧、咽黏膜切除过多、皮瓣和咽黏膜存在无效腔、术前放疗或气管切开影响黏膜和皮肤愈合、术后饮食不当、局部感染、患者自身营养状况差等均可能导致咽瘘。因此,充分评估咽瘘的危险因素;术后应叮嘱患者1周内口腔分泌物不可咽下,均应吐出,防止刺激黏膜伤口;做好口腔护理和气管造口护理,防止局部感染;加强营养,提高机体抵抗力,促进黏膜愈合;鼻饲管拔除前,不可经口进食;一旦发现咽瘘,应勤换药,保持创面清洁,加强抗感染和支持疗法。小的咽瘘1个月左右可自行愈合;大的咽瘘,长时间无法愈合者,可进行手术修补。⑤肺部感染:应观察患者痰液的色、质、量及体温、脉搏的变化情况,怀疑肺部感染者,胸部X线检查和实验室检查可协助确诊;应根据患者术后体力恢复情况及早为患者采取半卧位,及时吸出痰液,保持呼吸道通畅;鼓励患者早期下床活动;对于体弱者,应加强翻身拍背,防止肺部感染。⑥呃逆:可通过调整鼻饲管的位置使呃逆停止。牵拉舌体等方式也可治疗呃逆。⑦乳糜漏:乳糜漏可能为左侧颈淋巴清扫时损伤胸导管所致。如发现引流液呈乳白色,则可判断为乳糜漏,多在术后2~3天发生。一旦发现乳糜漏,应立即停止负压吸引,局部加压包扎或用沙袋局部压迫,停止鼻饲,1周后多可自愈。如果乳糜漏较多且超过一周不愈,应打开创口,结扎胸导管。

(二)放疗的护理

1.放疗前的护理

喉癌患者术后身体恢复良好,2周内可行放疗。放疗前必须将金属气管套管更换为塑料套管,佩带金属气管套管不能进行放疗,防止金属套管影响疗效及可能发生次波射线对局部造成损伤。

2.气管套管护理

根据患者咳痰量每天清洗内套管 1~3 次。方法为套管取出后用温开水或生理盐水浸泡(塑料制品的套管如用开水或热水浸泡清洗,可发生变形),清除痰痂后用 75% 乙醇浸泡消毒 15 分钟后再用温开水或生理盐水冲洗干净。定期更换固定的纱带,及时更换气管套纱块,保持气管造口周围皮肤清洁、干燥,气管造口最好用大纱块遮挡,预防感染,污染时及时更换。放疗期间注意观察套管内的痰量、颜色、性质,痰中带血时应多饮水并加强气道湿化。

3.放疗皮肤的护理

气管造口处皮肤受射线损伤,易被痰液污染,可每天给予生理盐水清洗造口周围皮肤,避免使用乙醇及活力碘。

4.放疗并发症的防护

放疗并发症主要表现为声嘶、咽下疼痛、吞咽困难、口干、味觉改变、体重减轻等症状,喉癌晚期放疗最常见的并发症是喉头水肿、喉软骨炎和喉软骨坏死。护士应密切观察病情变化,指导患者多饮水,禁烟酒,进食清淡温凉饮食。避免用声,尽量减少与患者的语言交流,改用纸笔交流。并注意观察呼吸情况,指导患者有效咳痰,保持呼吸道通畅,床边备好吸痰装置(放疗的其他常规护理见第三章第二节)。

(三)语音康复护理

语音康复护理是全喉切除术后患者的重要康复内容。由于喉部手术后失去发音器官,又因呼吸气道的改变,使患者难以适应。可帮助患者进行食管语言训练、安装人工发音装置和进行发声重建手术,帮助患者重建发音功能。

第一,食管语言训练。全喉切除术后的患者由于解剖部位的差异,可出现口腔音、咽音和食管音 3 种语言声音类型。而食管音则是全喉切除术后患者能发出的最好声音,发食管音的生理过程为 2 个阶段,一是空气进入食管阶段;二是食管壁肌肉收缩,使空气振动形成排气发生。训练食管音是全喉切除术后患者最方便、最自然、最好的语言康复方法,经济适用。但并不是每个患者都能训练成功。

第二,安装人工发音装置。人工喉是一种人造的发音装置,代替声带的振动发出声音,再通过构语器官形成语言。根据声音传送形式分为经口传声和颈部传声2种。经口人工喉已经由气动人工喉发展为电子人工喉,可获得3 m以上距离的清晰的发音效果。

第三,发声重建手术。近年来国内外进行了多种气管食管造瘘发声重建术和气管食管造瘘口安装单向阀门发音管。既可与全喉切除术一期完成,也可施行二期手术,使语言功能得以康复,提高生活质量。对全喉切除术后的患者应及时进行鼓励、诱导,使他们树立信心和勇气,将心理治疗和语言康复相结合,使患者积极配合治疗和训练,可指导患者去专业机构加强语言康复功能训练。

第三节 甲状腺癌

一、概述

甲状腺癌是头颈部肿瘤中常见的恶性肿瘤,也是最常见的内分泌恶性肿瘤,约占头颈部恶性肿瘤的5.1%。发病率按国家或地区而异,发达国家发病率高于发展中国家。甲状腺癌可发生于任何年龄,女性多于男性,男女比例为1:3,20~40岁为发病高峰期,50岁后明显下降。

二、病因

(一)电离辐射

用X线照射实验鼠的甲状腺能促使动物发生甲状腺癌的试验证明,放射线一方面引起甲状腺细胞的异常分裂,导致癌变;另一方面使甲状腺破坏,不能产生内分泌素,由此引起的促甲状腺激素(thyroid stimulating hormone, TSH)大量分泌也能促发甲状腺细胞癌变。

(二)缺碘与高碘

早在20世纪初,就有人提出缺碘可致甲状腺癌的观点。1935年,Hellwig以低碘饮食饲鼠,成功诱发了甲状腺癌,其后较长时期内,缺碘一直被认为与甲状腺癌的发生有关,其所诱发的甲状腺癌以滤泡样癌为主,致病原因可能是缺碘引发了甲状腺滤泡过度增生而致癌变。另有报道称,明显碘缺乏的地区未分化型甲状腺癌的发病率高,增加饮食中的碘后,这一状况明显改善,分化型甲状腺癌替代了未分化癌。另外,流行病学研究发现,富碘饮食亦是甲状腺癌高发的诱因,我国东部沿海地区是富碘饮食地区,也是我国甲状腺癌高发地区,以乳头状癌为主,这可能与 TSH 刺激甲状腺增生有关。试验证明,长期 TSH 刺激能促使甲状腺增生,形成结节和癌变。

(三)性别与女性激素

甲状腺癌发病的性别差异较大,女性明显高于男性。近年研究显示,雌激素可影响甲状腺的生长,主要是促使垂体释放 TSH 作用于甲状腺,因此当血清雌激素水平升高时,TSH 水平也升高。

(四)其他甲状腺病变

临床上有甲状腺腺瘤、慢性甲状腺炎、结节性甲状腺肿或某些毒性甲状腺肿发生癌变的病例,但这些甲状腺病变与甲状腺癌的关系尚难确定。

(五)遗传因素

5%～10%的甲状腺髓样癌有明显的家族史,这类癌的发生与染色体遗传因素有关。

三、病理分类及临床分期

(一)病理分类

1.分化型甲状腺癌

(1)乳头状甲状腺癌占 65%～80%。

(2)滤泡状甲状腺癌占 15%左右。Hurthle 细胞癌也被称为甲状腺嗜酸性细胞癌,是滤泡状甲状腺癌的一种变异,且与滤泡状癌预后类似。

2.髓样癌

髓样癌起源于甲状腺滤泡旁细胞,占 5%～10%。既可以散在发生,也可以在家族中遗传。

3.未分化癌

未分化癌是一种由高度未分化细胞构成的癌症,恶性程度高,是甲状腺癌中最少见的类型,在全部甲状腺癌中所占比例不足 6%,但因未分化癌的鉴别困难,这个比例不是非常精确。

(二)临床分期

甲状腺癌的分期是根据术前评估和术后病理确定的,见表 4-3。

表 4-3　甲状腺癌病理分期

分期	标准
甲状腺乳头状瘤、滤泡状瘤、低分化瘤、Hurthle 细胞瘤和未分化癌	
PTx	原发肿瘤无法评估
PT0	无肿瘤证据
PT1	肿瘤局限在甲状腺内,最大径≤2 cm
	T1a 肿瘤最大径≤1 cm
	T1b 肿瘤最大径>1 cm,≤2 cm
PT2	肿瘤 2~4 cm
PT3	肿瘤>4 cm,局限于甲状腺内或大体侵犯甲状腺外带状肌
PT3a	肿瘤>4 cm,局限于甲状腺内
PT3b	大体侵犯甲状腺外带状肌,无论肿瘤大小
带状肌包括胸骨舌骨肌、胸骨甲状肌、甲状舌骨肌、肩胛舌骨肌	
PT4	大体侵犯甲状腺外带状肌外
PT4a	侵犯喉、气管、食管、喉返神经肌皮下软组织
PT4b	侵犯椎前筋膜、或包裹颈动脉、纵隔血管
甲状腺髓样癌	
PTx	原发肿瘤无法评估
PT0	无肿瘤证据
PT1	肿瘤局限在甲状腺内,最大径≤2 cm
	T1a 肿瘤最大径≤1 cm
	T1b 肿瘤最大径>1 cm,≤2 cm
PT2	肿瘤 2~4 cm
PT3	肿瘤>4 cm,局限于甲状腺内或大体侵犯甲状腺外带状肌
PT3a	肿瘤>4 cm,局限于甲状腺内
PT3b	大体侵犯甲状腺外带状肌,无论肿瘤大小
带状肌包括胸骨舌骨肌、胸骨甲状肌、甲状舌骨肌、肩胛舌骨肌	
PT4	进展期病变
PT4a	中度进展任何大小的肿瘤,侵犯甲状腺外颈部周围器官和软组织。如喉、气管、食管喉返神经及皮下软组织
PT4b	重度进展,任何大小的肿瘤,侵犯椎前筋膜、或包裹颈动脉、纵隔血管
区域淋巴结	适用于所有甲状腺癌

分期	标准
PN0	无淋巴转移证据
PN1	区域淋巴转移
PN1a	转移至Ⅵ、Ⅶ区（包括气管旁、气管的、喉前/Delphian 或上纵隔）淋巴结，可以单侧或双侧
PN1b	单侧、双侧或对侧颈淋巴结转移（包括Ⅰ、ⅡⅢ、Ⅵ或Ⅴ区）淋巴结或咽后淋巴结转移

四、临床表现

(一)症状

1.颈前肿物

甲状腺癌患者早期缺乏特征性临床表现，但 95％以上的患者均有颈前肿块。乳头状癌、滤泡状癌、髓样癌等类型颈前肿物生长缓慢，而未分化癌颈前肿物发展迅速。

2.周围结构受侵

周围结构受侵的表现为晚期常压迫喉返神经、气管、食管而产生声音嘶哑、呼吸困难或吞咽困难等症状。

3.内分泌表现

内分泌表现为可伴有腹泻或阵发性高血压，甲状腺髓样癌可出现与内分泌有关的症状，如顽固性腹泻(多为水样便)和阵发性高血压。

(二)体征

1.甲状腺结节

甲状腺结节多呈单发，活动受限或固定，质地偏硬且不光滑。

2.颈部淋巴结肿大

乳头状癌、未分化癌、髓样癌等类型颈部淋巴结转移率高，多为单侧颈部淋巴结肿大。滤泡状癌以血行转移为多见。

五、治疗方式

分化型甲状腺癌以外科治疗为主，辅以术后内分泌治疗、放射性核素治疗，某些情况下需要辅以放疗、靶向治疗。髓样癌以外科治疗为主，某些情况下须辅以放疗、靶向治疗。未分化癌的治疗，少数患者有手术机会，部分患者行放疗、化疗可能有一定效果，但总体来说预后很差、生存时间短。

(一)分化型甲状腺癌的治疗

1.原发病灶及颈部淋巴结的外科治疗

甲状腺癌手术治疗应彻底。一旦确诊为甲状腺癌,无论术前是否有中央区淋巴结转移的证据,都应常规清扫中央区淋巴结。颈部淋巴结通常分为6区。甲状腺癌最常见的颈部淋巴结转移部位为颈前区、左颈侧区、右颈侧区、纵隔内。一般情况下,患侧腺叶+峡部切除+中央区淋巴结清扫术为较为合适的术式,双侧甲状腺癌患者主要行全甲状腺切除+双侧中央区淋巴结清扫术。峡部甲状腺癌主要行双侧甲状腺次全切除+双侧中央区淋巴结清扫术。对临床查体及CT、B超检查未发现淋巴转移者,即cN的病例,仅行Ⅵ区颈清扫术,不主张行预防性颈清扫术(Ⅱ~Ⅴ区)。对术前诊断明确有侧颈区淋巴结转移者应予以该侧颈淋巴结清扫术。术后需定期随访。

2.外放疗

乳头状甲状腺癌对放射线敏感性较差,而且甲状腺邻近组织,如甲状软骨、气管软骨、食管及脊髓等,均对放射线耐受性较低,大剂量照射常引起严重并发症,一般不宜采用。尤其作为常规术后辅助放疗更属错误,仅对镜下或肉眼有残留者,可以辅以放疗,常用放疗剂量为50~60 Gy,有姑息治疗的效果。

3.^{131}I治疗

^{131}I治疗主要用于治疗甲状腺癌的远处转移。一般需先行全甲状腺切除术以增强转移癌对碘的浓集。癌组织的吸碘能力与其病理组织结构有关,一般癌组织中含滤泡结构越多、越完整、胶质越多,其浓集碘的能力越高,癌组织分化越差,吸碘越少,未分化癌几乎不吸碘,滤泡样癌吸碘较多,次之为乳头状癌。本疗法可并发骨髓抑制、生殖功能抑制或黏液性水肿等,肺转移者常并发放射性肺炎,弥漫性肺转移者可致肺纤维化,少数可并发再生障碍性贫血或白血病。

4.内分泌治疗

甲状腺素可抑制脑垂体前叶促甲状腺激素的分泌,从而对甲状腺组织的增生起到抑制作用,但是否可以抑制肿瘤的复发,目前尚无有力的证据证实。目前使用的左甲状腺素或甲状腺素片,仅起替代作用。常用剂量为每天左甲状腺素50~100 μg,或甲状腺素片每天40~80 mg。

5.化疗

一般化疗对乳头状甲状腺癌敏感性很差,目前主要用于不能手术或远处转移的晚期癌,常用药物为多柔比星、顺铂,有时可以起到姑息治疗作用,但不做常规术后化疗。

(二)髓样癌的治疗

甲状腺髓样癌恶性程度介于分化型和未分化型之间,对放疗中度敏感,对化疗不敏感,手术是治疗的最有效手段。原发病灶处理原则如同乳头状甲状腺癌,手术原则与分化型甲状腺癌相同,cN_0时仅清扫Ⅵ区,在发现颈淋巴结转移时行颈清扫术,有肿瘤残存时做术后放疗。血清降钙素检测可用于肿瘤术后复发观察指标。术前血清降钙素升高的患者,如果术后血清降钙素恢复正常,再次上升表示有肿瘤复发;术后血清降钙素一直高于正常者,有可能肿瘤未切净或有其他部位转移。

(三)未分化癌的治疗

本病甚难控制,目前尚无较为满意的治疗方法。未分化癌病情发展很快,出现颈部肿物后增长迅速,1～2周内肿物可固定,出现声音嘶哑呼吸困难。大多数患者就诊较晚,失去根治性或姑息性的手术治疗机会。有时手术目的是为了解决呼吸道梗阻,仅做气管切开。对少部分原发肿瘤较小的病例,尽量采用手术切除,然后行气管切开或气管造口术,术后给予放疗及化疗,有40%的患者可获治愈。大多数病例预后很差,多数在1年内死亡,5年生存率仅5%～15%。唯有对病灶较小适宜手术者还应积极争取做根治性手术,术后辅以放疗,亦可得到一定的疗效。也有少数报道用化疗加放疗,可取得一定的效果。

(四)远处转移肿瘤的治疗

对于分化型甲状腺癌的远处转移,以肺转移最为多见,其次为骨。由于分化型甲状腺癌的转移灶具有摄取放射性^{131}I的功能,在去除全部正常甲状腺组织后,约80%的转移灶细胞有摄取放射性^{131}I的能力,形成对转移灶的内放射,从而达到治疗的目的。^{131}I治疗肺转移有效率为60%～70%,骨转移为30%～40%,且甲状腺癌恶性程度低,对放疗、化疗不敏感,可带瘤生存很长时间。因此,对于有远处转移的分化型甲状腺癌不能放弃治疗,仍要积极治疗。在手术切除全部残存的甲状腺组织和颈部的转移灶后,采用^{131}I治疗远处转移灶。有部分肺转移的患者在经过多次^{131}I治疗后,转移灶完全消失并长期生存。由于甲状腺髓样癌和未分化癌无摄取^{131}I的功能,因此^{131}I治疗对这2种癌无效。

六、护理措施

甲状腺癌的治疗以手术治疗为主,个别分型对放疗敏感,其他治疗方法作为其辅助疗法,这里以手术的护理为主介绍甲状腺癌的护理措施。

(一)手术的护理

1.术前护理

(1)甲状腺癌患者多为女性,她们一方面对被诊断为甲状腺癌感到紧张,又对手术治疗有所顾虑。医护人员应进行耐心解释,以消除其顾虑,并使之配合治疗、术前检查。

(2)手术体位训练:①为了让患者在手术前能适应头低肩高位的特殊体位、提高患者对手术的耐受性、有效地降低术中和术后不良反应的发生率,在术前应指导患者进行手术体位训练。②训练方法,练习时取仰卧位,肩胛部垫枕,使颈部保持过伸位,充分暴露其颈前部位后逐渐施力。体位训练应循序渐进,训练时间一般选择晨起、午餐后 2 小时及晚睡前,3 次/天,30 分钟/次,训练期间观察患者反应,无不良反应时适当延长训练时间。

2.术后护理

(1)密切观察患者的面色、呼吸、血压、脉搏和体温,及时发现病情变化。

(2)患者麻醉清醒后如生命体征平稳可取半卧位,有利于呼吸和切口渗液引流。

(3)甲状腺术后切口引流接负压吸引,以排出切口内积液和积气,使术后残腔迅速消失,利于切口愈合。

(4)应保持引流管通畅,注意引流液的色、质、量,并准确记录。

(5)并发症的护理。①术中止血不彻底或血管结扎线松脱等原因造成的出血,术后 24 小时表现为颈部伤口肿胀、锁骨上窝消失、触之有波动感、伤口渗血较多、引流液色深、有沉淀或凝血带、1 小时引流量可超过 100 mL。立即通知医师,根据医嘱予以沙袋压迫止血、使用止血药物及持续负压吸引,必要时行急诊止血术。观察呼吸情况,如因血肿压迫气管造成患者呼吸困难或窒息,准备气管切开用物,做好抢救配合。紧急情况下,也可配合医师使用 16 号粗针头行环甲膜穿刺,建立有效气道,再行进一步处理。②呼吸困难除手术后出血外,喉头水肿、气管软化、两侧喉返神经损伤导致声带正中位麻痹均可引起呼吸道阻塞。除轻度喉头水肿可予以半卧位、吸氧和静脉注射地塞米松得以改善外,一般均需行气管切开以改善呼吸状况。术后应密切观察患者呼吸情况,保持气管通畅,发现异常及时与医师取得联系。③喉上神经损伤术后患者易出现呛咳;喉上神经内支损伤后可于进流质时引起误咽;喉上神经外支损伤可造成声带松弛,发音声调下降,影响发高音。喉返神经损伤术后患者有时声音嘶哑,有时亦有呛咳或呼吸困难。一侧喉返神经损伤可无临床症状,绝大多数患者出现发音嘶哑,大多数患者通过喉的代偿性旋转,一年内发声会好转。双侧喉返神经损伤会造成窒息或失声,可行预防性气管切开。患者进食呛咳时,安慰患者不要紧张,一般采用抬头进食、低头吞咽的姿势,含住食物,分2~3次小口慢咽,尽量干食,可缓解呛咳现象。口服一些营养神经的药物保护声带,如甲钴胺片等,少讲话多休息,一段时间后症状即可改善。④术后甲状旁腺功能减退永久性的发生率2%~15%,多见于全甲状腺切除后。主要表现为术后低钙血症,患者出现手足发麻感、口周发麻感或手足抽搐。术中误将甲状旁腺切除、挫伤或将供应甲状旁腺的血管结扎,引起甲状旁腺功能低下,多在术后1~4天出现,一般数周可恢复。轻者手足麻木和僵硬感,重者手足抽搐,甚至出现呼吸肌痉挛。应急处理:抽血急查血钙、血磷,根据医嘱酌情补充钙剂,可给予10%葡萄糖酸钙10~20 mL缓慢静脉推注,或使用10%氯化钙10~20 mL加入葡萄糖液中稀释后静脉滴注,提高血钙浓度,缓解全身症状。⑤术前充分准备者,术后发生甲状腺危象罕见,病因尚不清楚,可能因甲状腺大部分切除后血液中蛋白结合碘含量减少。因此认为手术后血液内甲状腺素含量减少,失去平衡,是发生危象的原因。临床表现:术后12~36小时内发热、脉快而弱(每分钟在120次以上)、烦躁、谵妄,常伴有呕吐、水泻。治疗原则:立刻使用镇静剂、碘剂、氢化可的松,并采取降温、大量静脉输注葡萄糖溶液、吸氧等措施,有心力衰竭者加用洋地黄制剂。⑥声门水肿多发生在反复进行气管插管或插管时间过长时,尤其对于术中喉返神经损伤者,常发生在术后24~48小时,表现为呼吸困难并伴喉鸣音,严重者可因气管压迫造成窒息,处理不及时可产生致命性后果。护理人员在工作中不能一味地相信监护仪的数据,应多听患者主诉,有时代偿期患者的氧饱和度仍可达100%,但患者仍然会有胸闷、呼吸困难等主诉。可据医嘱静脉滴入地塞米松10~20 mg,或地塞米松雾化吸入,必要时行气管切开术,保证患者呼吸道通畅。⑦乳糜漏主要发生在左颈淋巴结清扫术后,由于术中损伤胸导管,未经结扎或不完全阻断时造成乳糜液外溢。大多于术后第2~3天出现。外漏的液体逐渐增加,外观为白色、均匀、无臭、无状物。一旦发现乳糜漏,应立即给予持续负压吸引,维持负压−16.0~−10.0 kPa(−120~−75 mmHg),保持有效负压,局部加压包扎或用沙袋局部压迫。在此期间给予低脂清淡饮食。如果乳糜漏量多,每天达到600 mL以上且超过一周不愈者,应考虑为胸导管的主干损伤,可行胸导管结扎术。⑧手术中切除甲状腺组织过多引起甲状腺功能减退,患者可出现疲倦乏力、少言懒语、嗜睡、健忘等症状。宜服用甲状腺素片治疗。

(二)放疗的护理

1.^{131}I内放射治疗护理

放射性核素^{131}I是治疗分化型甲状腺癌转移的有效方法,其疗效依赖于肿瘤能否吸收碘。^{131}I对分化型甲状腺癌肺转移及淋巴结转移治疗效果较好。给药前至少2周给予低碘饮食,避免食用含碘高的食物如海带、紫菜、海鱼、海参、山药等,碘盐可先在热油中炸烧使碘挥发后食用,同时鼓励患者多吃新鲜蔬菜、水果、蛋、奶、豆制品及瘦肉。并防止从其他途径进入人体的碘剂,如含碘药物摄入、皮肤碘酒消毒、碘油造影等。患者空腹口服^{131}I 2小时后方可进食,以免影响药物吸收。口服^{131}I后应注意以下几点。

(1)2小时后嘱患者口含维生素C含片,或经常咀嚼口香糖,促进唾液分泌,以预防放射性唾液腺炎,并多饮水,及时排空小便,加速放射性药物的排泄,以减少膀胱和全身照射。

(2)注意休息,加强口腔卫生。避免剧烈运动和精神刺激,并预防感染、加强营养。

(3)建立专用粪便处理室,勿随地吐痰和呕吐物,大小便应该使用专用厕所,便后多冲水,严禁与其他非核素治疗的患者共用卫生间,以免引起放射性污染。建立核素治疗患者专用病房。

(4)服药后勿揉压甲状腺,以免加重病情。

(5)2个月内禁止用碘剂、溴剂,以免影响^{131}I的重吸收而降低治疗效果。

(6)服药后应住^{131}I治疗专科专用隔离病房或住单间7~14天,以减少对健康人不必要的辐射;指导患者正确处理排泄物和污染物,衣裤、被褥进行放置衰变处理且单独清洗。

(7)女性患者1年内避免妊娠。^{131}I治疗后3~6个月定期随访,不适随诊,以便及时预测疗效。

2.口腔护理

放疗时加强口腔护理,嘱患者多饮水,常含话梅或维生素C,促进唾液分泌,预防或减轻唾液腺的损伤。饭前、饭后及临睡时用朵贝尔液漱口。黏膜溃疡者进食感到疼痛,可用2%利多卡因漱口或局部喷洒重组人表皮生长因子外用溶液。

3.咽喉护理

观察放疗期间的咽喉部情况,对放疗引起的咽部充血、喉头水肿行雾化吸入,根据病情需要在雾化器内可加入糜蛋白酶、地塞米松、庆大霉素等药物,雾化液现配现用,防止污染。每天1次,严重时可行2~3次。出现呼吸不畅甚至窒息时,应立即通知医师,并做好气管切开的准备。

(三)化疗的护理

化疗的常规护理见第三章第一节。

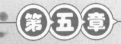

第五章
胸部肿瘤患者的护理

第一节 食 管 癌

一、概述

食管癌是发生于食管上皮的恶性肿瘤,是一种常见的消化道肿瘤,进行性吞咽困难为其最典型的症状。我国是世界上食管癌发病分布最为集中的地理区域,全世界一半以上的食管癌都发生在我国,其疾病相关生存率仅为20.9%。食管癌发病男多于女,发病年龄多在50岁以上。在我国主要高发区:河北、山西、河南三省交界的太行山区、河南林州市(林县)和苏北地区。食管癌的发生有一定的民族差异,我国新疆哈萨克族居民的食管癌发病率最高(33.90/10万),而以苗族为最低(1.09/10万)。不同民族中食管癌发病率的不同,可能与其生活习惯和遗传易感因素有关。

二、病因

食管癌的病因至今尚未明确,可能与以下因素相关。

(一)环境因素

1.生物学因素

(1)HPV是一种嗜上皮细胞的DNA肿瘤病毒,HPV感染可能在食管癌的发生发展中发挥着重要作用。

(2)真菌感染在食管癌高发区和低发区的对比研究中发现,食管癌高发区谷物真菌污染率明显高于低发区,食管癌的发病与真菌性食管炎和真菌对食物的污染有关。

2.亚硝胺类化合物

亚硝胺是一种很强的致癌物。人类食管癌与亚硝胺类化合物有密切的相关性。

3.社会经济状况

食管癌高发地区,多是比较贫穷的地区,一般来说,低阶层者人均收入低,其家庭生活水平、营养状况、医疗卫生条件均较差。

4.生活饮食习惯

(1)烟酒嗜好:吸烟作为食管癌危险因素已被肯定,患食管癌的危险随着吸烟量的增加、烟龄增长而增高。研究发现食管癌与饮酒量、酒精的烈性程度有明显的剂量效应关系,而且烟酒之间具有协同作用。

(2)饮茶:饮茶与食管癌之间呈负相关,并降低烟酒中的化学致癌剂的致癌作用。这可能与茶叶中富含茶多酚有关。

(3)饮食习惯:食管癌高发的饮食危险因素为腌制品摄入过多、喜食烫食、新鲜水果和蔬菜摄入过少、高盐饮食等。各种原因引起的食管炎,可能是食管癌的前期病变,尤其是食管黏膜上皮细胞间变或不典型增生者,癌变危险性更大。

5.营养因素与微量元素

膳食营养与食管癌的发生密切相关。膳食营养中蛋白质摄入不足,动物性蛋白质及豆类蛋白所占比例较小,维生素 A、维生素 B_2、维生素 PP 摄入不足可能在食管癌发病上起重要作用。很多研究证明了硒、锌、铜、铁和钙在体内及土壤中的含量变化与食管癌的发生、发展密切相关。

(二)心理因素

多数研究表明精神创伤史、情绪忧虑增加患食管癌的危险,有研究发现负性生活事件如丧偶、家属重病或亡故、经济状况恶化或长期处于忧郁状态可使罹患食管癌的危险性增加。

(三)遗传因素

在食管癌高发区,也只有一小部分人群发病,而且常发现一些家族集聚现象,且多集中在血缘亲属间,提示遗传因素在食管癌的发生中起一定作用。

三、病理分类及临床分期

(一)病理分类

食管癌中 95% 为鳞状细胞癌,少数为腺癌或肉瘤。

1.髓质型

髓质型以浸润性生长为主,可以沿食管周径和腔内浸润,表面常有深浅不一的溃疡,切面呈灰白色,均匀致密。

2.溃疡型

溃疡型的突出表现是有深溃疡形成,溃疡边缘凹凸不平,表面有炎性渗出,溃疡可穿透浆膜浸润邻近器官或引起穿孔。

3.缩窄型

缩窄型癌肿浸润食管全周,呈环形生长,造成管腔狭窄,常较早出现阻塞。肿瘤长度一般不超过 3 cm,切面结构致密,富含结缔组织。

4.腔内型

腔内型多伴有较宽的基底或蒂与食管相连,表面有糜烂或不规则小溃疡。

(二)临床分期

食管癌临床 TNM 分期,见表 5-1。

表 5-1 食管癌 TNM 临床分期

分期	标准
T 分期	
Tx	原发肿瘤不能确定
T0	无原发肿瘤证据
Tis	重度不典型增生
T1	侵犯黏膜固有层、黏膜肌层或黏膜下层
T1a	侵犯黏膜固有层或黏膜肌层侵犯
T1b	侵犯黏膜下层
T2	侵犯食管肌层侵犯
T3	侵犯食管纤维膜
T4	侵犯食管周围结构
T4a	侵犯胸膜、心包、奇静脉、膈肌或腹膜
T4b	侵犯其他邻近结构如主动脉、椎体,气管
N 分期	
Nx	淋巴结状态无法评估
N0	无淋巴转移
N1	有 1~2 枚区域淋巴转移
N2	有 3~6 枚区域淋巴转移
N3	≥7 枚区域淋巴转移

续表

分期	标准
M 分期	
M0	无远处转移
M1	有远处转移

四、临床表现

(一)早期症状

吞咽时胸骨后出现烧灼感或针刺样轻微疼痛;食物通过缓慢或有滞留感,有异物贴附在食管壁上的感觉;轻度哽噎感;胸骨后闷胀、咽部干燥发紧较为少见。

(二)中晚期症状

进行性吞咽困难,食物反流,胸骨后或背部、肩胛部疼痛,进食困难,呕血或黑便。如肿瘤侵犯大血管特别是胸主动脉,可引起致死性出血;肿瘤直接侵犯喉返神经可引起声音嘶哑。终末期可有恶病质、脱水、衰竭,肿瘤浸润穿透食管可引起纵隔炎、肺脓肿等症状。可出现消瘦、贫血、营养不良、失水、恶病质等体征,当癌转移时可触及肿大质硬的浅表淋巴结。

五、治疗方式

(一)手术治疗

手术为治疗食管癌的主要根治性手段之一。食管癌手术的目的主要有 2 个方面:一是根治性切除肿瘤,以期使患者获得长期生存;二是恢复消化道功能,解除进食梗阻,提高生活质量。常用的手术切除方式如下。

1.根治性手术

根治性手术适用Ⅱ期以内病例及部分Ⅲ期食管癌,除彻底切除肿瘤外,连同食管周围的脂肪结缔组织一并切除,并做区域淋巴结清扫。

2.不经胸食管钝性剥脱术

不经胸食管钝性剥脱术适用于心肺功能低下不能耐受开胸的早期食管癌患者。食管分离是经颈部切口向下游离,经腹部切口通过裂孔向上或用手指、器械钝性向上游离,将食管剥脱或内翻剥脱,然后将胃牵拉到颈部行食管胃吻合术。

3.胸腔镜和电视胸腔镜手术

胸腔镜和电视胸腔镜手术现已用于食管癌的分期和食管切除手术,不少患者因心肺原因不能耐受开胸手术而采用胸腔镜手术,与常规开胸手术相比可以减少手术并发症,尤其是呼吸道并发症。

4.内镜下黏膜切除术、多环套扎黏膜切除术和黏膜剥离术

内镜下黏膜切除术、多环套扎黏膜切除术和黏膜剥离术是早期食管癌的主要治疗方式,具有诊断和治疗的双重作用,通过对切除标本进行病理检查,确认癌灶浸润深度和判断切除是否完全。

5.姑息性手术

姑息性手术是指肿瘤已有远处转移、侵犯重要生命脏器或有广泛淋巴转移,无法全部切除肿瘤,而给予部分切除或利用机体的脏器重建消化道,缓解患者吞咽困难的外科手术方法。这类手术并不能延长患者的生存期,主要为了减轻吞咽困难,改善生活质量。

(二)放疗

除食管穿孔形成食管瘘、远处转移、明显恶病质及严重心、肺、肝等疾病外,均可行放疗。

1.术前放疗

术前放疗目的在于使难以手术切除的肿瘤缩小,便于手术切除,同时改善术前患者的一般状况,使其耐受手术治疗。

2.术后放疗

术后放疗目的在于杀灭不能切除或残留的病灶,以及术后消灭亚临床病灶,防止局部复发。

3.单纯根治性放疗

单纯根治性放疗目的在于治愈患者,最大限度地杀灭肿瘤细胞,同时又尽可能地保护正常组织,减轻放射性损伤,提高患者的生活质量。

4.姑息性放疗

姑息性放疗目的在于缓解症状、改善进食、延长生存期、减轻患者的痛苦,适用于晚期食管癌。

(三)化疗

化疗不仅用于治疗晚期食管癌,而且用于与手术及放疗结合的治疗方案。临床采用多种药物联合应用。

六、护理措施

食管癌的治疗主要以手术、放疗为主或二者联合治疗,这里以二者的护理来介绍食管癌的护理措施。

（一）手术的护理

1.术前护理

（1）心理护理：食管癌患者多以吞咽困难的主诉入院，往往对进行性加重的进食困难、体重下降焦虑不安，迫切希望早日手术。食管癌手术范围较大，术后并发症较多，所以患者往往表现出紧张、焦虑、恐惧等情绪，护士应加强与患者和家属的沟通，耐心地实施心理疏导，强调治愈的希望，使其积极配合治疗与护理。

（2）营养支持：指导患者进食高热量、高蛋白、含丰富维生素的流质或半流质饮食。若有高度梗阻，进食困难者，可行静脉营养治疗，纠正水、电解质失衡，必要时输血，并纠正低蛋白血症。

（3）口腔卫生：口腔是食管的门户，口腔的细菌可随食物或唾液进入食管，在梗阻或狭窄部位停留易造成局部感染，影响术后吻合口愈合。口腔内细菌还能被吸入气管，引起呼吸道感染。因此，术前应积极治疗口腔慢性疾病，进食后漱口并积极治疗口腔疾病。

（4）呼吸道准备：①戒烟，至少两周。②保持呼吸道通畅，行雾化吸入、排痰，指导有效咳嗽和腹式呼吸。③出现呼吸道感染，遵医嘱给予抗生素治疗。

（5）胃肠道准备：①术前禁食 12～24 小时，禁水 6 小时，术前晚灌肠。有食物潴留者，术前晚用等渗盐水冲洗食管，有利于减轻组织水肿，降低术后感染和吻合口瘘的发生率。②术前安置胃管和十二指肠营养管。

2.术后护理

（1）监测并记录生命体征：每 30 分钟 1 次，平稳后可 1～2 小时 1 次。

（2）呼吸道护理：①氧气吸入。②听呼吸音，观察有无缺氧表现。③鼓励患者深呼吸，有效咳嗽、咳痰，必要时行叩背排痰或机械辅助排痰。④稀释痰液，可行雾化吸入等，必要时行纤维支气管镜灌洗。

（3）胸腔闭式引流护理：①保持胸管引流通畅，观察引流管水柱波动，正常水柱波动为 4～6 cm，记录引流液的色、质、量。②若术后 3 小时内胸腔闭式引流量 >100 mL/h，呈鲜红色并有血凝块，患者出现烦躁不安、血压下降、脉搏增快、尿少等血容量不足的表现，应考虑有活动性出血，应立即通知医师，必要时开胸止血。③若胸腔引流液中有食物残渣或引流液由血性变成黄绿色混浊液体时，提示有食管吻合口瘘的发生。④若引流液量突然增多，由清亮渐转浑浊，则提示有乳糜胸，应采取相应措施，明确诊断，及时处理。⑤拔胸管指征，术后 2～3 天，胸腔闭式引流管引流出的血性液逐渐变淡或转为淡黄色，量逐渐减少，24 小时量

<200 mL,X线检查显示肺膨胀良好,无气体排出,患者无呼吸困难,可拔除胸管。拔管后引流管伤口处用凡士林纱布外加纱布覆盖伤口,并注意观察患者有无胸闷、呼吸困难、切口漏气渗液、出血和皮下气肿。如引流口渗液较多,应及时更换敷料。

(4)胃肠减压的护理:①向患者讲明留置胃管的目的和重要性,防止患者自行将胃管拔出。②持续胃肠减压,保持胃管通畅,每天生理盐水 20 mL 冲洗胃管 2 次,防止胃管阻塞。妥善固定胃管,防止滑出。③严密观察引流量、性状、颜色并准确记录。术后 6～12 小时内可从胃管内吸出少量血性液或咖啡色液,以后引流液颜色逐渐变淡。性液或咖啡色液,以后引流液颜色逐渐变淡。④若胃管内引流出大量鲜血或血性液体,患者出现烦躁、血压下降、脉搏增快、尿量减少等症状,应考虑有吻合口出血的可能,应立即通知医师并配合处理。⑤胃管滑出后应严密观察病情,不应再盲目插入,以免戳穿吻合口,造成吻合口瘘。

(5)饮食护理:①食管缺乏浆膜层,故吻合口愈合较慢,术后应严格禁食和禁水。禁食期间不可下咽唾液,以免引起吻合口瘘。每天由静脉补液。②胃肠减压期间禁食、禁水,并做好口腔护理。③禁食期间静脉补充营养和水分。可于手术后第 2 天肠蠕动恢复后,经胃肠营养导管滴入营养液,减少输液量。胃肠减压管拔除后,如病情无特殊变化,可经口试饮水,每次 20 mL,每 2 小时 1 次,间隔期间可给等量开水,如无不良反应,可逐日增量。术后第 10～12 天改无渣半流质饮食,但应注意防止进食过快及过量。④胃肠减压管拔除 12～24 小时后,若无不适可进食。少食多餐,由稀到干,食量逐渐增加。⑤固体食物细嚼慢咽。避免进食生、冷、硬食物。⑥进食量过多、过快或吻合口水肿可导致进食时出现呕吐,严重者应禁食,给予肠外营养,3～4 天待水肿消退后再继续进食。⑦注意观察进食反应,有无呛咳、吞咽困难、恶心、呕吐、发热。⑧食管胃吻合术的患者,可能有胸闷、进食后呼吸困难。建议患者少食多餐,经 1～2 个月后,此症状多可缓解。⑨进食后务必慢走或端坐半小时,避免睡前进食或躺着进食,应嘱患者饭后 2 小时内不要平卧,睡眠时把枕头垫高。

(6)疼痛护理:①术后常规给以硬膜外止痛泵持续止痛,并向患者详细介绍自控镇痛给药方法。②观察硬膜外持续止痛管的位置及连接是否完好,嘱患者活动时动作宜缓慢,不宜过猛,防止硬膜外止痛管的滑脱。③定时评估患者疼痛的部位、性质和程度,寻找疼痛原因。如腹带包扎时使胸管受压上翘紧贴患者胸壁引起疼痛、胸液引流不畅引起胸痛,往往在去除上述诱因后,患者疼痛得到缓解。④协助患者咳嗽、咳痰时应用双手压住固定伤口以减轻疼痛。⑤如疼痛严重影响患者的休息和活动,患者因疼痛影响有效咳嗽,应给予止痛药或止痛贴剂。在给药后镇痛效果最佳时,安排咳嗽排痰、深呼吸运动及进行治疗护理操作,使患者感觉舒适并取得其良好配合。

(7)活动与功能锻炼:①鼓励患者早期离床活动,其目的是预防肺不张、改善循环呼吸功能、增进食欲、预防下肢静脉血栓。术后第 1 天,生命体征平稳无禁忌证,患者即可下床活动,并进行有效咳嗽。若带有引流管应妥善固定保护,并严密观察患者病情变化,出现心动过速、头晕、气短、心悸或出汗等症状,应立即停止活动。如患者活动后无不适,鼓励患者术后第 2 天开始每天下床 4 次以上,每次下床活动 45 分钟左右。②术后功能锻炼可预防肺不张、术侧胸壁肌肉粘连、肩关节强直及失用性萎缩。患者麻醉清醒后,即可在护士帮助下行臂部、躯干和四肢的轻度活动,每次 4 小时。手术后第 1 天开始肩臂的主动运动,如术侧手臂上举,肩关节向前向后旋转活动,使肩关节活动范围恢复至术前水平,并预防肩下垂。运动量以不引起疲倦和疼痛为度。

(8)并发症的护理:①吻合口瘘是食管癌手术后最严重的并发症,胸内吻合口瘘的死亡率高达 50%。近年来,由于吻合技术的改进和吻合器的应用,吻合口瘘的发生率有所下降,但总的吻合口瘘发生率仍在 3%～5%。主要表现有高热、心率加快、呼吸困难、胸部剧痛、不能忍受;患侧呼吸音低,叩诊浊音,白细胞计数升高甚至发生休克。常采用的护理:嘱患者立即禁食;行胸腔闭式引流;加强抗感染治疗及营养支持;目前多选用完全胃肠内营养经胃造口灌食治疗;严密观察生命体征,若出现休克症状,积极抗休克治疗;吻合口瘘周围皮肤护理,可选择适合的造口袋收集分泌物,必要时请造口师会诊。②乳糜胸是食管癌术后比较严重的并发症,其发生率为 0.4%～2.0%。由于乳糜液 95%以上是水,并含大量脂肪、蛋白质、胆固醇、酶、抗体和电解质,如未及时治疗,可在短期内造成全身消耗、衰竭死亡。常有表现为大量胸腔积液,患者有胸闷、气急、心悸等,纵隔移向健侧,血压下降,脉率加快,重者可发生休克。常采用的护理:密切观察有无上述症状;胸腔闭式引流;同时采用静脉营养支持治疗;行胸导管结扎术。③食管癌以中老年患者多见,患者营养情况较差,心肺功能欠佳,特别是许多患者都有长期吸烟史,加之食管癌手术创伤大,术后肺部并发症较常见,以肺炎、肺不张和肺功能不全最常见。食管癌术后肺部并发症的发生率可达 8%～45%。术后支气管分泌物潴留和排痰障碍是肺部并发症的主要原因,预防比治疗更重要。常有的临床表现:术后 3 天内,患者出现烦躁不安、不能平卧、心动过速、体温升高、哮喘、发绀、呼吸困难等症状,胸部 X 线显示肺不张或炎性表现。严重者血气分析可有低氧血症、高碳酸血症。常采用的护理:加强超声雾化吸入,鼓励患者咳嗽、咳痰、深呼吸;应立即通知医师,无力咳痰者可行支气管镜吸痰,必要时可行气管插管或气管切开以确保呼吸道通畅;给予吸氧,并合理使用抗生素控制感染;严重呼吸功能不全者应行气管插管或气管切开,呼吸机辅助呼吸。

(二)放疗的护理

(1)放疗前向患者介绍治疗中的注意事项及有可能出现的不良反应,让患者做好心理准备,积极配合、完成治疗方案。

(2)放疗期间保持口腔的清洁卫生,防止口腔黏膜继发感染。

(3)进微温、清淡的流质或半流质饮食。食物宜细、碎、软,避免进食多渣、过大、过硬、过热、辛辣刺激性食物。吞咽时应缓慢,避免狼吞虎咽,以防对食管黏膜造成损伤。每次进食后及时饮温开水以冲洗食管。

(4)若患者出现胸背疼痛、咳嗽发热症状时应警惕食管纵隔漏的发生。若患者突发胸痛、背痛,并伴有咯血、心率增快、血压下降,则为食管癌侵犯胸主动脉导致穿孔大出血,此时应立即通知医师,配合抢救。

(5)放射性食管炎:主要原因为食管黏膜的充血、水肿、渗出、糜烂,患者因为进食痛、胸骨痛及烧灼感等症状的出现而不愿进食。应做好患者的心理护理,解释其原因,以消除患者误认为病情加重的顾虑,鼓励进食。

(6)气管反应:多表现为刺激性干咳或痰液不易咳出。轻者无须处理或对症治疗,如静脉给予盐酸氨溴索化痰或行雾化吸入。

第二节 肺 癌

一、概述

肺癌是当今世界上对人类健康进和生命产生严重威胁的恶性肿瘤,指的是支气管、肺的癌,亦称为原发性支气管肺癌,绝大多数源于支气管黏膜或腺体,是最常见的肺部原发性恶性肿瘤。其恶性程度高、发展速度快,在我国城市肺癌病死率均高于农村,东、中部城市和农村的肺癌病死率高于西部。

二、病因

肺癌的病因尚不明确,常与下列因素有关。

(一)吸烟

吸烟是目前已知的肺癌最重要的危险因素。据调查,80％～90％的肺癌与吸烟有关,75％肺癌患者有重度吸烟史,且其发病率和死亡率与吸烟的年限和剂量呈依赖关系。吸烟与鳞状细胞癌和小细胞癌的关系相对更为密切。肺癌发生的高峰期往往滞后于吸烟高峰期,吸烟开始年龄越小、每天吸烟量越大、持续时间越长,引起肺癌的相对危险度越大。被动吸烟也会增加肺癌的发生,烟叶中的 Bap 等多种致癌物质和烟雾中所含的一氧化碳、烟碱、亚硝胺及微量的砷等可导致支气管上皮细胞纤毛脱落、上皮细胞增生、鳞状上皮化生、核异形变等病理改变。

(二)职业因素

从事接触石棉、烟尘、无机砷化合物、氯甲醚、铬、镍、氡、芥子气、氯乙烯、煤烟、沥青、大量电离辐射等工作的人员,肺癌发病率高,且与吸烟有协同致癌作用。

(三)环境污染

室外大环境污染主要来自汽车废气、工业废气、公路沥青等,这与空气中或物质中含有 Bap 等致癌物质有关。女性肺癌的发病与室内小环境污染有关,如烹调时的油烟、焦油、煤油、煤烟或其不完全燃烧物等为肺癌的危险因素。表明环境污染与肺癌有关。

(四)慢性肺部疾病

结核瘢痕、肺结核、慢性阻塞性肺疾病、尘肺等肺部慢性疾病患者的肺癌发病率高于健康人群。

(五)不良饮食习惯

维生素 A 及其衍生物能抑制化学致癌物诱发的肿瘤,缺乏或减少食物中维生素 A 的摄入或血清维生素 A 含量降低时,肺癌的患病率就会增加。

(六)年龄

在我国,45 岁以下人群肺癌发病率相对较低,45 岁及以上呈现明显增加趋势。

三、病理分类及临床分期

(一)病理分类

1.按肿瘤发生部位分型

(1)中央型肺癌:发生在段支气管至叶支气管的癌肿。以鳞状上皮细胞癌和小细胞未分化癌多见。

(2)周围型肺癌：发生在段支气管以下的癌肿，以腺癌较为多见。

2.按组织病理学分型

(1)非小细胞肺癌(non-small celll ung cancer，NSCLC)：占所有肺癌的85%以上，主要包括2种类型，非鳞状细胞癌(包括腺癌、大细胞癌、其他细胞类型)和鳞状细胞(鳞)癌。其中，以鳞癌最为常见，在原发性肺癌中约占50%，男性多见，与吸烟的关系很密切。腺癌在美国最常见且女性居多，也是非吸烟者发生率最高的类型。鳞癌与腺癌的临床表现需要非常相近，需鉴别诊断。支气管腺癌与早期肺癌生存期延长有关，鳞腺癌与晚期肺癌生存期延长有关。

(2)小细胞肺癌(small cell lung cancer，SCLC)：是肺癌中恶性程度最高的一种，又称为小细胞未分化癌，多见于男性，患者年龄较年轻化。一般起源于较大支气管，大多为中央型肺癌，较早出现淋巴和血行转移，在各型肺癌中预后最差。

(二)临床分期

肺癌的治疗方案及预后判断需要严格以肺癌分期为依据的。国际肺癌TNM分期，见表5-2。

表 5-2　国际肺癌分期

分期	标准
T 分期	
Tx	未发现原发肿瘤，成者通过痰细胞学检测成或支气管灌洗发现癌细胞，但影像学及支气管镜未发现
T0	无原发肿瘤证据
Tis	原位癌
T1	肿瘤最长径≤3 cm。周围包绕肺组织及脏层胸膜，未累及叶支气管近端以上位置
T1a	肿瘤最长径≤1 cm
T1b	1 cm＜C 肿瘤最长径≤2 cm
T1c	2 cm＜C 肿瘤最长径≤3 cm
T2	3 cm＜肿瘤最长径≤5 cm；或肿瘤有以下任意一项：侵犯主支气管，但未侵犯隆突；侵犯脏层胸膜；有阻塞性肺炎或部分肺不张
T2a	3 cm＜C 肿瘤最长径≤4 cm
T2b	4 cm＜C 肿瘤最长径≤5 cm
T3	5cm＜肿瘤最长径≤7 cm；直接侵犯以下任何一个器官：胸壁(包含肺上沟瘤)、膈神经、心包；全肺肺不张；同一肺叶出现孤立性癌结节。符合以上任何一个条件即归为 T3

续表

分期	标准
T4	肿瘤最长径＞7 cm；无论大小，侵及以下任何一个器官：纵隔、心脏、大血管、隆突、喉返神经、主气管、食管、椎体、膈肌；同侧不同肺叶内孤立癌结节
N分期	
Nx	无法评估
N0	无区域淋巴转移
N1	同侧支气管周围和/或同侧肺门淋巴结及肺内淋巴结有转移
N2	同侧纵隔内和/或隆突下淋巴结转移
N3	对侧纵隔、对侧肺门、同侧或对侧前斜角肌及锁骨上淋巴转移
M分期	
Mx	无法评估
M0	无远处转移
M1	
M1a	胸腔或心包积液；对侧或双侧肺肿瘤结节；胸腔或心包结节；多种上述情况合并发生
M1b	单个器官单处转移
M1c	单个或多个器官多处转移

四、临床表现

肺癌的临床表现与肿瘤发生的部位、大小、类型、发展阶段、有无并发症或转移有密切关系。

(一)肺癌的早期临床表现

1.咳嗽

咳嗽通常为肺癌的首发症状。

2.咯血

咯血多见于中央型肺癌。常表现为痰中带血或少量咯血，而大咯血较少见。

3.胸痛

胸痛表现为持续性、不规则的胸部钝痛或隐痛。

4.胸闷气短

胸闷气短多因肿瘤阻塞气道或并发肺炎、肺不张及胸腔积液而导致。

5.体重下降

体重下降与肿瘤毒素、感染、疼痛、慢性消耗等因素引起患者食欲下降、进食减少有关。

6.发热

发热以低热多见,偶有高热。早期为肿瘤引起肺部炎症所致,晚期因继发感染、肿瘤坏死所致。

(二)肺癌的晚期临床表现

1.上腔静脉综合征

上腔静脉综合征是由于肿瘤本身或其转移的淋巴结病灶压迫上腔静脉,甚至在上腔静脉内部形成血栓,使上腔静脉回流受阻引起的阻塞综合征。患者表现为颜面部(特别是眼睛)、颈部、双上肢水肿及胸前部淤血和静脉曲张,同时伴有面部潮红、咳嗽、头痛、流泪、呼吸困难等症状,严重者甚至会因为脑部严重充血、水肿而导致意识不清、癫痫等症状的出现。

2.霍纳综合征

霍纳综合征见于肺尖部的肿瘤,压迫位于胸廓上口的器官或组织而引起的由患侧上眼睑下垂、瞳孔缩小、眼球内陷组成的三联征。

3.中枢神经系统转移

肺癌是脑转移瘤最常见的原因,表现为头痛、呕吐、眩晕、共济失调、偏瘫、颅内压增高。

4.骨转移

骨是肺癌常见转移部位,常见肋骨、脊柱、骨盆转移,表现为局部的疼痛及压痛。

5.肝转移

肝转移表现为肝大、腹水、黄疸、肝区疼痛。

(三)其他肺外症状

肺外症状包括内分泌、神经肌肉、结缔组织、血液系统和血管的异常改变,又称副癌综合征。往往出现在肺部肿瘤之前,肿瘤切除后症状可减轻或消失,肿瘤复发又可出现。

1.杵状指和肥大性骨关节病

杵状指和肥大性骨关节病多侵犯上、下肢长骨远端。

2.异位内分泌综合征

(1)异位促肾上腺皮质激素分泌:引起库欣综合征,表现肌力减弱、浮肿、高血压、尿糖增高等症状,小细胞肺癌多见。

(2)异位抗利尿激素分泌:引起稀释性低钠血症,有全身水肿、嗜睡、定向障碍、水中毒症状,多见于小细胞肺癌。

(3)异位甲状旁腺分泌:引起高血钙、低血磷、精神紊乱等,有多尿、烦渴、便秘、心律失常等症状,见于肺鳞癌。

(4)异位促性腺激素分泌:引起男性乳房发育等。

(5)神经肌肉综合征:引起重症肌无力、小脑性运动失调、眼球震颤及精神改变等,见于小细胞肺癌。

五、治疗方式

(一)外科治疗

1.手术治疗

(1)手术方式:肺切除术的选择取决于肿瘤部位、大小和肺功能。①肺叶切除,为肺癌的首选手术方式。病灶仅累及一叶肺或叶支气管应考虑肺叶切除术。对周围型肺癌,一般采用肺叶切除同时加淋巴结切除。②单侧全肺切除,肿瘤直接侵犯到肺叶之外,超过肺叶切除的范围时才考虑一侧全肺切除。对中央型肺癌可施行一侧全肺切除加淋巴结切除术。全肺切除对心肺功能的损伤大,术后并发症大大高于肺叶切除术,应严格掌握手术指征。③袖式肺叶除术,适用于肿瘤已侵及主支气管或中间支气管,为避免支气管切端被肿瘤累及而不能实行单纯肺叶切除术者。即为保留正常的邻近肺叶,切除病变的肺叶并环形切除一段受累及的主支气管,再吻合支气管上下切端。④肺段或肺楔形切除,是指切除范围小于一个肺叶的术式,属于局部切除术。采用肺段切除治疗肺癌的指征如下:心、肺功能差,病灶为周围型<3 cm 者;对侧已行肺叶切除的肺癌患者,其新病灶为<4 cm 的周围型;有角化的高度分化的肺癌无淋巴转移者。与肺叶切除相比,行肺段切除术的复发率高,长期年生存率减少 5%～10%。

(2)手术禁忌证:胸外淋巴转移,脑、肾等远处转移,广泛肺门,纵隔淋巴转移,胸膜广泛转移或心包腔内转移,上腔静脉阻塞综合征,返神经麻痹等。

2.微创外科

电视辅助胸腔镜下肺癌切除术,是近 20 年来胸外科技术的最大进步和发展之一。电视胸腔镜手术在肺癌外科中的作用越来越受重视,是肺癌外科今后发展的方向之一。

(二)放疗

放疗对小细胞肺癌效果较好,其次为鳞癌及腺癌。放疗对控制骨转移性疼痛、脊髓压迫、上腔静脉阻塞综合征、支气管阻塞及脑转移引起的症状有较好的疗效。放疗分为根治性及姑息性 2 种,根治性用于病灶局限或不宜及不愿手术的患者;姑息性放疗的目的是抑制肿瘤的发展,延迟肿瘤扩散和缓解症状。

(三)化疗

化疗是肺癌的一种全身性治疗方法,对局部肺内病灶及经血道和淋巴道的微转移病灶均有作用。小细胞癌对化疗最敏感,最佳联合化疗方案的总缓解率可达 80%～90%;鳞癌次之,腺癌效果最差。化疗不可能完全清除癌细胞,可单独用于晚期肺癌以缓解症状或与手术、放疗综合应用,以推迟手术或放疗后局部复发和远处转移的出现,提高疗效。化疗是小细胞肺癌首选的治疗方式,也可与手术治疗和放疗联合使用,防止肿瘤转移和复发。与手术、放疗并列作为非小细胞肺癌治疗的 3 大手段之一。

六、护理措施

肺癌的治疗的最佳方式是手术、放疗及化疗的联合应用,这里主要以三者的护理来介绍肺癌的护理措施。

(一)手术的护理

1.术前护理

常规术前护理基本上与一般术前护理相近,除了禁食 6 小时、禁水 4 小时外,应指导患者腹式呼吸、有效咳嗽、咳痰、戒烟等。

(1)指导并劝告患者停止吸烟。因为吸烟会刺激支气管、肺,使支气管分泌物增加,阻碍纤毛的清洁功能,导致支气管上皮活动减少或丧失活力。

(2)教会患者有效的咳嗽、咳痰、呼吸功能锻炼、翻身、坐起及在床旁活动的方法,指导患者使用深呼吸训练器,并说明这些活动对促进肺扩张和预防肺部并发症的重要意义。

(3)指导患者练习腿部运动,防止下肢深静脉血栓的形成。指导患者进行手术侧手臂和肩膀运动练习,以便术后维持正常的关节全范围运动和正常姿势。告知患者术后 24 小时内会经常被叫醒,做深呼吸、咳痰和改变体位,要有一定的心理准备,尽量利用短暂的时间进行休息。介绍胸腔引流设备及术后留置胸腔引流管的重要性和注意事项。

2.术后护理

(1)合适的体位:①麻醉未清醒时取平卧位,头偏向一侧,以免呕吐物、分泌物吸入而致窒息或并发吸入性肺炎;②血压稳定后,采取半卧位;③肺叶切除者,可采取平卧或左右侧卧位;④肺段切除术或楔形切除术者,应避免手术侧卧位,尽量选择健侧卧位,以促进患侧肺组织扩张;⑤全肺切除术者,应避免过度侧卧,可采取 1/4 侧卧位,以预防纵隔移位和压迫健侧肺而导致呼吸循环功能障碍;⑥有血痰或支气管瘘管者,应取患侧卧位;⑦避免采用头低足高仰卧位,以防因横膈上升而妨碍肺通气。若有休克现象,可抬高下肢及穿弹力袜以促进下肢静脉血液回流。

(2)观察和维持生命体征平稳:①手术后 2~3 小时,每 15 分钟监测生命体征 1 次。②脉搏和血压稳定后改为 0.5~1.0 小时量 1 次。③注意有无呼吸窘迫现象。若有异常,立即通知医师。④手术后 24~36 小时,血压常会有波动,需严密观察。若血压持续下降,应考虑是否为心脏疾病、出血、疼痛、组织缺氧或循环血量不足,须立即报告医师处理。

(3)呼吸道护理:①氧气吸入;②观察呼吸频率、幅度及节奏,双肺呼吸音;有无气促、发绀等缺氧征象及动脉血氧饱和度等情况,若有异常及时通知医师给予处理;③对术后带气管插管返回病房者,应严密观察导管的位置,防止滑出或移向一侧支气管,造成通气量不足;④患者清醒拔除气管插管后,鼓励患者深呼吸及咳嗽,每 0.5~1.0 小时 1~2 次。定时给患者拍背,拍背时由下向上,由外向内轻叩震荡,使存在肺叶、肺段处的分泌物松动流至支气管并咳出。患者咳嗽时,固定存在肺叶、肺段处的分泌物松动流至支气管并咳出。患者咳嗽时,固定指导患者自己固定。第二种方法是护士站在患者术侧,手放在术侧指导患者自己固定胸部伤口,指导患者先慢慢轻咳,再将痰咳出;⑤若患者呼吸道分泌物黏稠,可用糜蛋白酶、地塞米松、氨茶碱、抗菌药物行药物超声雾化,以达到稀释痰液、解痉、抗感染的目的。

(4)术后维持体液平衡和补充营养:①严格掌握液体的量和速度,防止前负荷过重而导致肺水肿。全肺切除术后应控制钠盐摄入量,24 小时补液量宜控制在 2 000 mL 内,每小时输液量不超过 120 mL。②记录出入水量,维持体液平衡。③当患者意识恢复后且无恶心现象,拔除气管插管后即可开始饮水。④肠蠕动恢复后,即可开始进食清淡流质、半流质饮食;若患者进食后无任何不适可改为普食,宜给予高蛋白、高热量、高维生素、易消化饮食,以保证营养,提高机体抵抗力,促进伤口愈合。

(5)减轻疼痛:①遵医嘱使用镇痛药。注意观察患者的呼吸频率,是否有呼吸受抑制的征象。②安排舒适的体位,半卧位时可在患者的头、颈下置枕头,以促进舒适。③根据患者的需要及病情的允许,协助并指导患者翻身,以增加患者的舒适度,并有助于预防并发症的发生。

(6)伤口护理:检查敷料是否干燥,有无渗血,发现异常,及时通知医师。

(7)维持胸腔引流通畅:①密切观察引流液量、色、性状,当引流出大量血液时,应考虑有活动性出血,需立即通知医师。②全肺切除术后留置的胸腔引流管一般呈钳闭状态,以保证术后患者胸腔内有一定的渗液,减轻或纠正明显的纵隔移位。酌情放出适量的气体或引流液,维持气管、纵隔于中间位置。每次放液量不宜超过 100 mL,速度宜慢,避免快速多量放液引起纵隔突然移位,导致心脏骤停。③术后 24~72 小时患者病情平稳,无气体及液体引流后,行胸部 X 线检查确定肺组织已复张,可拔除胸腔引流管。

(8)活动与休息:①鼓励患者早期下床活动,目的是预防肺不张,改善呼吸循环功能,增进食欲,振奋精神。术后第 1 天,生命体征平稳,鼓励及协助患者下床或在床旁站立移步;带有引流管者要妥善保护;严密观察患者病情变化,出现头晕、气促、心动过速、心悸和出汗等症状时,应立即停止活动。术后第 2 天起,可扶持患者围绕病床在室内行走 3~5 分钟,以后根据患者情况逐渐增加活动量。②促进手臂和肩关节的运动,预防术侧胸壁肌肉粘连、肩关节强直及失用性萎缩。患者麻醉清醒后,可协助患者进行臂部、躯干和四肢的轻度活动,每 1 小时 1 次;术后第二日开始做肩、臂的主动运动。全肺切除术后的患者,鼓励取直立的功能位,以恢复正常姿势。

(9)心理护理:认真细心地回答患者所提出的任何问题,向患者说明各项治疗和护理的意义,关心、同情、体贴患者。

(10)并发症的预防。①手术后血胸、脓胸及支气管胸膜瘘的发病率很低。手术后血胸是一种后果严重的并发症,须紧急救治,必要时应及时再次剖胸止血。肺部手术时,支气管或肺内分泌物污染胸腔而至脓胸。此时除选择有效抗生素治疗外,及时而彻底的胸腔穿刺抽脓极为重要。效果欠佳者可考虑胸腔闭式引流。肺切除术后支气管残端癌存留、低蛋白血症及手术操作不当等可致手术后支气管残端愈合不良或形成瘘管。②常见的心血管系统并发症有手术后低血压、心律失常、心脏压塞、心力衰竭等。年老体弱、手术中纵隔与肺门的牵拉刺激、低钾、低氧及大出血常成为其诱因。对于老年患者,手术前已有心脏疾病,心功能低下者手术指征应从严掌握。手术者注意操作轻柔。手术后保持呼吸道通畅及充分给氧,密切观察血压、脉搏变化,及时补充血容量。手术后输液速度应慢速、均衡,防止过快、过量诱发肺水肿。同时给予心电监护,一旦发现异常,根据病情及时处理。老年患者常伴有隐性冠状动脉硬化性心脏病,手术创伤的多种刺激可促使其急性发作,但在临床医护人员严密监护和及时处理下是可以转危为安的。③呼吸道并发症如痰液潴留、肺不张、肺炎、呼吸功能不全等。尤以年老体弱者、原有慢性支气管炎、肺气肿者发病率较高。因手术后伤口疼痛,患者不能做有效咳嗽,痰液集聚造成气道阻塞、肺不张、呼吸功能不全。预防在于患者能充分了解和合作,积极做好手术前准备工作,手术后鼓励、督促其做深呼吸及用力咳嗽以有效地排痰,必要时行鼻导管吸痰或支气管镜吸痰,出现呼吸衰竭时,常需机械辅助。

(二)放疗的护理

肺癌的放疗护理重点在于放射性肺炎的预防。对肺癌患者应精确视野,使正常肺组织受量减至最少,照射容积降至最低;合并应用化疗时应选择适当药物,并与放疗间隔适当时间,以利于正常肺组织恢复;有长期大量吸烟史及慢性肺部疾病者更应注意,以降低肺损伤的发生率,减轻损伤程度,减少放疗相关死亡(放疗的其他常规护理见第三章第二节)。

(三)化疗的护理

化疗作为肺癌治疗的主要综合措施之一,应根据患者全身情况、静脉情况、所用药物的不良反应和所采用的化疗途径等给予个体化疗护理(化疗的其他常规护理见第三章第二节)。

第三节 乳 腺 癌

一、概述

乳腺癌是全球女性最常见的恶性肿瘤之一。在我国,乳腺癌在城市中的发病率为女性恶性肿瘤的第二位,一些大城市中已经上升至第一位,农村中为第二位。其发病高峰期 40～50 岁,在绝经后 5～10 年也有一小高峰。乳腺癌已成为妇女健康的最大威胁。

二、病因

(一)乳腺癌家族史

乳腺癌可有家族集聚的特征,即同一家系有 3 个以上亲属患乳腺癌,同时有乳腺癌和卵巢癌家族史,有双侧和/或早期乳腺癌的家族史。家族集聚性的乳腺癌可分为 2 种形成机制:一种是由于多种基因改变,另一种是由于某单一基因突变而发生遗传性乳腺癌。已知的乳腺癌相关基因有 $p53$、$BRCA1$ 和 $BRCA2$ 等,这些基因的突变被认为与遗传性乳腺癌有关。

(二)生殖因素

月经初潮早于 12 岁、绝经期迟于 50 岁,可能与其一生中乳腺组织受雌激素作用时间较长有关。40 岁以上未孕或初次足月产迟于 35 岁是乳腺癌发生的危险因素,流产会使妇女乳腺癌发病率增加,而多次妊娠并足月产是乳腺癌的保护因素。研究发现,长期授乳者患乳腺癌的危险呈下降趋势,考虑与产后长期哺乳推迟了排卵及月经的重建,从而减少性激素的刺激有关。

(三)性激素

1.内源性和外源性雌激素

绝经后的乳腺癌患者体内总雌激素水平比同龄健康女性平均高出 15%～24%。绝经后妇女采用激素替代疗法已被证实会增加患乳腺癌的机会。

2.雄激素

雄激素增加乳腺癌的危险性,因为雄激素可以直接促进乳腺癌细胞的增殖和间接转化为雌激素发挥作用。

3.催乳素

大量研究提示催乳素对乳腺癌的发生有促进作用。

(四)饮食因素

进高脂与高热量饮食,血浆中催乳素含量明显增高。另外,由于长期以肉食为主,肠道内细菌发生改变,可将胆汁来源的固醇类物质转化为雌激素,促进乳腺癌的发生。高纤维素饮食对乳腺有保护作用,纤维素或植物成分可能是通过干扰雌激素的肝肠循环或降低雌激素的活性而影响其作用,减少乳腺癌发生的危险。饮酒亦可使乳腺癌的危险性增加。

(五)生活因素

1.吸烟

吸烟妇女患乳腺癌的危险是不吸烟妇女的 1.26 倍,并与吸烟数量及吸烟总年限间存在明显的正相关趋势。

2.肥胖

体重增加是绝经后妇女发生乳腺癌的重要危险因素,年龄在 60 岁以后,体重每增加 10 kg,发生乳腺癌的危险性增加 80%。

3.精神因素

经受过精神创伤或生活困难等严重生活事件而引起精神压抑的妇女患乳腺癌的相对危险性增加 2～3 倍,主要是通过对免疫机制的抑制及通过动用体内脂肪而致癌。

(六)其他系统的疾病

一些疾病会增加乳腺癌的危险性,最有代表性的就是非胰岛素依赖型糖尿病。由于胰岛素是人类乳腺癌细胞的生长因子之一,因此,非胰岛素依赖型糖尿病的高胰岛素血症可直接促进乳腺癌的发生。

三、病理分类及临床分期

(一)病理分类

1.非浸润性癌

非浸润性癌即原位癌,包括导管内癌、小叶原位癌和乳头 Paget 病(又称湿疹样癌)。

2.早期浸润性癌

早期浸润性癌包括导管癌早期浸润、小叶癌早期浸润。

3.浸润性特殊型癌

浸润性特殊型癌包括乳头状癌、髓样癌伴大量淋巴细胞浸润、小管癌、腺样囊性癌、黏液腺癌、鳞状细胞癌。

4.浸润性非特殊型癌

浸润性非特殊型癌包括浸润性导管癌、浸润性小叶癌、硬癌、髓样癌、单纯癌、腺癌、大汗腺癌。

5.罕见癌

罕见癌包括分泌型癌、富脂质癌、印戒细胞癌、腺纤维瘤癌变、乳头状瘤癌变、伴化生的癌等。

(二)临床分期

乳腺癌的 TNM 分期,见表 5-3。

表 5-3　乳腺癌 TNM 分期

分期	标准
T 分期	
Tx	原发肿瘤无法评估
T0	无原发肿瘤证据
Tis	原位癌(DCIS:导管原位癌;LCIS:小叶原位癌;Paget:不伴肿瘤的乳头佩吉特病)
T1	肿瘤最长径≤20 mm
T1mi	肿瘤最长径≤1 mm
T1a	肿瘤最长径>1 mm,且≤5 mm
T1b	肿瘤最长径>5 mm,且≤10 mm
T1c	肿瘤最长径>10 mm,且≤20 mm
T2	肿瘤最长径>20 mm,且≤50 mm
T3	肿瘤最长径>50 mm
T4	不论大小,侵及胸壁和/或皮肤
T4a	侵及胸壁,单纯的胸肌受浸润不在此列
T4b	没有达到炎性乳腺癌诊断标准的皮肤溃疡和/或卫星结节和/或水肿(包括橘皮样变)
T4c	同时有 T4a 和 T4b
T4d	炎性乳腺癌
N 分期	
Nx	区域淋巴结无法评估
N0	无区域淋巴结阳性发现
N1	可活动的同侧Ⅰ、Ⅱ水平腋窝淋巴结
N2	融合或固定的同侧Ⅰ、Ⅱ水平腋窝淋巴结,或临床发现的内乳淋巴转移而没有腋窝淋巴转移的证据
N2a	同侧腋窝淋巴结融合或固定
N2b	临床发现的同侧内乳淋巴转移而没有腋窝淋巴转移的证据
N3	同侧锁骨下淋巴(Ⅲ水平)转移,伴或不伴Ⅰ、Ⅱ水平淋巴转移;或临床发现的内乳淋巴转移;同侧锁骨上淋巴转移,伴或不伴腋窝淋巴结或内乳淋巴转移
N3a	转移至同侧锁骨下淋巴结
N3b	转移至同侧内乳淋巴结和腋窝淋巴结
N3c	转移至同侧锁骨上淋巴结

临床发现的定义为临床体格检查或影像学检查(不包括前哨淋巴结活检)高度怀疑为恶性肿瘤或依据细针穿刺细胞学检测的病理转移

续表

分期	标准
M 分期	
Mx	不能肯定有无远处转移
M0	临床和影像学检查未见转移
cm0(i+)	无转移的症状和体征，也没有转移的临床或影像学证据，但通过分子检测或镜检，在循环血、骨髓或非淋巴结区域发现＜2 mm 的病灶
M1	经典的临床或影像学方法能发现的远处转移组织学证实＞0.2 mm 的病灶

四、临床表现

(一)乳房肿块

乳房肿块是乳腺癌最常见的症状，90％以上的患者是在无意中发现乳房肿块而就诊。典型的乳腺癌多为无痛性肿块、质地硬、表面不光滑、与周围分界不清。

(二)乳房疼痛

乳房疼痛虽可见于多种乳腺疾病，但疼痛并不是乳腺癌的常见症状，良性或恶性乳腺癌通常是无痛的。少数患者可有牵拉感或轻微的疼痛，晚期肿瘤侵犯胸壁神经可引起明显的疼痛。

(三)皮肤改变

乳腺癌如累及乳腺悬韧带(Cooper 韧带)，使其短缩造成皮肤凹陷，形成"酒窝征"；累及乳头使乳头变平、回缩、凹陷；累及皮下淋巴管使淋巴回流障碍，出现真皮水肿，皮肤呈"橘皮样"改变；皮肤有卫星结节时会破溃，形成溃疡。

(四)区域淋巴结肿大

最常见的淋巴转移部位是同侧腋窝淋巴结。淋巴结由小到大、由少到多，从可推动到相互融合、固定。肿大的淋巴结侵犯、压迫腋静脉可使同侧上肢出现水肿。侵及臂丛神经可引起肩部酸痛。临床上以腋窝淋巴结肿大为第一症状，而临床体检或影像学检查均未发现可疑病灶的乳腺癌称为隐匿性乳腺癌。

(五)远处转移

乳腺癌的远处转移包括淋巴转移和血行转移。常见的转移部位分别是骨、肺、胸膜、软组织和肝。大多数转移性乳腺癌患者或早或晚都会发生骨转移，脊椎、肋骨、骨盆和颅骨是常见的受累部位。通常表现为骨痛和骨质脆弱。脊椎转移还可引起脊髓压迫症状,甚至截瘫。肺转移患者起初无症状,当病变广泛或侵犯肺实质时,可表现为呼吸不畅和咯血;胸膜下的转移灶会发生气胸、胸腔积液等症状;胸痛常提示有胸膜受侵的可能;肝转移的预后差,多数患者有肝功能损害的表现。

五、治疗方式

(一)手术治疗

1.手术方式

(1)乳腺癌根治术:乳腺癌根治术的手术范围。①整块切除原发灶及区域淋巴结;②切除患侧全部乳腺组织及表面覆盖皮肤且皮瓣尽可能薄;③切除胸大肌、胸小肌;④彻底清扫腋窝淋巴结,该方式主要适用于腋窝有明显肿大淋巴结或肿瘤累及胸大肌的病例。

(2)乳腺癌改良根治术:是目前最常用的手术方式之一,用于临床Ⅰ、Ⅱ期的病例,手术范围较根治术明显缩小。

(3)乳腺癌扩大根治术:在根治术或改良根治术的同时行内乳区淋巴结清扫。适用于Ⅱ、Ⅲ期病灶位于内侧及中央区的病例。

(4)保留乳房手术:乳腺癌是全身性疾病,手术方式仅影响少数患者的预后,同时放射设备及技术的改善、患者对手术后外形和生活质量要求的提高,保留乳房手术逐步增多。

(5)单纯乳房切除术:适合乳腺原位癌、乳腺原位癌有微小浸润、Paget病仅限乳头、年老体弱不适合做根治术的患者。

(6)乳房重建术:根据重建的时间,乳房重建可以分为即刻重建和延期重建;根据重建的组织,乳房重建可以分为自体组织重建和异体组织重建。

2.手术常见并发症

(1)出血:在行肿块切除和根治术后均可出现此并发症,出血部位常见于乳内血管分支及侧胸壁前锯肌表面肋间血管。

(2)切口感染:患者自身体质、免疫状况、基础疾病与切口感染密切相关。

(3)腋窝及皮下积液:形成的原因可能是皮下积液未能彻底引流、皮下淋巴管开放、皮瓣张力过大。

(4)皮瓣坏死:是乳腺癌根治术后常见的并发症,一般在术后24小时即可见皮瓣缺血变白逐步发绀,3~7天后坏死区域界限清晰,皮肤呈黑色。

(5)肩关节活动受限:乳腺癌术后瘢痕萎缩使肩关节活动受限,早期功能锻炼能促进患者肩关节功能恢复。

(6)上肢淋巴水肿:乳腺癌根治术后,上肢的淋巴及血液回流障碍易引起上肢水肿发生率为5%~40%。

(7)疼痛:乳腺癌术后疼痛主要分为2种:一种是由于肌肉或者韧带损伤所造成的疼痛;另一种是神经损伤或者神经系统部分功能丧失所引起的神经痛。

(8)乳房再造术后,根据不同的手术方式会出现腹壁痛、切口裂开、脂肪液化等。

(9)胸膜穿破:在行扩大根治术清扫淋巴结时可能会穿破胸膜,造成气胸。

(10)神经损伤:手术时将臂丛神经表面的鞘膜或神经分支损伤,则会引起上肢相应部位的麻木、肌肉萎缩,多见于尺神经的损伤。

(11)下肢深静脉血栓:乳腺癌手术患者为下肢深静脉血栓发生高危人群。其发生及可能产生的并发症会导致非常严重的后果,同时严重影响患者的生活质量。

(二)放疗

乳腺癌的放疗属于局部治疗,随着保乳术的兴起,放疗在乳腺癌综合治疗中的地位越来越高。

1.乳腺癌术后放疗指征

单纯乳房切除术后;根治术后病理报告有腋中群或腋下群淋巴结转移者;根治术后病理证实转移性淋巴结占检查淋巴结总数的一半以上,或有4个以上淋巴结转移者;病理证实内乳淋巴结转移的病例;原发灶≥5 cm;原发灶位于乳房中央或内侧者做根治术后,尤其有腋淋巴结转移者。

2.保乳术后放疗指征

除70岁以上,且激素受体阳性、腋窝淋巴结阴性、局部肿块T1、切缘阴性的患者可以单纯使用辅助内分泌治疗以外,一般情况下所有接受保乳术的患者都应行全乳放疗。

(三)化疗

化疗是治疗乳腺癌的重要手段之一。根据治疗目的和时间的不同,通常将乳腺癌的化疗分为术后辅助化疗和新辅助化疗。

(四)内分泌治疗

内分泌治疗通过改变乳腺癌生长所依赖的内分泌环境,降低雌激素水平,使肿瘤生长受到抑制,达到临床缓解,是一种全身治疗手段。这种治疗不良反应少,尽管起效慢,但疗效维持时间长,而且患者的生活质量也比较好。

(五)生物治疗

乳腺癌的一个生物学指标人类表皮生长因子受体-2(human epidermal growth factor receptor-2,HER-2)过度表达者癌细胞倍增速度快、侵袭性强、内分泌依赖性差、易产生化疗耐药性,与肿瘤的分级、大小、淋巴结转移情况及患者的预后和病情的转归密切相关。行分子靶向治疗适用于 HER-2 阳性过度表达的患者。推荐使用曲妥珠单抗治疗,其有效率在 30% 左右。

六、护理措施

乳腺癌的治疗方式以手术、放疗及化疗或三者的联合治疗为主,这里以三者的护理来介绍乳腺癌的护理措施。

(一)手术的护理

1.术前护理

(1)心理护理:患者面对恶性肿瘤不确定的疾病预后、乳房缺失导致外形受损、各种复杂而痛苦的治疗、婚姻生活可能受到影响等问题容易产生焦虑、恐惧等心理反应,多了解和关心患者。向患者和家属解释手术的必要性和重要性。告诉患者行乳房重建的条件,鼓励其树立战胜疾病的信心。已婚患者,应同时对其丈夫进行心理辅导,鼓励夫妻双方坦诚相待,取得丈夫的理解、关心和支持。

(2)终止妊娠或哺乳:妊娠期及哺乳期诊断乳腺癌的患者应立即停止妊娠或哺乳并治疗,以减轻激素作用引起病变的进展。

(3)术前准备:做好术前常规检查和准备。对手术范围大、需要植皮的患者,除常规备皮外,同时做好供皮区的皮肤准备。乳房皮肤溃疡者,术前每天换药至创面好转。乳头凹陷者应清洁局部。

2.术后护理

(1)体位:术后麻醉清醒、血压平稳后取半卧位,以利呼吸和引流。

(2)病情观察:严密观察生命体征变化,观察切口敷料渗血、渗液情况,并予以记录。

(3)伤口护理:①有效包扎手术部位用弹力绷带加压包扎,使皮瓣紧贴胸壁,防止积液积气。包扎松紧度以能容纳一指、维持正常血运、不影响呼吸为宜。②观察皮瓣血液循环,注意皮瓣颜色及创面愈合情况,正常皮瓣的温度较健侧略低,颜色红润,并与胸壁紧贴;皮瓣颜色暗红,提示血液循环欠佳,有可能坏死,应报告医师及时处理。③观察患侧上肢远端血液循环。

(4)引流管护理:乳腺癌根治术后,皮瓣下常规放置引流管并接负压引流,以便及时、有效地吸出残腔内的积液、积血,并使皮肤紧贴胸壁,从而有利于皮瓣愈合。护理时应注意以下几点。①保持有效负压吸引,负压吸引的压力大小要适宜。②妥善固定引流管,保持引流通畅引流过程中若有局部积液、皮瓣不能紧贴胸壁且有波动感,报告医师及时处理。③观察引流液的颜色和量。④拔管术后4~5天,若引流液转为淡黄色、每天量少于10~15 mL,创面与皮肤紧贴,手指按压伤口周围皮肤无空虚感,即可考虑拔管。

(5)患侧上肢肿胀的护理:①避免损伤、勿测血压、抽血、静脉或皮下注射等。②保护患侧上肢平卧时患肢下方垫枕抬高10°~15°,肘关节轻度屈曲;半卧位时屈肘90°放于胸腹部。③促进肿胀消退,患侧上肢进行握拳、屈、伸肘运动;局部感染,及时应用抗生素治疗。

(二)放疗的护理

1.放疗并发症的护理

(1)放射性皮炎:患者可涂抹三乙醇胺膏保护局部照射野皮肤,大面积胸壁放疗或腋窝皱褶及潮湿处皮肤放疗,易出现一定程度的皮肤反应,如出现一度皮肤反应(干性反应)可局部继续涂抹三乙醇胺膏,出现二度皮肤反应(湿性反应)可使用重组人表皮生长因子外用溶液外喷,也可给予烧伤专用纱布湿敷或涂抹湿润烧伤膏。照射野皮肤避免摩擦并保持腋窝处的透气、干爽。站立或行走时患者宜穿宽松衣袖的柔软、吸湿性强的棉质衣服,保持患侧手叉腰的动作;卧位时患者宜将患肢上举置于头顶,使腋窝处尽量敞开。

(2)放射性食管炎:患者照射内乳区可引起轻度食管反应,多为一过性。此时指导患者进食流质或半流质食物,禁食粗、硬、辛辣刺激性食物,忌食过热的食物,宜少量多餐,慢速进食,进食后吞服温开水以冲洗食管。

(3)放射性肺炎:患者出现咳嗽、咳痰、发热、胸闷、气短等,可按医嘱用抗生素、激素、支气管扩张剂治疗,必要时给予吸氧,严重者应暂停放疗。注意休息、保暖、预防感冒,因上呼吸道感染常可诱发放射性肺炎。

2.脑放疗的护理

对乳腺癌脑转移行脑放疗的患者,治疗中可出现颅内压增高。因此,应按医嘱立即快速滴注甘露醇,必要时加地塞米松,严密观察患者恶心、呕吐、头晕、头痛等情况。

3.骨放疗

对乳腺癌骨转移行骨放疗的患者,要防止患者跌倒,送放疗时可使用轮椅。

4.监测血常规

注意血象变化,每周行血常规检查,当白细胞计数 $<3\times10^9/L$ 时,应暂停放疗,并按医嘱给予升白细胞药物治疗,行紫外线消毒房间每天 2 次,限制探视等。当白细胞计数 $<1\times10^9/L$ 时行保护性隔离。

5.功能练习

患肢经过放疗更易出现水肿,故应继续进行患肢的功能锻炼和保护,必要时行向心性按摩。放疗结束后应持续保护好照射野皮肤,时间视皮肤情况而定。

(三)化疗的护理

(1)乳腺癌的化疗方案中大多数抗癌药为发疱剂(如多柔比星),化学性静脉炎的发生率高,静脉的保护尤为重要。故输液通路应首选中心静脉导管。未行中心静脉导管置管者,术后应避免患侧上肢静脉输液,故术后输液只能在健侧进行,为保护健侧静脉,术前化疗应选择患侧上肢浅静脉。

(2)多柔比星对心脏毒性较大,用药前后应常规行心电图检查,用药过程中需行心电监护,勤巡视,并备足抢救药品。

(3)由于脱发所致的"化疗特殊形象"是影响患者自尊的严重问题,因此,化疗前应把这一可能发生的问题告诉患者,使其有充分的思想准备。指导患者化疗前理短头发,购买适合自己的假发或柔软的棉帽,告知脱发是暂时性的,停止化疗后头发可重新生长。脱发后,头皮会比较敏感,要注意保护头皮,不要使用刺激性的香皂、洗发水等。

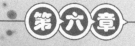

腹部肿瘤患者的护理

第一节 胃 癌

一、概述

胃癌是指原发于胃黏膜上皮的恶性肿瘤。胃癌是我国最常见的恶性肿瘤，其发病率仅次于肺癌，居第二位，死亡率排第三位，全年新发胃癌病例占全球40％以上。2/3的胃癌患者在发展中国家。在我国，西北地区和东南沿海地区发病率较高，广西、广东、贵州发病率低。

二、病因

(一)饮食因素

高浓度食盐可使胃黏膜屏障损伤，造成黏膜细胞水肿，腺体丢失。摄入亚硝基化合物的同时摄入高盐可增加胃癌诱发率，诱发时间也较短，有促进胃癌发生的作用。新鲜蔬菜、水果有预防胃癌的保护性作用。含有巯基类的新鲜蔬菜，如大蒜、大葱、韭菜、洋葱和蒜苗等也具有降低胃癌危险的作用。

(二)微生物因素

1.幽门螺杆菌

胃癌发病率与当地胃幽门螺杆菌感染率呈正相关。幽门螺杆菌是胃黏膜肠上皮化生和异型增生及癌变前期的主要危险因素，且随胃黏膜病变加重，幽门螺杆菌感染率增高。

2.其他微生物因素

我国胃癌高发区居民常食霉变食物，在胃液中可检出杂色曲霉、黄曲霉菌等真菌。此外，真菌本身也可合成亚硝胺，从而起到间接致癌作用。

(三)慢性疾病

慢性萎缩性胃炎以胃黏膜腺体萎缩、减少为主要特征,常伴有不同程度的肠上皮化生。

(四)遗传因素

研究发现胃癌发病有家族聚集倾向,这均提示胃癌发病可能与遗传因素相关。

三、病理分类及临床分期

(一)病理分类

Borrmann 分类主要根据肿瘤的外生性和内生性部分的相对比例来划分类型。侵至固有层以下的进展期胃癌分为 4 个类型。①Ⅰ型(结节蕈伞型/结节隆起型):肿瘤主要向胃腔内生长,隆起明显,呈息肉状,基底较宽,境界较清楚,可有小的糜烂。②Ⅱ型(局限溃疡型):肿瘤有较大溃疡形成,边缘隆起明显,境界比较清楚,向周围浸润不明显。③Ⅲ型(浸润溃疡型):肿瘤有较大溃疡形成,边缘部分隆起,部分被浸润破坏,境界不清,向周围浸润较明显,癌组织在黏膜下的浸润范围超过肉眼所见的肿瘤边界。④Ⅳ型(弥漫浸润型):呈弥漫性浸润生长,触摸时难以界定肿瘤边界。由于癌细胞的弥漫浸润及纤维组织增生,可导致胃壁增厚、僵硬,形成"革囊胃"或皮革胃。

(二)临床分期

胃癌的分期是胃癌诊治方案制定的基础。胃癌 TNM 分期,见表 6-1。

表 6-1 胃癌 TNM 分期

分期	分期标准
T 分期	
Tx	原发肿瘤无法评估
T0	无原发肿瘤证据
Tis	原位癌:上皮内肿瘤,未侵犯黏膜固有层,高度不典型增生
T1	肿瘤侵犯固有层、黏膜层或黏膜下层
T1a	肿瘤侵犯黏膜固有层或黏膜肌层
T1b	肿瘤侵犯黏膜下层
T2	肿瘤侵犯固有肌层
T3	肿瘤穿透浆膜下结缔组织,而尚未侵犯脏层腹膜或邻近结构
T4	肿瘤侵犯浆膜层(脏层腹膜)或邻近结构

续表

分期	分期标准
T4a	肿瘤穿透浆膜层(脏层腹膜)
T4b	肿瘤侵犯邻近组织结构
N 分期	
Nx	区域淋巴结无法评估
N0	区域淋巴无转移
N1	区域淋巴转移 1～2 个
N2	区域淋巴转移 3～6 个
N3	区域淋巴转移 7 个及以上
N3a	区域淋巴转移 7～15 个
N3b	区域淋巴转移 16 个及以上
M 分期	
M0	无远处转移
M1	存在远处转移(远处转移包括腹腔种植、腹腔细胞学检测阳性及非持续性延伸的大网膜肿瘤)

四、临床表现

(一)胃部疼痛

疼痛是胃癌最常见的症状,即使是早期胃癌患者,除了少部分无症状的患者外,大部分均有胃部疼痛的症状。起初仅感上腹部不适,或有胀痛、沉重感,常被认为是胃炎、胃溃疡等,给予相应的治疗,症状也可暂时缓解。胃窦部胃癌可引起十二指肠功能改变,出现节律性疼痛,易被忽视,直至疼痛加重,甚至黑便才引起重视,此时往往已是疾病的中晚期,治疗效果不佳。

(二)食欲减退、消瘦、乏力

这也是一组常见又不特异的胃恶性肿瘤症状,有可能是胃癌的首发症状。很多患者在饱餐后出现饱胀、嗳气而自动限制饮食,体重逐渐减轻。

(三)恶心、呕吐

早期可仅有进食后饱胀和轻度恶心感,常因肿瘤引起梗阻或胃功能紊乱所致。贲门部肿瘤开始可出现进食不顺利感,以后随病情进展而发生吞咽困难及食物反流。胃窦部癌引起幽门梗阻时可呕吐有腐败气味的隔夜饮食。

(四)出血和黑便

早期胃癌有出血、黑便者约为 20%。小量出血时仅有大便隐血阳性,当出血量较大时可有呕血及黑便。凡无胃病史的老年人出现黑便时必须警惕有胃癌的可能。

五、治疗方式

(一)手术治疗

手术切除是治疗胃癌的唯一方法,具体方法如下。

1.根治性手术

(1)标准手术是以根治为目的,要求必须切除 2/3 以上的胃,并且进行 D2 淋巴结清扫。

(2)改良手术主要针对分期较早的肿瘤,要求切除部分胃或全胃,同时进行 D1 或 D1$^+$ 淋巴结清扫。

(3)胃癌扩大根治术包括联合脏器切除和/或 D2 以上淋巴结清扫。

2.非根治性手术

(1)姑息性手术主要针对出现肿瘤并发症的患者,主要的手术方式包括胃姑息性切除、胃空肠吻合术和空肠营养管置入术等。

(2)减瘤手术主要针对存在不可切除的肝转移或者腹膜转移等非治愈因素,以及没有出现肿瘤并发症所进行的胃切除。

2.腹腔镜手术

腹腔镜检查及手术是向腹腔内注入 CO_2 气体,形成人工气腹后,将腹腔镜自腹壁插入腹腔内观察病变的形态、部位及与周围脏器的关系,取组织做病理检查或进行手术的诊疗方法。

(二)化疗

化疗应当充分考虑患者的疾病分期、年龄、体力状况、治疗风险、生活质量及患者意愿等,避免治疗过度或治疗不足。及时评估化疗疗效,密切监测不良反应,并及时调整药物或剂量。密切监测及防治不良反应,并酌情调整药物和/或剂量(详细方式见第三章第一节)。

(三)放疗

放疗包括术前、术后或姑息性放疗,是胃癌治疗中的一部分。外照射与氟尿嘧啶联合应用于局部无法切除的胃癌的姑息治疗时,可以提高生存率。使用三维适形放疗和非常规照射野照射可以精确地对高危靶区进行照射且剂量分布更加均匀。

(四)介入治疗

胃癌介入治疗主要包括针对胃癌、胃癌肝转移、胃癌相关出血及胃出口梗阻的微创介入治疗。

1.胃癌的介入治疗

经导管动脉栓塞、化疗栓塞或灌注化疗用于进展期胃癌和不可根治胃癌的姑息治疗或辅助治疗,其疗效尚不明确。

2.胃癌肝转移的介入治疗

介入治疗可作为胃癌肝转移瘤除外科手术切除之外的局部微创治疗方案。主要包括消融治疗、经导管动脉栓塞、化疗栓塞及灌注化疗等。

3.胃癌相关出血的介入治疗

介入治疗对于胃癌相关出血具有独特优势,通过选择性或超选择性动脉造影明确出血位置,并选用合适的栓塞材料进行封堵,可迅速高效地完成止血,同时缓解出血相关症状。

4.胃出口梗阻的介入治疗

晚期胃癌患者可出现胃出口恶性梗阻相关症状,通过 X 线引导下支架置入等方式,达到缓解梗阻相关症状、改善患者生活质量的目的

(四)支持治疗

胃癌支持治疗的目的在于缓解症状、减轻痛苦、改善生活质量、处理治疗相关不良反应、提高抗肿瘤治疗的依从性。所有胃癌患者都应全程接受支持治疗的症状筛查、评估和治疗,既包括出血、梗阻、疼痛、恶心、呕吐等常见症状,也应包括睡眠障碍、焦虑、抑郁等心理问题。同时,应对癌症生存者加强相关的康复指导及随访。

(五)内镜治疗

内镜下切除为早期胃癌的首选治疗方式,与传统外科手术相比,内镜下切除具有创伤小、并发症少、恢复快、费用低等特点。主要有以下几种方式。

1.内镜下黏膜切除术

内镜下黏膜切除术指内镜下将黏膜病灶整块或分块切除,用于胃肠道表浅肿瘤诊断和治疗的方法。

2.内镜下黏膜剥离术

目前推荐内镜下黏膜剥离术作为早期胃癌内镜下治疗的标准手术方式。内镜下黏膜剥离术是在内镜下黏膜切除术基础上发展起来的新技术,根据不同部位、大小、浸润深度的病变,选择使用特殊电切刀,如 IT 刀、Dua 刀、Hook 刀等,内镜下逐渐分离黏膜层与固有肌层之间的组织,最后将病变黏膜及黏膜下层完整剥离的方法。

其操作步骤大致分为 5 步:①病灶周围标记;②黏膜下注射,使病灶明显抬起;③环形切开黏膜;④黏膜下剥离,使黏膜与固有肌层完全分离开,一次性完整切除病灶;⑤创面处理,包括创面血管处理与边缘检查。

六、护理措施

手术是治疗胃癌的重要途径,这里主要以手术护理为重点来介绍胃癌的护理措施。

(一)手术护理

1.胃大部切除术的护理

(1)术前护理:①消除患者恐惧心理,向患者讲解肿瘤知识及治疗方法,增强其对治疗的信心,与医护密切配合。②改善营养状况,给予患者高蛋白、高热量、高维生素、少渣软食、半流质或流质。纠正电解质紊乱。对重度营养不良、低蛋白血症及贫血者,术前静脉补充清蛋白及输血,必要时给予全肠外营养。③纠正电解质紊乱。④有幽门梗阻者,术前 3 天每晚用温生理盐水洗胃,清除胃内容物,减轻胃黏膜水肿。严重幽门梗阻者术前1～3 天进行持续胃肠减压及用生理盐水洗胃,使胃体积缩小。⑤手术早晨置胃管(根据患者基础情况及术者意愿)。

(2)术后护理:①严密观察生命体征变化,预防早期出血、血容量不足引起的心率及血压下降。②术后体位,全麻或硬膜外清醒后患者生命体征平稳应采取半卧位。注意保持半卧位的正确位置,以利呼吸和腹腔引流,减轻腹肌张力。③预防肺部并发症,鼓励患者深呼吸,给予雾化吸入,协助正确排痰,定时翻身拍背和鼓励早期活动。④保持腹腔引流管通畅,腹腔引流管接无菌负压吸引器,排气管接负压吸引器应打开活塞,以免形成腹腔无效腔,致使引流液不易流出。无菌负压吸引器应隔日更换 1 次,以防逆行感染。引流管不宜过长,妥善固定,注意观察有无扭曲、挤压、脱落等现象。严密观察引流液的色、质及量,并认真记录。一般 24 小时引流液量在 200 mL 左右,为血浆样浅红色渗出液,如手术当日在短时间内有鲜红血样液体流出,量在 300～500 mL 且患者脉速、血压下降、面色苍白,应考虑有出血倾向,须及时报告医师。⑤持续胃肠减压保持胃管通畅,减少刺激,减轻胃张力,预防吻合口水肿及吻合口漏。生理盐水冲洗胃管,冲洗时避免压力过大、冲洗液过多,以免引起吻合口出血。注意胃液的色、质及量,并详细记录,如有鲜红色血性液体流出应及时报告医师,胃管要固定好,注意有无脱落或侧孔吸住胃壁,及时纠正以免影响减压效果。⑥术后饮食,术后 3 天内禁食,静脉补液 3 000 mL 左右。待患者于拔胃管后第 1 天通过肠内置营养给予少量饮水,首次进量 20～30 mL,严密观察患者进水后反应,如无不适,隔 1～2 小时给 1 次,每次增加 5～10 mL,至 40～50 mL 为止。第 2 天给半量流质,从营养管给予肠内营养混悬液、果汁及过滤的米汤或鸡汤、鱼汤,具体量及次数由营养师计算确定。配制好的营养物盛入 500 mL 清洁瓶中,通过输液管(剪掉前端的过滤网及头皮针部分)与营养管衔接,每次 50～80 mL。第 4 天进全量流质,每次 100～150 mL,连续 3 天。第 7 天给予半流质,逐渐过渡到软食。营养液温度以 37 ℃左右为宜,开始时速度要慢,以 30～50 mL/h 为宜,以后根据肠道耐受情况逐渐增加至 120～180 mL/h。每次注射前、后均用等渗盐水或温开水 30～50 mL 冲洗可预防营养管堵管。⑦鼓励患者早期活动,除年老体弱或病情较重者以外,术后第 1 天应坐起轻微活动,第 2 天协助患者下床,进行床边活动,第 3 天可在病室内活动。患者活动量应根据个体差异而定,早期活动可增强肠蠕动,预防术后肠粘连,减少并发症。

2.腹腔镜胃癌根治术的护理

(1)术前护理:①胃肠道的恶性肿瘤早期原则上以手术治疗为主。向患者详细介绍腹腔镜手术与传统手术相比,具有痛苦小、恢复快、伤口小等特点;讲解手术过程及麻醉方式,减少患者及家属的恐惧和担心,主动配合术后的治疗和护理,以增强其信心。②其他术前护理同胃癌常规的术前护理。

(2)术后护理:①手术当日禁食,待肛门排气后患者可进流食,术后 1 天改为半流质,逐渐过渡到软食、普通饮食等。若患者未排气或排气不畅,应嘱患者禁食产气食物。术后要加强营养,增加蛋白质和维生素的摄入,以促进伤口愈合并恢复体力。术后腹内气体多,影响肠翻动,应多吃富含粗纤维的蔬菜、水果,保证大便通畅。②其他术后护理同胃癌常规的术后护理。

(二)化疗的护理

1.药物特殊不良反应监测

化疗的护理主要对其药物特殊不良反应监测,如环磷酰胺可致出血性膀胱炎等。

2.饮食护理

化疗常出现的不良反应表现有恶心、食欲缺乏、腹痛、腹泻等。食欲减退时，可选用易消化、新鲜、芳香的食品；消化不良时，可选择粥作为主食，也可以吃助消化、开胃的食品。化疗前 0.5～1.0 小时和化疗后 4～6 小时给予镇吐剂，会有助于减轻恶心、呕吐（化疗的其他常规护理见第三章第一节）。

(三)放疗的护理

1.摆位的监测

胃的周围有对射线敏感的肾、肝、脾、小肠等器官，放疗前，技术人员应精确摆位，最好使用固定装置，以保证摆位的可重复性。指导患者采用仰卧位进行模拟定位和治疗。

2.放射性胃炎

遵医嘱预防性使用止吐剂，预防性使用保护胃黏膜的药物。食欲减退、恶心、呕吐及腹痛常发生于放疗后数日，对症处理即可缓解，一般患者可以耐受不影响放疗进行。

3.放射性小肠炎

放射性小肠炎多发生于放疗中或放疗后，可表现为高位不完全性肠梗阻。由于肠黏膜细胞早期更新受到抑制，以后小动脉壁肿胀、闭塞，引起肠壁缺血，黏膜糜烂。晚期肠壁引起纤维化，肠腔狭窄或穿孔，腹腔内形成脓肿、瘘管和肠粘连等。主要护理措施为遵医嘱给予解痉剂及止痛剂，给予易消化、清淡饮食。

4.饮食护理

放疗后 1～2 小时，患者可能出现恶心、呕吐等不良反应，告知患者是由于射线致使胃黏膜充血水肿所致。指导患者放疗前避免进食，以减轻可能发生的消化道反应。鼓励患者进食富含维生素 B_{12} 和含铁、含钙丰富的食物（放疗的其他常规护理见第三章第二节）。

第二节 肝 癌

一、概述

肝癌是一种常见的、预后差的恶性肿瘤，可发生于任何年龄，以 40～50 岁多见,男女发病率之比为(3～5)∶1。全球发病率逐年增长,居恶性肿瘤第 5 位。我国发患者数占全球的 55％。在肿瘤相关死亡中仅次于肺癌,居第 2 位。我国以东南沿海地区为多见,其中江苏启东和广西扶绥的发病率最高。在国外,非洲撒哈拉地区以南和亚洲太平洋沿岸地区的发病率明显高于其他地区,欧洲、美洲、大洋洲发病率较低。

二、病因

目前普遍认为肝癌的发生可为多种因素经多种途径共同引起的结果,肝硬化、HBV 和 HCV 被认为是危险因素,不同地区致癌和促癌因素又完全不尽相同。

(一)病毒感染

长期的临床观察发现,肝炎、肝硬化、肝癌是不断迁移演变的三部曲。目前认为肝炎病毒有 A、B、C、D、E、G 等数种及 TTV。已证明与肝癌有关的肝炎病毒主要为 HBV 及 HCV,而其中又以 HBV 最为常见。

(二)化学因素

1.黄曲霉素

黄曲霉素污染程度与肝癌发病率存在相关性。我国主要粮食黄曲霉素污染分布图与肝癌分布趋势基本相同。

2.其他致癌物质

二氧化钍、二甲氨基偶氮苯、二甲基亚硝胺、六氯苯等。

(三)遗传因素

约 40％的肝癌患者有家族史,肝癌有家族聚集性,肝癌的发生是遗传和环境共同作用的结果,肝癌的发生在多基因基础上有主基作用。

(四)酒精

有长期酗酒嗜好者容易诱发肝癌。过量饮酒常通过脂肪肝、酒精性肝炎及肝硬化等步骤,最终导致肝癌。

(五)其他因素

微量元素如铁、钼、锌、铜、镍、砷与肝癌的发生和发展关系密切,寄生虫病,性激素,遗传性疾病和自身免疫性疾病,贫血,营养不良和社会、心理、精神因素等均与肝癌发生有关。

三、病理分类及临床分期

肝癌分原发性肝癌和继发性肝癌 2 种。原发性肝癌是我国主要的一种常见恶性肿瘤,也是最常见的肝恶性肿瘤。继发性肝癌是肝外各系统的癌肿,特别是消化道及盆腔部位(胃结肠、胆囊、胰腺、前列腺、子宫和卵巢等)的癌肿,通过门静脉、肝动脉、淋巴管等途径转移到肝。继发性肝癌在病理、临床症状及治疗护理方面都与原发性肝癌相似,故这里主要以原发性肝癌患者展开叙述。

(一)病理分类

1.大体分型

(1)块状型:单块状,融合块状,多块状。常单发,癌块直径在 5 cm 以上,>10 cm 者称巨块。

(2)结节型:多见。结节大小和数目不一,散在分布,一般直径不超过 5 cm,多在肝右叶。

(3)小肝癌型:少见。孤立的直径<3 cm 的癌结节或相邻两个癌结节直径之和<3 cm 者称为小肝癌。

(4)弥漫型:最少见。有米粒至黄豆大小的癌结节占据全肝,呈灰色点状结节,易与周围硬化结节混淆。

2.组织学类型

(1)肝细胞肝癌:由类似肝细胞样细胞组成的一种恶性肿瘤,常发生于肝硬化基础上,可有局部血管及淋巴转移。

(2)肝内胆管细胞癌:由胆管内上皮细胞组成的肝内恶性肿瘤称为肝内胆管癌。瘤体一般比较坚硬,呈灰白色,坏死不如肝细胞癌明显。

(3)混合型:上述两型同时存在或呈过渡状态,临床此型少见。

(二)临床分期

临床分期是估计肝癌预后和选择治疗方法的重要依据,肝癌的 TNM 分期,见表 6-2。

表 6-2　肝癌 TNM 分期

分期	分期标准
T 分期	
Tx	原发肿瘤不能测定
T0	无原发肿瘤的证据
T1	孤立肿瘤没有血管受侵

续表

分期	分期标准
T2	孤立肿瘤,有血管受侵或多发肿瘤直径≤5 cm
T3a	多发肿瘤直径＞5 cm
T3b	孤立肿瘤或多发肿瘤侵及门静脉或肝静脉主要分支
T4	肿瘤直接侵及周围组织,或致胆囊或脏器穿孔
N 分期	
Nx	区域内淋巴结不能测定
N0	无淋巴结转移
N1	区域淋巴结转移
M 分期	
Mx	远处转移不能测定
M0	无远处转移
M1	有远处转移

四、临床表现

原发性肝癌缺乏特征性的早期表现,大多数患者在普查或体检时发现。早期可无任何不适,部分患者表现为肝区不适、乏力、食欲减退和消瘦,症状明显后,病程多属晚期。

(一)症状

1.肝区疼痛

肝区疼痛为最常见和最主要的症状,约半数以上患者以此为首发症状。由于肿瘤生长增加肝包膜张力,或肝癌包膜下结节破裂,或肝癌结节破裂出血导致。表现为持续钝痛、呼吸时加重等。

2.消瘦、乏力

消瘦、乏力由于癌的高代谢和进食减少引起,严重者为恶病质表现。

3.消化道和全身症状

消化道和全身症状为肝功能损害、肿瘤压迫、腹水引起。常表现为食欲减退、腹胀、恶心、呕吐或腹泻等,易被忽视。

4.其他

肿块可出现在剑突下或右肋缘下;黄疸是由于肿瘤压迫肝门、胆道癌栓、肝细胞损害引起,为晚期症状;持续低热或不规则发热由肿瘤坏死、合并感染、肿瘤代谢产物所导致。容易忽视的症状有右肩痛、右上腹或右下腹痛、腹泻等。有肝病史的中年人不明原因的腹泻应考虑肝癌的可能。其他症状有出血倾向等。

(二)体征

肝大、上腹部包块、黄疸、腹水、脾大、下肢水肿及肝硬化的其他表现。右上肝癌可引起肝上界上移,肋下可扪及肝脏,但无结节;右下肝癌可直接扪及肿瘤;左叶肝癌表现为剑突下肿块。

五、治疗方式

早期治疗、综合治疗与积极治疗是肝癌治疗的三个重要原则。

(一)手术治疗

早期手术切除是目前根治原发性肝癌的最佳治疗手段。常用的手术方式:肝切除术,包括根治性切除和姑息性切除。根据病变累及范围可做肝叶切除、半肝切除、三叶切除、肝部分切除、肝段叶切除等。肝移植的出现完全改变了肝癌的治疗策略。同种异体肝移植术近年来成为我国治疗原发性肝癌的一种方法。

(二)放疗

肝癌对放疗不敏感的观念正在改变,越来越多的资料显示恰当的放疗可提高不能手术或局部晚期肿瘤患者的生存率。

(三)化疗

全身化疗对肝癌的疗效尚不理想,疗效与肝动脉内化疗相当。

(四)生物靶向治疗

早年采用白细胞介素-2、干扰素及肿瘤坏死因子等生物反应调节剂治疗肝癌,疗效不甚理想。贝伐单抗、盐酸厄洛替尼片、甲苯磺酸索拉非尼等应用于肝癌的治疗已有相关报道。靶向治疗是肝癌全身治疗新的研究方向。

(五)其他治疗

免疫治疗已经逐渐受到重视;中药治疗可减轻不良反应,保护或改善肝功能;肝癌男性发病率高,同时肿瘤细胞表面雄激素受体出现高表达,因此抗雄激素治疗也被试用于晚期肝细胞癌。

六、护理措施

手术治疗是原发性肝癌最重要的治疗手段,这里重点以手术的护理来介绍肝癌的护理措施。

(一)肝切除术的护理

1.术前护理

(1)心理护理:肝癌患者临床表现有疼痛、发热、黄疸、营养不良等,加上患者长期合并肝炎、肝硬化等,对治疗和手术的效果缺乏信心,常表现出焦虑、恐惧,甚至绝望的心理。应对患者给予关心,向其介绍治疗方法的意义和重要性。对某些患者,应根据其具体情况,适当采取保护性医疗措施,使患者树立战胜疾病的信心,配合治疗和护理。

(2)病情观察:有些患者在手术前常出现严重的并发症如肝癌破裂出血、黄疸等,故要密切观察病情,发现问题及时报告医师。

(3)饮食护理:肝癌患者应摄取足够的营养,宜行高蛋白、高热量、高维生素、低脂肪饮食,禁止饮酒。若有食欲缺乏、恶心、呕吐现象,可在及时清理呕吐物和口腔护理或使用止吐剂后,少量多餐,并尽可能布置舒适、安静的环境以促进食欲。对无法经口进食或进食量少者,可考虑使用全胃肠外营养。

(4)疼痛护理:肝癌患者中80%以上有中度至重度的疼痛,是造成患者焦虑及恐惧的主要因素之一,持续性疼痛不仅影响患者的正常生活,而且会引起严重的心理变化,甚至丧失生存的希望。应帮助患者从癌痛中解脱出来,协助患者转移注意力,遵医嘱给予止痛药或采用镇痛泵镇痛,提高患者的生活质量。

(5)全身支持:如患者有出血倾向和低蛋白血症,术前要注意休息,并为患者加强全身支持,以改善营养不良、贫血、低蛋白血症和纠正凝血功能障碍。实行有效的保肝治疗措施,以提高患者对手术的耐受性。

(6)术前准备:①严密观察患者的体温变化,如为肿瘤热,可用相应药物治疗,使体温恢复正常;②嘱患者禁烟,掌握正确的咳嗽及排痰方法,练习床上大小便;③根据手术切除范围大小给予备血;④肠道准备,口服抗生素3天,减少肠道细菌的数量。手术前1天晚进行清洁灌肠,以减少腹胀和血氨的来源,减少术后发生肝昏迷的机会;⑤放置胃管(按患者意愿),主要目的是预防术后肠胀气及呕吐,防止肠麻痹的发生。插入胃管时动作要轻柔,特别对食管静脉曲张者,应更注意;⑥预防性应用抗生素(按需),肝脏疾病患者的免疫力较低,应提前2天使用抗生素;⑦改善凝血功能(按需),为防止术中、术后渗血,术前2~3天肌内注射维生素K。

2.术后护理

(1)活动和体位:术后按医嘱测血压平稳后抬高床头30°。鼓励患者床上活动,翻身、抬臀等,以促进胃肠道蠕动。做上肢与下肢的伸展运动,以避免肺部感染及下肢深静脉血栓形成。术后 24 小时生命体征平稳后,予以半卧位,鼓励患者下床活动,从床旁坐座椅到床旁站立,再到床旁步行活动,循序渐进,逐渐过渡到走廊散步等活动。

(2)吸氧:对肝叶切除体积大、术中做肝门阻断、肝动脉结扎或栓塞、肝硬化严重者,术后均应给予氧气吸入以提高血氧浓度,增加肝细胞的供氧量,促进肝细胞代偿,以利于肝细胞的再生和修复。吸氧的浓度、时间和方式,应根据患者的具体情况及病情变化予以适当的调整。定时观察患者的动脉血氧饱和度情况,使其维持在 95% 以上。

(3)营养支持:术后禁食、胃肠减压,静脉输入高渗葡萄糖、适量胰岛素及 B 族维生素、维生素 C、维生素 K 等,待肠蠕动恢复后逐步给予流质、半流质及普食。术后 2 周内应补充适量的清蛋白和血浆,以提高机体的抵抗力。广泛肝切除后,可使用要素饮食或静脉营养支持。

(4)引流管护理:术后一般均留置腹腔引流管,须密切观察和记录引流液的颜色、量及性状,并保持引流管的通畅。正常术后 1~3 天引流量<200 mL,颜色逐渐变淡,如提示术后出血,须及时通知医师给予处理,必要时再次手术。

(5)肝功能监测:术后要定期复查肝功能,并注意术后有无黄疸和肝昏迷前期的表现。

(6)并发症的观察。①早期排异反应的观察:常出现在手术后 7~14 天,患者表现为突然出现黄疸、肝区疼痛、食欲减退、烦躁不安、体温上升、腹部胀气、精神萎靡、胆汁分泌减少、颜色变淡、黏稠度降低、血清胆红素及黄疸指数升高、谷丙转氨酶增高、超声波可见肝大、厚度增加。一旦发现上述情况,应及时通知医师做必要的处理。②感染:体温可高达 42 ℃、呼吸急促、心率过快、心率在 140 次/分、面颊潮红、精神不振、全身无力。腹腔感染可有腹痛、腹胀;肺部感染可表现为呼吸困难。③出血:早期出血可能为小血管出血,渗血明显,中期和后期出血可能为肝功能不良,破坏了机体的凝血机制或因胆管梗阻致脂溶性维生素吸收发生障碍所致。因此,要求在整个肝移植前后不同阶段补充大量不同的血液制品。另外,密切观察病情变化,中心静脉压、尿量和血压的变化,每半小时挤压引流管 1 次,观察腹腔有无活动性出血,如有出血立即遵医嘱补充血浆、血小板及红细胞等,观察伤口敷料有无渗出,胃管的引流量及性质,观察大便的颜色、量、性质,判断有无消化道出血情况,如有出血立即遵医嘱进行止血治疗。④胆管并发症:胆汁颜色变浅、变稀且量明显减少,腹胀、黄疸明显,血清胆红素明显升高,持续高热、精神萎靡不振、四肢无力,应疑为管道感染或胆管梗阻,及时通知医师。⑤肝昏迷:患者疲乏无力、烦躁不安、嗜睡、口腔散发出烂苹果味、皮肤、巩膜黄疸,粪便呈灰白色,血清胆红素升高,谷丙转氨酶升高,总蛋白减少,清蛋白与球蛋白比例倒置,血氨明显升高。

(二)肝移植的护理

1.术前护理

(1)心理护理:肝移植患者术前普遍存在一些心理问题。①希望心理,患者迫切希望通过肝移植手术得到彻底治愈;②焦虑心理,患者既希望通过手术解除痛苦,又担心手术风险大,一旦失败可能危及生命,故大多会出现术前焦虑;③忧虑心理,由于手术费及术后长期服用免疫抑制剂等医疗费用数额较大,不少患者也会因经济问题而产生忧虑情绪;④抑郁心理,患者长期接受药物治疗,效果不明显且逐渐加重,会对医师及治疗失去信心,情绪变得消极低沉、抑郁;⑤另外,患者在等待肝移植阶段,由于多方面的原因,会出现或加重一系列心身症状,如恐惧、敏感、注意力增强、情感脆弱及自主神经功能紊乱等症状。因此医护人员要及时发现患者的心理变化,采取有效的心理干预措施,以缓解患者的负性心理状态,防止不良事件的发生。同时要注意建立患者对移植的合理期待。

(2)饮食:术前 1 周进高蛋白、高糖类、高维生素饮食。

(3)术前检查:配合医师做好各项检查,如抽血、咽拭子、痰培养及尿培养等。

(4)纠正凝血机制异常:于术前 3 天开始肌内注射维生素 K 4 mg,每天 2 次。

(5)肠道准备:术前 1 天进软食,术前晚饭进流质,按要求术前禁食,口服灌肠或清洁灌肠。

(6)药物使用:注意患者有无全身或局部炎性病灶。必要时给予抗生素预防用药。术前根据麻醉师要求用药。

(7)其他:备皮、备血、物品准备等同一般手术。

2.术后护理

(1)病情观察:术后 24 小时是防治休克的关键时期,要由专人护理。严密观察患者生命体征及神志意识、瞳孔、中心静脉压变化。保持 2 个以上有效的静脉输液通路,及时给予液体和药物。如遇患者出现面色苍白、烦躁不安、呼吸急促脉搏增快、四肢潮凉、尿量明显减少、血压下降等休克征象应及时通知医师。记录出入量并每天或隔日进行相关指标的实验室检查,肝功能、肾功能、肝酶谱、电解质、血气分析、凝血机制全套、血糖、血氨等。

(2)引流管护理:保持胸腔引流管、胃管、胆汁引流管、腹腔引流管、导尿管等的通畅,观察引流液的色、质、量。

(3)给药护理:患者须终身服用免疫抑制剂,提高患者服药依从性,观察免疫抑制剂不良反应,定期监测血药浓度等。

(4)营养支持:给予高热量、高蛋白、高维生素、高糖、低钠、易于消化的饮食,有利于肝脏恢复。术后早期进流质,逐渐改为半流质、少渣饮食。黄疸深者进少脂、少渣饮食;使用激素后,患者食欲增加,但消化功能差,应给予少量多餐;由于肝功能不良而出现肝昏迷前期症状的患者,要限制蛋白质的摄入。

(5)保护性隔离:常规吸氧,超声雾化吸入,协助排痰,注意患者呼吸次数、呼吸音、有无发绀等。定期做咽部痰液、胆汁、大小便和切口分泌物培养。观察胆汁、大小便、痰液的外观。保持病房空气新鲜,每天用紫外线照射 3 次,每次30分钟,病房内物品及地面用含氯消毒液。医护人员进入病室前,必须穿戴经过高压消毒的衣裤、帽子、口罩及鞋子。在移植监护室或隔离室期间严禁陪护、访视。

(6)观察移植肝的功能:观察患者的意识、凝血功能、胆汁和肝功能生化指标,了解移植肝的功能恢复情况。胆汁分泌正常标志着肝脏功能的恢复,故需要重点观察 T 形胆汁引流管并记录胆汁的量和性质。结合其他指标,如有转氨酶明显增高、高血钾、意识障碍等则可能提示肝失活。

(7)并发症的观察。①术后 24～48 小时密切观察生命体征变化,观察足背动脉搏动情况,造影剂不良反应的发生,并及时处理;②局部血肿,血肿较小可继续加压包扎。如血肿较大,须检查凝血因子,用止血药,必要时可行血肿清除术;假性动脉瘤表现为搏动性肿物。可压迫静脉引起血栓性静脉炎,甚至破裂或导致动脉阻塞,应及早发现,向医师报告;动脉内异物、栓子和血栓表现为动脉搏动减弱或消失,栓塞远端皮温降低。应尽早通过 B 超引导下介入法或手术取出;急性血栓性静脉炎表现为患肢疼痛、肿胀、压痛等。应密切观察,及早发现,尽早采用溶栓药物治疗,无效时可手术取出。

第三节　胰　腺　癌

一、概述

胰腺癌是消化系统常见的恶性肿瘤之一。一般指的是胰腺外分泌组织发生的肿瘤。胰腺解剖位置深而隐蔽,较少有特异性症状和体征,不易早期发现且恶性程度较高。其切除率低,术后复发率和转移率极高,临床特点为病程短、进展快、死亡率高,中位生存期为 6 个月左右,被称为"癌中之王"。

二、病因

胰腺癌的病因至今尚不完全清楚。各方面流行病学调查显示,胰腺癌可能受以下因素影响。

(一)环境因素

吸烟、酗酒、高蛋白、高脂肪饮食。吸烟是唯一公认的危险因素,长期吸烟,尤其 20 年以上烟龄,是导致胰腺癌发病的高危因素。

(二)家族和遗传因素

患以下 6 种遗传性疾病者胰腺癌的发病机会增多,遗传性非息肉症型直肠癌;家族性乳腺癌;Paget 病;共济失调-毛细血管扩张症;家族性非典型多发性痣黑色素瘤综合征;遗传性胰腺炎。

(三)个体因素

胰腺癌与性别及年龄有关,男性比女性高发,伴随年龄增长发病率增加。

(四)其他疾病

慢性胰腺炎、糖尿病、甲状腺肿瘤、其他良性内分泌瘤、囊性纤维变形等可能与胰腺癌的发病相关。

三、病理分类及临床分期

(一)病理分类

原发性胰腺癌可以发生在胰腺任何部位,大体上根据其发生在胰腺的部位分为胰头癌,常压迫和浸润导致胰管管腔狭窄或闭塞,远端易继发胰腺炎;胰体癌,常由于浸润生长而致胰体、尾部周围有严重的癌性腹膜炎;胰尾癌和全胰癌。

1.导管腺癌

胰腺癌 80%～90% 为导管腺癌。肿瘤主要由不同分化程度的导管样腺体构成,伴有丰富的纤维间质又分为 7 种不同类型。

2.腺泡细胞癌

腺泡细胞癌仅占胰腺癌的 1%,多发于老年人。腺泡细胞癌主要转移至局部淋巴结、肝、肺、脾。

3.小腺体癌

小腺体癌在胰腺癌中较少见,胰头癌较多见,肿块很大。

4.大嗜酸性颗粒细胞性癌

大嗜酸性颗粒细胞性癌在胰腺中肿瘤较罕见,文献中仅有数例报道,肿瘤可长得很大,早期有肝转移。

5.小细胞癌

形态上和肺小细胞癌相似,占1‰～3‰。此型预后很差,患者多在2个月内死亡。

(二)临床分期

胰腺癌的 TNM 分期,见表 6-3。

表 6-3　胰腺癌 TNM 分期

分期	分期标准
T 分期	
Tx	原发肿瘤无法评估
T0	无原发肿瘤的证据
Tis	原位癌
T1	肿瘤局限于胰腺,最大直径≤2 cm
T1a	肿瘤最大径≤0.5 m
T1b	肿瘤最大径>0.5 cm 且<1.0 cm
T1c	肿瘤最大径≥1.0 cm 且≤2.0 cm
T2	肿瘤局限于胰腺,最大直径>2 cm 且≤4.0 cm
T3	肿瘤侵犯至胰腺外,但未累及腹腔干或肠系膜上动脉肿瘤最大程度>4 cm
T4	肿瘤侵犯腹腔干或肠系膜上动脉和/或肝总动脉(原发肿瘤不可切除)
N 分期	
Nx	区域淋巴结无法评估
N0	无区域淋巴转移
N1	(1～3)枚区域淋巴结转移
N2	4 枚及以上区域淋巴结转移
M 分期	
Mx	远处转移无法评估
M0	无远处转移
M1	有远处转移

四、临床表现

胰腺癌的早期无任何症状,且肿瘤发展到一定程度出现首发症状时又极易与胃、肠、肝、胆等相邻器官疾病相混。胰腺癌最常见的症状有体重减轻、腹痛、黄疸和消化道症状。有10%的患者在明确诊断之前就已发现不明原因的体重减轻。

(一)上腹部饱胀不适或上腹痛

上腹部饱胀不适或上腹痛是最常见的临床症状,近半数为首发症状。胰腺癌腹痛的部位较深,定位不精确,以上腹痛最多见。在胰腺癌的整个病程中,几乎所有病例都有不同性质和不同程度的疼痛出现。

(二)黄疸

梗阻性黄疸是胰腺癌的另一重要症状,由不完全堵塞发展到完全堵塞,是胰头癌的主要症状和体征,由癌肿侵及胆总管所致。

(三)消化道症状

由于胰液和胆汁排出受阻,患者常有食欲缺乏、上腹饱胀、消化不良、便秘或腹泻。2/3的患者就诊时有不同程度的厌食或饮食习惯改变,尤不喜食高脂肪、高蛋白饮食;1/2的患者有恶心、呕吐,少数患者有黑便、便秘、腹泻。

(四)消瘦

体重减轻也是胰腺癌的常见症状。其特征是发展速度快,发病后短期内即出现明显消瘦,短期内体重减轻10 kg,甚至更多。可能是胰腺癌及癌旁胰岛细胞因子干扰糖原代谢,引起胰岛素抵抗,使机体不能有效利用葡萄糖而致消瘦。

(五)发热

至少有10%胰腺癌患者病程中有发热出现,表现为低热、高热、间歇热或不规则发热等,可伴有畏寒,黄疸也随之加深,易被误诊为胆石症。

(六)精神症状

部分患者可出现焦虑、抑郁、失眠、急躁及个性改变等精神症状。

五、治疗方式

(一)手术治疗

手术治疗是目前治疗胰腺癌最有效的方法,也是解决患者症状、提高生活质量的有效姑息性措施。主要有以下几种方式。

1.胰十二指肠切除术

胰十二指肠切除术是胰头癌首选的根治性手术。手术范围包括胰头、远端

1/2 胃、全段十二指肠、胆总管下端 Treitz 韧带以下约 15 cm 的空肠,同时清扫其间相应的脂肪及淋巴组织,并重建消化道,包括胆管空肠吻合、胰管空肠吻合及胃空肠吻合。

2.保留幽门的胰十二指肠切除术

保留幽门的胰十二指肠切除术即保留了全胃幽门和十二指肠球部,其他的切除范围与经典的十二指肠切除术相同。

3.胰体尾切除术

胰体尾切除术适合胰体尾癌,范围包括胰腺体尾部、脾及脾动脉淋巴清扫,可包括左侧 Gerota 筋膜。

4.全胰腺切除术

全胰腺切除术适用于胰腺多发癌,胰颈体部癌或者胰腺导管内黏液乳头瘤癌变累及全胰腺的情况。

5.胰腺癌扩大切除术

胰腺癌多呈浸润性生长,易侵犯周围邻近脏器和血管,导致切除率偏低。随着近年来手术方法和技术的改进、围术期处理的完善,对部分累及肠系膜上血管、门静脉者施行胰腺癌扩大切除手术,将肿瘤和被累及脏器一并切除,用自体血管或人造血管重建血管通路。

6.胰腺癌微创手术

腹腔镜手术和外科手术机器人技术已经逐步应用到胰腺疾病的诊治,以尽可能保留患者脏器功能,减少对患者的创伤。

7.姑息性治疗

胰腺癌经手术探查证实已不能根治性切除时,为了缓解症状、解除梗阻、延长患者生命,可根据病变情况施行相应手术。

(二)放疗

1.体外放疗

体外放疗可用于术前或术后,尤其是对不能切除的胰腺癌,经照射后可缓解顽固性疼痛。

2.术中放疗

术中放疗可用于术中切除肿瘤后杀死残留的肿瘤细胞,防止复发,提高手术疗效。

(三)化疗

全身化疗可作为胰腺癌的辅助治疗,也可作为局部晚期不能切除或有转移病变胰腺癌的主要治疗。可作为胰腺癌的新辅助治疗,也可作为术后复发的姑息治疗。胰腺癌手术切除率较低,且术后 5 年生存率不高,就诊时患者多有全身播散,故化疗是综合治疗中重要的环节。

(四)靶向治疗

胰腺癌的生物靶向治疗逐渐引起重视。有研究显示盐酸厄洛替尼片联合吉西他滨治疗使胰腺癌中位生存期延长。

(五)晚期胰腺癌的解救治疗

有梗阻性黄疸者可采用放置支架、激光手术、光动力治疗、放疗等迅速退黄;严重疼痛可联合放疗与吗啡类药物止痛,必要时给予神经毁损性治疗;肿瘤活动性出血可考虑姑息性手术或放疗;对于营养不良者及时给予肠内或肠外营养。

六、护理措施

手术仍是胰腺癌唯一的根治性治疗方式,是改善患者预后,使其获得长期生存时间最为关键的因素。这里主要以手术护理来介绍胰腺癌的护理措施。

(一)手术的护理

1.术前护理

(1)手术耐受性准备:入院后指导患者戒烟酒,保证充足睡眠。对于有呼吸道疾病的患者,术前指导缩唇呼吸,进行雾化吸入,并鼓励咳嗽、咳痰。遵医嘱术前一天进食低脂半流质或半流质饮食,术前晚服用泻药,做肠道准备。术前遵医嘱监测患者血糖波动情况。

(2)营养状况筛查:术前对患者进行营养筛查,评估患者营养状态,可有效地降低患者住院期间营养不良的发生率,以便及时给予营养支持。

(3)预防皮肤感染:胰腺癌患者常因伴随黄疸而出现皮肤瘙痒,抓挠可能会引起皮肤破损和感染。告知患者尽量穿以丝、棉为主的内衣,每天用温水擦浴1~2 次,擦浴后涂止痒剂,瘙痒部位尽量不用肥皂等清洁剂清洁。有严重黄疸者术前静脉补充维生素 K 及其他凝血因子,以改善凝血机制。

(4)心理支持:由于胰腺癌手术范围广、手术后引流管多、并发症多,因此帮助患者理解手术治疗、护理流程,积极配合治疗,减少术后并发症尤其重要。

2.术后护理

(1)体位:术后应平卧,待生命体征平稳后改半卧位,床头抬高不得低于 30°,以利于各种引流管的引流,避免膈下积液。保持呼吸道通畅,可进行雾化吸入每天 2～3 次,指导并鼓励患者深呼吸,主动咳嗽协助排痰。加强基础护理,预防感染及压疮。

(2)常规监测:由于胰腺癌手术范围大且复杂,术后应予以心电监护密切观察生命体征。气管插管的患者还要注意观察血气分析值的变化。

(3)营养支持:依据术前营养筛查结果和患者病情需要,一般术后 6 小时无禁忌证,可经肠内营养管缓慢滴入 5% 葡萄糖氯化钠,如无腹胀,24 小时后滴入肠内营养液,剂量为全量的 1/3～1/2,以后根据患者耐受程度,逐渐增加滴入速度,在 2～3 天内将肠内营养液增加到全量。肠内营养液的温度一般保持在 37 ℃左右。如患者出现腹痛、腹泻,应立即减慢或暂停输注,调整输注的成分、浓度和速度,检测主要营养相关指标、生化指标及免疫指标,减少消化液的分泌及胆、胰、肠瘘等并发症的发生率。

(4)引流管护理:行胰、十二指肠切除术者,术后引流管较多,包括胃肠减压管、胆汁引流管、胰液引流管、腹腔伤口引流管等。术中、术后要妥善固定各导管,保持引流管的通畅,防止其打折、扭曲、滑脱或意外拔除。同时做好标识,以利于观察记录。严密观察各引流液的量、性状。常规每天送检负压引流液淀粉酶者。腹痛、腹胀、腹腔引流管引流出异常液体,应及时通知医师。①胃管:术后 6～12 小时内可以吸出少量血性或咖啡色液体,之后颜色逐渐变淡。一般术后 5～7 天排气后,停止肠内营养输注后拔除。②胰头、十二指肠的引流管:在术后 72 小时渗液逐渐减少,即可拔除;或先退出一部分,观察 12 小时,若仍无渗液即可完全拔除。③胰管空肠吻合口 4 周的引流管:胰液引流管留置时间应在 10 天左右,旨在使其成为一个纤维窦道,即使有胰瘘亦可沿此引流管流出。④胆管空肠吻合口的外引流管:若渗液减少,通常在术后 48 小时即可拔除。⑤T 形管:放置 T 形管不但可以减少胆管瘘的发生,还可减少胰瘘的发生。通常在术后 2～3 周拔除。拔管前应先夹管 1～2 天,如无发热或胆管梗阻表现再予以拔除。

(5)疼痛管理:因手术范围大,患者术后疼痛剧烈,可出现内脏钝痛、放射痛、顽固性骨痛。有效缓解疼痛有利于患者充分休息和迅速恢复。可使用自控止痛泵,口服或静脉用镇痛剂,禁用吗啡,因为吗啡可引起 Oddi 括约肌痉挛。护士应进入疼痛管理的角色,全程对患者进行疼痛评估及观察药物疗效。

(6)活动和运动:鼓励患者早期下床活动,促进肠蠕动。

(7)介入手术后护理:下肢制动 24 小时,尽量在床上进行大小便。观察腹股沟动脉穿刺点是否有渗血、渗液及肿胀,如有异常和发冷发抖现象,及时通知医师。

(8)并发症的护理。①出血是术后早期的严重并发症,包括腹腔内出血和消化道出血。早期的腹腔内出血多发生在术后 24～48 小时内,多为止血不彻底或凝血功能障碍所致,表现为伤口渗血和腹腔引流管引流出鲜血。迟发的腹腔内出血通常与腹腔内感染、胆瘘、胰瘘等造成血管糜烂有关。如出现伤口大量渗血,腹腔引流管短时间内引流出大量血性液体或伴有脉搏细速、血压下降、尿量减少等低血容量性休克症状,则提示腹腔内出血,应立刻通知医师,监测和预防休克,术后应严密监测血压和中心静脉压。如患者出现脉搏细速、血压下降、面色苍白、尿量减少、呼吸急促、烦躁不安或意识淡漠,要警惕低血容量性休克的可能。②胰瘘通常来自胰管空肠吻合处及胰腺的断面,开始为胰液漏出,继而形成窦道而成为瘘。患者出现发热、恶心等症状,同时胰腺附近的引流管内引流出清亮、无色的水样胰液且量逐渐增加。一旦发生胰瘘,应立即予以禁食,行胃肠减压,保持充分有效的引流,同时给予抗感染和营养支持治疗,加强瘘口皮肤护理,保持局部清洁、干燥,避免随意搔抓瘘口。③胆瘘和胃肠吻合口瘘主要表现为腹腔引管中引流液含有胆汁,伤口渗液为胆汁样液体。术后应密切观察胆汁引流量、色泽及患者黄疸消退情况,维持 T 形管引流管通畅。④血糖的调控功能失常,胰腺术后的患者因胰腺手术的创伤引起机体产生强烈的应激反应,出现应激性高血糖;同时广泛的胰腺切除,胰岛细胞不足,引起血糖的调控功能失常。胰岛素是控制血糖的首选药物,术后一般每 4～6 小时监测血糖 1 次,术后一般将血糖控制在 6.8～10.0 mmol/L,根据血糖值、营养液中的葡萄糖量,随时调整胰岛素用量,但须警惕低血糖发生。⑤胃肠功能紊乱是胰十二指肠切除术后最常见的并发症。发生原因与长时间手术和麻醉、广泛的淋巴结清扫、保留幽门的手术方式、腹腔并发症(特别是胰瘘)等有关,表现为腹胀恶心、呕吐、肠麻痹等。护士应行胃肠减压,保持有效引流,观察引流液的量和性状,经胃管灌注胃动力药如多潘立酮 10 mg 或西沙比利 10 mg,每天 2～3 次。⑥腹腔感染是胰十二指肠切除术后死亡的主要原因,其发生与胰瘘、胃肠吻合口瘘及肺部感染有关,表现为持续高热、腹胀及脓毒血症。术后尽早协助患者下床活动,促进肠蠕动恢复。

(二)放疗的护理

放疗患者应监测肝功能变化,对肿瘤直接侵犯肝胆管、压迫肝门部胆管者应观察黄疸消退情况。因胰腺与胃、十二指肠及结肠相毗邻,治疗过程中胃肠道会受到一定放射剂量的刺激,易出现恶心、呕吐、腹泻等消化道不良反应。可于治疗前遵医嘱给予西咪替丁或昂丹司琼静脉注射,并告知患者进软食,禁食刺激性食物,以保护胃肠道黏膜,预防胃溃疡、十二指肠溃疡及消化道出血的发生。对有消化道出血倾向的患者,应严密观察患者有无呕血、黑便、头晕、面色苍白、脉搏弱而快、血压下降等症状(放疗的其他常规护理见第三章第二节)。

(三)化疗的护理

化疗的护理主要是对药物特殊不良反应的护理,如吉西他滨的不良反应主要为骨髓抑制及皮疹。指导患者化疗期间不要食用刺激性食物,不要搔抓皮肤,皮肤瘙痒时可局部涂以炉甘石洗剂。静脉滴注时间一般限制在 30～60 分钟,超过 60 分钟会导致不良反应加重,已配制的吉西他滨不可冷藏,以防结晶析出(化疗的其他常规护理见第三章第一节)。

第四节 结 直 肠 癌

一、概述

结直肠癌俗称大肠癌,是一种常见的消化系统恶性肿瘤,包括结肠癌和直肠癌,具有明显的地域性,与个人生活方式有很大的关系。据统计数据显示,我国在地域分布上以东部地区发病率最高,此外依次是中部、南部、西南、东北、北部,西北地区发病率最低。在死亡率上仍然是以东部地区最高,然后依次为西南、南部、北部、东北及西北。在城乡分布上无论是发病率还是死亡率,城市均远高于农村。在年龄上,发病率整体上呈现正态分布趋势,主要集中在 60～74 岁的年龄段。

二、病因

(一)饮食因素

高脂肪、高蛋白、低纤维素饮食使患结直肠癌的概率升高。大量的流行病学分析表明,过多的摄入脂肪与能量可明显增加患大肠癌的危险性。油煎炸食品中可能含有作用于结肠的致癌物;腌渍食品在制作过程中产生的致癌物使患大肠癌的危险性增高。

(二)生活方式

吸烟、饮酒、肥胖和缺乏体力活动是结直肠癌发病的潜在危险因素。

（三）遗传因素

遗传性家族性息肉病和结直肠癌的发病密切相关。有结直肠癌家族史者，死于结直肠癌的风险比正常人高4倍。

（四）疾病因素

结直肠癌的癌前病变包括结直肠息肉、腺瘤、炎症性肠病等，其中以结直肠腺瘤最为多见，约半数以上的结直肠癌由其演变而来。溃疡性结肠炎与克罗恩病可以引起肠道的多发溃疡及炎症性息肉，发病年龄越小，病变范围越广、病程越长，其癌变的可能性越大。血吸虫病和胆囊切除术后等也是结直肠癌高发的因素。

三、病理分类及临床分期

（一）病理分类

结直肠癌发病部位的发病率依次为直肠、乙状结肠、盲肠、升结肠、降结肠及横结肠。

1.大体类型

（1）隆起型：表现为肿瘤的主体向肠腔内突出。肿瘤可呈结节状、息肉状或菜花状隆起，境界清楚，有蒂或广基。

（2）溃疡型：是最常见的大体类型。肿瘤中央形成较深溃疡，溃疡底部深达或超过肌层。根据溃疡外形可分为2种亚型，局限溃疡型和浸润溃疡型。

（3）浸润型：此型肿瘤以向肠壁各层呈浸润性生长为特点。病灶处肠壁增厚，表面黏膜皱襞增粗、不规则或消失变平。

（4）胶样型：当肿瘤组织形成大量黏液时，肿瘤剖面可呈半透明之胶状，称胶样型。此类型见于黏液腺癌。

2.组织学分类

（1）腺癌：占绝大多数。又分为管状腺癌及乳头状腺癌2种，后者恶性程度较低。

（2）黏液腺癌：此型癌组织中含有大量黏液，以细胞外黏液或囊腺状结构为特征。癌细胞位于大片黏液中或位于充满黏液的囊壁上，预后较腺癌差。

（3）印戒细胞癌：是从黏液细胞癌中分出来的一种类型。其胞质内充满黏液，核偏向一侧，呈圆形或卵圆形，典型的转移方式为腹膜播散及腹腔种植转移，预后很差。

（4）未分化癌：少见，预后最差。

（5）其他：包括腺鳞癌、鳞癌、髓样癌、梭形细胞癌及其他特殊类型或不能确定类型的肿瘤。

(二)临床分期

结直肠癌的分期主要依据肿瘤浸润肠壁的深度、淋巴转移的范围及是否出现远处转移，结直肠癌的 TNM 分期，见表 6-4。

表 6-4　结直肠癌 TNM 分期

分期	分期标准
T 分期	
Tx	原发肿瘤无法评价
T0	无原发肿瘤证据
Tis	原位癌：黏膜内癌(侵犯固有层，未浸透黏膜肌层)
T1	肿瘤侵犯黏膜下(浸透黏膜肌层但未侵入固有肌层)
T2	肿瘤侵犯固有肌层
T3	肿瘤穿透固有肌层未穿透腹膜脏层到达结直肠旁组织
T4	肿瘤侵犯腹膜脏层或侵犯或粘连于附近器官或结构
T4a	肿瘤穿透腹膜脏层(包括大体肠管通过肿瘤穿孔和肿瘤通过炎性区域连续浸润腹膜脏层表面)
T4b	肿瘤直接侵犯或粘连于其他器官或结构
N 分期	
Nx	区域淋巴结无法评价
N0	无区域淋巴转移
N1	有 1～3 枚区域淋巴转移(淋巴结内肿瘤≥0.2 mm)，或存在任何数量的肿瘤结节并且所有可辨识的淋巴结无转移
N1a	有 1 枚区域淋巴转移
N1b	有 2～3 枚区域淋巴转移
N1c	无区域淋巴转移，但有肿瘤结节存在：浆膜下、肠系膜或无腹膜覆盖的结肠旁，或直肠旁、直肠系膜组织
N2	有 4 枚或以上区域淋巴转移
N2a	4～6 枚区域淋巴转移
N2b	7 枚或以上区域淋巴转移
M 分期	
M0	无远处转移

续表

分期	分期标准
M1	转移至1个或更多远处部位或器官,或腹膜转移被证实
M1a	转移至1个部位或器官,无腹膜转移
M1b	转移至2个或更多部位或器官,无腹膜转移
M1c	仅转移至腹膜表面或伴其他部位或器官的转移

四、临床表现

早期结直肠癌无明显症状,病情发展到一定程度可出现以下症状。

(一)肿瘤引起的出血症状

1.便血

肿瘤表面与粪便摩擦后出血。低位结直肠癌由于粪便干结,故便血较为常见。直肠癌便血最为多见,左半结肠癌其次,右半结肠的大便尚处于半流状态,故出血量相对较少,混于粪便后色泽改变,有时呈果酱状。

2.贫血

长期的失血超过机体代偿功能时可发生贫血。

(二)肿瘤引起的阻塞症状

肿瘤部位因肠蠕动增加而引起腹痛,肠管狭窄时可出现肠鸣、腹痛、腹胀、便秘、排便困难等。直肠病灶可引起大便变细、变形,进一步发展可导致部分甚至完全性肠梗阻。左半结肠肠腔相对较小,以肠梗阻症状多见;右半结肠癌临床特点是贫血、腹部包块、消瘦乏力,肠梗阻症状不明显。

(三)肿瘤引起的继发炎症症状

肿瘤本身可分泌黏液,当肿瘤继发炎症后,不仅使粪便中黏液增加,还可出现排便次数增多及腹痛,肿瘤部位越低,症状越明显。

(四)肿瘤转移引起的症状

直肠癌盆腔有广泛浸润时,可引起腰骶部坠胀感、坐骨神经痛、阴道出血或血尿等症状。癌肿侵及浆膜层,癌细胞可脱落进入腹腔,种植于腹膜面、膀胱直肠窝等部位,直肠指诊可触及种植结节。左锁骨上淋巴结转移为肿瘤晚期表现。

(五)全身症状

随着病程进展,患者可出现慢性消耗性症状,如贫血、消瘦、乏力及发热,晚期出现恶病质。晚期病例还可出现黄疸、水肿、腹水等症状。

五、治疗方式

(一)手术治疗

1.根治性手术

结肠癌根治术包括右半结肠切除术、横结肠切除术、左半结肠切除术、乙状结肠切除术。直肠癌根治术包括腹会阴联合直肠癌根治术(Miles 手术)、经腹直肠癌切除吻合术,主要适用于癌肿下缘距齿状线 5 cm 以上的直肠癌,是保肛术。

2.姑息性手术

结肠癌并发急性闭袢性肠梗阻时,需在积极术前准备后行紧急手术。对于右半结肠癌一般可以Ⅰ期切除并吻合;而左半结肠应以肿瘤Ⅰ期切除,而后将断端拉出腹壁外,暂时将近段结肠端作为造口,远端作为黏液瘘。早期结肠癌建议采用内镜下切除、局部切除或结肠切除术。如行内镜下切除或局部切除必须满足如下要求:①肿瘤最大径<3 cm;②切缘距离肿瘤>3 mm;③肿瘤活动,不固定;④仅适用于 T1 期肿瘤;⑤高-中分化;⑥治疗前影像学检查无淋巴转移征象。

(二)放疗

直肠癌围术期放疗可提高治愈的机会,姑息性放疗可缓解症状。结肠癌放疗效果存在争论,一般其放疗是作为联合手术、化疗等治疗手段的措施之一。

1.术前放疗

术前放疗可缩小肿瘤体积、提高手术切除率、减少淋巴转移、减少远处转移及减少局部复发机会。多采用体外照射,放疗后手术时间随照射、剂量不同而异。

2.术后放疗

术后放疗可减少局部复发率,提高生存率。

3.姑息性放疗

姑息性放疗适用于无法根治的晚期或复发患者,以缓解局部症状为目的。

(三)化疗

化疗是结直肠癌综合治疗的重要手段之一。术后辅助化疗可以降低术后复发和远处转移的风险。还可作为晚期失去手术指征患者的治疗手段,减缓疾病进展及延长生存时间。

1.辅助化疗

结直肠癌的化疗均以氟尿嘧啶为基础用药,不同的组合衍生出不同的化疗方案,以全身静脉化疗为主。在治疗期间应根据患者体力情况、药物毒性、术后T和N分期、患者意愿,酌情调整药物剂量和/或缩短化疗周期。

2.姑息性化疗

姑息性化疗是进展期结肠癌综合治疗的重要手段,可以使部分原无手术指征的结肠癌或有转移的患者获得手术切除的机会。给药途径可分为静脉全身化疗和动脉插管区域化疗。

3.局部化疗

局部化疗包括肝脏的局部化疗和腹腔内局部化疗。常用的肝脏局部化疗方法包括肝动脉灌注化疗和肝动脉栓塞化疗;腹腔内局部化疗方法为腹腔热灌注化疗。

(四)分子靶向治疗

分子靶向治疗是以分子生物学为基础,针对肿瘤细胞受体、关键基因或调控分子,设计分子靶向药物,特异性杀伤肿瘤细胞的治疗方法。适用于转移性结直肠癌,可显著提高其预后。

六、护理措施

手术切除是治疗结直肠癌的主要方法,同时辅以化疗、放疗等综合治疗。这里重点以手术的护理来介绍结直肠癌的护理措施。

(一)手术的护理

1.术前护理

(1)心理护理:需要行造口手术的患者因其心理状态具有特殊性,其心理护理要有针对性。担心外形发生改变及这种改变带来的一系列问题,家人、朋友和同事的看法及社会的眼光,生活、工作上的不便及尴尬都将会给患者的心理上造成很大的压力。耐心倾听患者的诉说,了解其心理,排解其恐惧及焦虑,为患者建立一个疏解的渠道非常重要。有一部分患者的焦虑、紧张是由于对手术的无知所造成的。因此,可以通过观看录像、图片、实物等方法向患者介绍肠造口手术的方式、部位、功能及护理等相关知识,使患者对整个治疗过程有一个大概的了解,解除患者因不了解而带来的焦虑、恐惧等不良心理状态。并可请有相同经历的成功患者进行座谈,通过患者之间的交流,增强其对手术及将来生活的信心,配合手术顺利完成。同时,也要与患者家属进行良好的沟通,取得他们的配合和支持,因为患者今后的康复在很大程度上依靠家属的帮助。

(2)营养支持:术前给予足够的营养支持。能够进食的患者可给予高蛋白、高热量、高维生素、易于消化的少渣饮食。如不能进食或因肠道准备需禁食的患者可给予静脉营养支持,以提高患者的手术耐受性。

(3)肠道准备:大肠癌手术的肠道准备是非常重要的,包括肠道清洁和减少肠道细菌2个方面。其目的是减少术中污染和术后感染的机会,有利于吻合口愈合。①术前3天进少渣半流质,术前1天进流质,术前1天晚开始禁食。②术前1天给予清洁灌肠或口服灌肠。或术前3天给予番泻叶9g泡服。对于有肠梗阻症状的患者,其肠道准备的时间需延长,予以低压灌肠,灌肠时,动作要轻柔以防癌细胞扩散。

(4)造口定位:对拟行肠造口的患者应进行术前肠造口的定位,以降低术后造口并发症的发生率,减少对患者生活习惯的影响,便于患者的自我护理。术前1天,由造口治疗师对患者进行术前访视并做造口定位。定位的基本要求,患者在不同体位时都能看到造口,双手能方便处理造口;坐下后,肠造口不会陷入皮肤皱褶中影响造口器具的使用;定位处皮肤应平整,无瘢痕及皮肤疾病,避开切口部位和骨突处;不影响术后工作和穿戴等。

(5)其他术前准备:术晨予留置导尿管,排空膀胱,防止术中损伤膀胱。对于行 Miles 手术的女患者应在术前1天下午及术晨各进行一次阴道冲洗。

2.术后护理

(1)生命体征的监测:了解患者的术中情况,监测术后的体温、脉搏、心率、血压直至平稳,观察伤口引流管及各种导管的情况,引流液的色、质、量,并做好记录。

(2)饮食:术后予禁食,静脉补液。术后3天待肠蠕动恢复之后可进流质,1周后可予半流质。选择易消化的少渣饮食。

(3)防止尿潴留的护理:直肠癌根治术易损伤骶神经丛或造成膀胱后倾,导致尿潴留,故术后需放置较长时间的导尿管,一般为2周左右。在此期间应做好导尿管护理,防止尿道感染。并在拔管前,定时夹管,进行膀胱收缩功能的锻炼。

(4)会阴部伤口的护理:Miles 手术会阴部的创面较大,术后的渗血、渗液较多,潴留在残腔中易引起感染,须做好预防措施。①观察伤口渗血、渗液情况,如有渗出及时更换敷料;②保持会阴部引流管通畅,防止引流管扭曲、受压,观察引流液的色、质、量,并做好记录。

(5)肠造口的护理:①术后应观察肠黏膜有无水肿、出血、缺血坏死等情况;一般术后 2～3 天可恢复肠蠕动,注意观察患者的排便、排气情况;在造口袋粘贴牢固、无渗漏的情况下,可无卧位限制。如有造口底盘渗漏,为防止粪便污染手术切口,应取造口侧卧位,并可用透明薄膜或薄型水胶体敷料覆盖切口。②造口袋的使用,术后早期应选择透明的造口袋以方便观察造口及排便情况。一般术后早期排泄物多为不成形的水样便,加上患者不方便下床活动,应选择开口式造口袋,同时不妨碍其他引流管或支架的放置,能保护造口周围皮肤,使用方便。康复期应考虑造口人士的生活方式及习惯;身体状况及造口情况,如视力、双手活动情况、造口位置、造口形态、周围皮肤情况等;心理状况,尤指患者对造口的接受程度;工作需要及休闲、娱乐等情况。造口袋更换的一般步骤:去除旧袋→清洁造口及周围皮肤→擦干造口周围皮肤→观察造口及周围皮肤有无并发症→如有则给予相应处理→测量造口大小→裁剪造口袋底盘→适当使用造口护肤粉及其他附件用品→粘贴造口袋。③饮食注意,除了本身患有需注意饮食的疾病外,肠造口患者原则上不需忌口,只要均衡饮食即可。注意饮食卫生,平时可多喝水,多吃水果、蔬菜,避免生冷、辛辣等刺激性食物。但为了提高患者的生活质量可适当少吃或不吃某些食物。为避免造口袋胀气,尽量避免食用产气较多或产臭气的食物,如豆类、萝卜、洋葱、番薯、莴笋、鸡蛋、芝士、啤酒等;少吃会引起腹泻的食物,如绿豆、菠菜、花椒、八角、咖喱、蒜头、啤酒等。造口狭窄者避免进食木耳、菌菇、芹菜等难消化及纤维过长易成团的食物,如笋、芹菜、韭菜等。进食时应细嚼慢咽,既有利于消化又可避免吞入过多气体。

(二)放疗的护理

1.放射性直肠炎的护理

早期为放射性黏膜炎,表现为大便次数增加、腹痛、腹泻,严重者可有血便。遵医嘱给予止泻剂,指导患者进食无刺激性、易消化饮食。后期可有肠纤维化、肠粘连、肠营养吸收不良,较严重的会出现肠穿孔。

2.放射性膀胱炎的护理

放射性膀胱炎表现为尿频、尿急、尿痛,指导患者多饮水,并告诉患者膀胱功能在放疗结束后可以恢复正常。

3.盆腔放疗的护理

指导盆腔放疗后骨盆疼痛者遵医嘱检查骨质密度。如放疗后发生盆骨疼痛,指导患者活动时避免盆骨沉重,动作缓慢,以防止发生病理性骨折;盆腔放疗者可能出现勃起障碍和性交痛,应做好配偶的思想工作,如症状不能缓解则请泌尿科或妇产科医师会诊(放疗的其他常规护理见第三章第二节)。

(三)化疗的护理

结肠癌化疗的护理主要是对药物特殊不良反应的护理。如腹泻为伊立替康的限制性毒性。一旦患者出现第 1 次稀便,应积极补液并立即给予适当的抗腹泻治疗(化疗的其他常规护理见第三章第一节)。

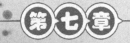

泌尿及男性生殖系统肿瘤患者的护理

第一节 肾　　癌

一、概述

肾细胞癌简称肾癌,占肾脏恶性肿瘤的 $80\%\sim90\%$。包括起源于泌尿小管不同部位的各种肾细胞癌亚型,但不包括来源于肾间质及肾盂上皮系统的各种肿瘤。肾癌在泌尿系统肿瘤中发病率仅次于膀胱肿瘤,占泌尿系统肿瘤的第2位。绝大多数肾肿瘤为恶性,预后不佳。肾癌的发病率具有地域性,发达国家高于发展中国家,城市高于农村,男女发病率比率约为 1.83:1,各个年龄段均可发病,高发年龄为 50~70 岁。

二、病因

肾癌的病因尚不明确。其发病与吸烟、肥胖、高血压、长期血液透析、长期服用激素或解热镇痛药物等有关,某些职业如石油、皮革、石棉等的工人患病率高,近亲中有肾癌患者也是危险因素之一。与遗传因素有关的肾癌称为遗传性肾癌或家族性肾癌,占肾癌总数的 $2\%\sim4\%$。非遗传因素引起的肾癌称为散发性肾癌。

三、病理分类及临床分期

(一)病理分类

肾透明细胞癌、乳头状肾细胞癌(Ⅰ型和Ⅱ型)、肾嫌色细胞癌、肾集合管癌(Bellini 集合管癌和髓样癌)、多房囊性肾细胞癌、Xp11.2 易位性肾癌神经母细胞瘤伴发癌、黏液性管状及梭形细胞癌分型。

(二)临床分期

肾癌的 TNM 分期,见表 7-1。

表 7-1　肾癌 TNM 分期

分期	分期标准
T 分期	
Tx	原发肿瘤无法评估
T0	无原发肿瘤的证据
T1	肿瘤局限于肾脏,最大径≤7 cm
T1a	肿瘤最大径≤4 cm
T1b	4cm<肿瘤最大径≤7 cm
T2	肿瘤局限于肾脏,最大径>7 cm
T2a	7cm<肿瘤最大径≤10 cm
T2b	肿瘤局限于肾脏,最大径>10 cm
T3	肿瘤侵及大静脉或肾周围组织,但未累及同侧肾上腺,也未超过肾周围筋膜
T3a	肿瘤侵及肾静脉内或肾静脉分支的肾段静脉(含肌层的静脉)或侵犯肾周围脂肪和/或肾窦脂肪(肾盂旁脂肪),但是未超过肾周围筋膜
T3b	肿瘤侵及横膈膜下的下腔静脉
T3c	肿瘤侵及横膈膜上的下腔静脉或侵及下腔静脉壁
T4	肿瘤浸透肾周筋膜,包括侵及邻近肿瘤的同侧肾上腺
N 分期	
Nx	区域淋巴结无法评估
N0	无区域淋巴结
N1	有区域淋巴转移
M 分期	
M0	无远处转移
M1	有远处转移

四、临床表现

肾癌的早期无特殊表现,患者可以无自觉症状,偶尔因健康体检或其他原因行 B 超检查才发现。血尿、腰痛及腰腹部肿块称为肾癌的三联征,三联征是晚期肾癌的表现。

(一)血尿

突发性无痛性全程肉眼血尿多见,有时有条索状血块,间断发作,可自行停止。但在绝大多数病例中,肿瘤常已经侵入肾盂或肾小盏,因此是晚期症状。血尿可为肉眼血尿,也可以为镜下血尿。

(二)疼痛

疼痛为晚期症状,肾包膜或肾盂被逐渐长大的肿瘤所牵拉,或由于肿瘤侵犯压迫腹后壁结缔组织、肌肉、腰椎或腰神经所致的患侧腰部持久性的疼痛,也可由于血尿形成血块、肿瘤块阻塞输尿管而引起剧烈的绞痛。

(三)腰部肿块

若患者无自觉疼痛,或患者较胖,或肿瘤体积小,就不易被发现。能扪及腰部肿块者多属晚期肾癌。通常肿块表面光滑,质硬,无压痛,可随呼吸移动。肿块固定则表示肿瘤已经侵犯周围脏器和肌肉。

(四)发热

发热在肾癌患者中较常见,发生率10%~20%,常为38 ℃以下的低热,发热现已明确是由肾癌的致热原所致。切除肿瘤后,体温多能恢复正常。

(五)高血压

约20%的肾癌患者有高血压,主要原因为肿瘤压迫或肿瘤内动-静脉瘘导致肾素分泌过多。但应注意鉴别,只有在肾癌发病后出现的并且在切除肾癌后恢复正常的高血压才能认为是由肾癌引起。

(六)红细胞沉降率加快

半数左右肾癌患者红细胞沉降率快于正常人,为非特异性。但肾癌存在发热和红细胞沉降率快者,多数预后不良。

(七)激素改变

肾癌时可有肾素水平升高。肾癌患者可出现红细胞增多症,与动静脉短路和氧不足、红细胞生成素增多有关,表现为血细胞比容超过50%,血红蛋白>155 g/L。

(八)贫血

血尿可以是贫血的原因,但临床上也常见无血尿患者贫血的现象。肾癌及其转移灶内含铁血黄素沉着很多,贫血的可能原因为铁进入癌细胞内。

(九)肝功能异常

肝功能异常表现为肝脾增大、低凝血原血症、碱性磷酸酶升高等。

(十)继发性精索静脉曲张

继发性精索静脉曲张见于左侧精索静脉,平卧时精索静脉曲张仍不消失。这是由于肿瘤压迫精索内静脉或癌细胞栓塞肾静脉所致。

五、治疗方式

(一)手术治疗

外科手术是唯一可能治愈局限性肾癌的治疗方法。行根治性肾切除术时,不推荐加区域或扩大淋巴结清扫术。

1.根治性肾切除术

根治性肾切除手术是目前公认可能治愈肾癌的方法之一。经典的根治性肾切除范围:肾周筋膜、肾周脂肪、患肾、同侧肾上腺、区域淋巴结(上起肠系膜上动脉起源处,下至肠系膜下动脉起源以上、下腔静脉及主动脉旁淋巴结)及髂血管分叉以上输尿管。

2.保留肾单位术

按照各种适应证选择实施,效果同根治性肾切除术。

3.微创治疗

微创治疗包括射频消融、高强度聚焦超声、冷冻消融,适用于不适合手术的小肾癌患者,应严格按适应证慎重选择。

4.肾动脉栓塞

对于不能耐受手术治疗的患者,肾动脉栓塞可作为缓解症状的一种姑息性治疗方法。术前肾动脉栓塞可能减少术中出血、增加根治性手术机会。

5.术后辅助治疗

术后辅助治疗局限性肾癌手术后尚无标准辅助治疗方案。pT1a 肾癌手术治疗 5 年生存率高达 90% 以上,不推荐术后选用辅助治疗。pT1b～pT2 期肾癌手术后 1～2 年内 20%～30% 的患者发生转移,手术后的放、化疗不能降低转移率,不推荐术后常规应用辅助性放、化疗。

(二)放疗

放疗对局部瘤床复发、区域或远处淋巴转移、骨骼或肺转移患者,姑息性放疗可达到缓解疼痛、改善生活质量的目的。近些年开展的立体定向放疗、三维适形放疗和调强适形放疗对复发或转移病灶能起到较好的控制作用。

(三)化疗

肾癌对化疗不敏感。其原因多数认为与肾癌细胞中含有多药耐药性基因,其细胞表面有过量的 P170 糖蛋白表达有关。联合化疗较单药效果好。

(四)免疫治疗

目前临床常用的药物是 IL-2、α-干扰素,作为转移性肾癌的免疫治疗方案。

六、护理措施

手术是治疗多数类型肾癌的最佳方案,这里重点以手术的护理来介绍肾癌的护理措施。

(一)手术的护理

1.术前护理

(1)心理支持:通过体检发现的无症状早期肾癌逐年升高,术后预后较好;而出现肾癌三联征的患者已经不到 6%~10%,这些患者诊断时往往为晚期,预后较差。患者一旦确定手术,焦虑、恐惧的情绪接踵而来,在护理过程中,必须对其不良情绪如抑郁的发生给予高度重视,努力使患者保持良好的心理状态。

(2)病情观察:了解患者重要脏器的功能情况,肿瘤发展、转移情况。对患者全身状况的观察和必要的血、尿、粪、肝、肾功能、电解质、血糖的常规检查,是全面了解患者生理状态的必要手段,若有贫血、低蛋白血症、高血压、糖尿病等,术前应予以纠正。

(3)专科检查:完善腹部平片、同位素肾小球滤过率、静脉肾盂造影等检查,了解对侧肾功能的情况。

(4)缓解疼痛:疼痛是晚期肿瘤患者常见症状之一。疼痛的治疗根据 WHO 的三阶梯止痛方案,配合音乐疗法、放松疗法和中医疗法等,对缓解疼痛有一定的帮助。此外,耐心倾听患者诉说,与其交谈,鼓励家属、亲友对患者关心体贴等,可以减轻患者的痛苦,提高耐受性。

(5)饮食护理:加强饮食护理,嘱患者进食高蛋白、高能量、易消化、营养丰富的食物,必要时给予静脉营养支持,改善患者营养状况。

2.术后护理

(1)卧位:①肾部分切除术,患者术后绝对卧床 1 周,2 周内避免剧烈运动,翻身时腰背部保持在一条直线,不能扭曲,防止吻合口继发性出血。肾部分切除术后患者过早活动可发生肾下垂。②肾根治切除术患者麻醉清醒、生命体征平稳后协助患者取半卧位,以保持腹部、四肢肌肉松弛,减少切口张力,利于引流和呼吸。术后第 1 天应鼓励患者尽早下床活动,但须遵守循序渐进,逐步增加活动量的原则,避免患者过度疲劳。

(2)保持大便通畅:防止腹内压增高引起继发性出血。鼓励患者早期进行床上和床下活动,促进肠蠕动的恢复,一旦有便意应及时排便。增加谷类、水果、蔬菜等的摄入,保证每天至少摄入液体 2 000 mL。

(3)病情观察:①严密观察生命体征并详细记录。对肾部分切除术后患者着重观察其血压和脉搏;②尿量及性质,记录 24 小时尿量是术后观察肾功能的重要指标,尤其要观察第一次排尿的时间、量、性质。

(4)导管护理:①各引流导管固定妥善,保持通畅,无扭曲、受压、滑脱,观察并记录引流液的色、质、量;②留置导尿管患者每天 2 次清洁尿道口,尿袋固定高度低于耻骨联合下方,以防止尿液逆流。

(5)并发症的护理。①继发性出血是肾部分切除术后最常见的并发症。如果每小时血性引流液>200 mL 或呈鲜红色、质地黏稠伴有血带,则提示有活动性出血;若患者出现烦躁不安、面色苍白、四肢冰冷、血压下降、心率增快等症状及体征,应考虑出血性休克,应立即通知医师及时治疗。②术后 3 天内每天测体温 4 次,观察血白细胞变化,预防感染的发生,保证抗生素的正确使用,严格无菌操作,伤口敷料有渗出时及时更换,保持负压球引流通畅。③肾部分切除术后肾功能不全的发生率为 4.2%。如果患者术后 6 小时没有排尿或者尿量减少、肌酐升高>150 mmol/L、出现四肢水肿等症状,说明可能有肾功能障碍,或因手术刺激引起一过性肾功能不全,应及时通知医师作相应处理。④如果出现一侧下肢突然肿胀伴有疼痛,行走时加剧,应考虑深静脉血栓的形成。对于肾部分切除患者可指导其下床前穿弹力袜,教会家属按摩腿部,如病情许可须早日下床活动,从而起到预防作用。⑤肾癌患者发病年龄为 50~70 岁,术后由于患者的抵抗力下降,尤其是老年人,因伤口疼痛导致咳痰无力,痰液阻塞气管,影响通气功能,易诱发和出现肺功能低下,导致坠积性肺炎。故在患者住院过程中,尤其是术前对其进行呼吸训练指导排痰训练有着非常重要的意义。⑥注意保持皮肤清洁干燥,摆放患者体位时,避免拖拉拽,防止骨隆突处受压。高风险患者可予以气垫床保护,使用皮肤屏障保护产品。

3.肾动脉栓塞术的护理

(1)术前准备:术前训练患者床上大小便,术前 4 小时禁食、禁水,测量血压,注意穿刺部位远端动脉搏动情况,以便于术后对照。

(2)术后疼痛的护理:大部分患者栓塞剂注入后即出现腰部疼痛,第一个 24 小时疼痛最明显,给予解痉对症处理可逐渐缓解,持续 2~3 天疼痛可消失。

(3)术后发热的护理:栓塞 12 小时后均有不同程度的发热,为肾组织缺血坏死吸收所致,高热者给予药物或物理降温即可。

(4)观察血压变化:动脉栓塞后局部肾组织缺血可能会引起短暂轻微的血压升高,一般不需使用降压药,可自行缓解。

(5)出血的观察和护理:腹股沟穿刺点加压包扎 24 小时,用沙袋压迫6 小时,平卧 24 小时,术后 6 小时内每 30 分钟观察 1 次穿刺侧下肢血液循环情况及穿刺部位有无瘀斑或血肿发生。

(二)放疗的护理

放疗仅能作为肾癌的辅助治疗,且会引起一些毒副作用,那么对于一部分需要做放疗的患者,建议配合其他治疗方式进行联合治疗,以增加疗效,减轻毒副反应,同时协助机体调整免疫机能,促进恢复机体抗病能力(放疗的其他常规护理见第三章第二节)。

(三)化疗的护理

肾癌化疗的效果较差,一般为辅助治疗。肾癌化疗还存有缺点,一方面是它对肿瘤细胞的选择抑制作用不强;另一方面,全身化疗用药的毒性较大,使疗效受到很大影响(化疗的其他常规护理见第三章第一节)。

(四)免疫治疗的护理

提前告诉患者及家属应用干扰素等免疫制剂后,可导致高热,为药物的不良反应所致,对症治疗即可。

第二节　膀　胱　癌

一、概述

膀胱癌是泌尿系统肿瘤中最常见的肿瘤之一,多数为移行上皮细胞癌。膀胱癌在发达国家或地区发病率高,城市高于农村。在我国,男性膀胱癌的发病率居全身恶性肿瘤的第 7 位,女性排在第十位以后,男性与女性发病率之比约为4∶1,发病年龄多在 40 岁以上。

二、病因

膀胱癌发病与致癌的危险因素相关。吸烟和长期职业接触芳香胺是目前明确的膀胱癌两大危险因素。

（一）吸烟

吸烟者患膀胱癌的危险性是不吸烟者的2～4倍，发病风险与吸烟数量、持续时间和吸入程度有关。

（二）长期职业接触芳香胺

长期职业接触芳香胺高危人群包括从事纺织、染料制造、橡胶化学、药物制剂、杀虫剂生产、油漆、皮革及铝、铁和钢等生产的从业人员。此外，经常使用有毒染料染发者也有可能增加膀胱癌患病的风险。

（三）色氨酸代谢异常

约50%膀胱癌患者有色氨酸代谢异常。色氨酸代谢紊乱产生的一些代谢产物，能直接影响细胞RNA和DNA的合成。

（四）其他疾病

膀胱黏膜局部长期遭受刺激如长期慢性感染、膀胱结石的长期刺激及尿路梗阻，都可能是诱发肿瘤的因素。而腺性膀胱炎、黏膜白斑被认为是癌前病变。

（五）药物

药物如大量服用非那西丁类药物也可致膀胱癌。

（六）其他因素

在严重的埃及血吸虫病患者中，膀胱癌的发生率相当高；病毒HPV的感染；种族和环境因素；膀胱癌的发生与性别、年龄、遗传、种族也有一定关系。

三、病理分类及临床分期

（一）病理分类

1.移行上皮细胞癌
移行上皮细胞癌包括原位癌、乳头状癌及浸润癌。

2.非移行上皮细胞癌
非移行上皮细胞癌包括腺癌、鳞状上皮癌。

（二）临床分期

膀胱癌按照膀胱肿瘤的浸润深度和转移程度进行临床和病理分期，是评估膀胱癌预后最重要的指标。膀胱癌的TNM分期，见表7-2。

表 7-2 膀胱癌 TNM 分期

分期	分期标准
T 分期	
Tx	原发肿瘤无法评估
T0	无原发肿瘤证据
Ta	非浸润性乳头状瘤(黏膜层)
Tis	原位癌(又称"扁平癌")
T1	肿瘤侵入上皮下结缔组织
T2	肿瘤侵犯肌层
T2a	肿瘤侵犯浅肌层(内 1/2)
T2b	肿瘤侵犯深肌层(外 1/2)
T3	肿瘤侵犯膀胱周围组织
T3a	显微镜下发现肿瘤侵犯膀胱周围组织
T3b	肉眼可见肿瘤侵犯膀胱周围组织(膀胱外肿块)
T4	肿瘤侵犯以下任意器官或组织:前列腺基质、精囊腺、子宫、阴道、盆壁、腹壁
T4a	肿瘤侵犯前列腺基质、精囊腺、子宫、阴道
T4b	肿瘤侵犯盆壁、腹壁
N 分期	
Nx	区域淋巴结转移无法评估
N0	无区域淋巴结转移
N1	真骨盆(髂内、闭孔、髂外或骶前)单个淋巴结转移
N2	真骨盆(髂内、闭孔、髂外或骶前)多个淋巴结转移
N3	髂总淋巴结
M 分期	
Mx	远处转移无法评估
M0	无远处转移
M1	有远处转移

四、临床表现

(一)血尿

间歇性、无痛性肉眼血尿是膀胱癌最常见症状,80％膀胱癌患者因血尿就医。血尿可以是肉眼血尿,也可以是镜下血尿,既可以是间断性,也可以是持续性全程血尿。虽然出血量、血尿持续时间的长短与肿瘤的恶性程度、肿瘤的大小、范围和数目有一定关系,但不一定成正比。由于血尿呈间歇性表现,当血尿停止时,很可能给患者造成错觉,误认为疾病康复,而不做及时的进一步的检查。当膀胱肿瘤仅表现为镜下血尿而不伴有其他症状时,常不易被发现,直到出现肉眼血尿时才引起患者的重视。

(二)膀胱刺激症状

早期膀胱肿瘤较少出现尿路刺激症状。若同时伴有感染,或肿瘤位于膀胱三角区时,尿路刺激症状可以较早出现。此外,还必须警惕尿频、尿急等膀胱刺激症状,提示膀胱原位癌的可能。因此,凡是缺乏感染依据的膀胱刺激症状者,应采取积极全面的检查措施,以免漏诊。

(三)排尿困难

因肿瘤较大,或膀胱肿瘤发生在膀胱颈部,或血块形成,可造成尿流梗阻、排尿困难,甚至出现尿潴留。

(四)膀胱结石

当肿瘤伴有膀胱结石时,常以膀胱结石的症状为主,如尿痛、尿频、尿急、血尿及排尿过程中突然有排尿困难,改变体位后消失。

(五)晚期肿瘤

晚期肿瘤侵犯膀胱周围组织、器官或有盆腔淋巴转移时导致膀胱区疼痛、尿道阴道瘘、下肢水肿等相应症状。远处转移时也可出现转移器官功能受损、体重减轻、疼痛及恶病质等表现。

五、治疗方式

(一)手术治疗

1.经尿道膀胱癌电切术

经尿道膀胱癌电切术适用于单个或数目不多、不超过 2 cm 带蒂的、浸润到黏膜或黏膜下层的乳头状癌。

2.膀胱部分切除术

膀胱部分切除术适用于局部浸润的广基肿瘤,尤其是离膀胱三角区或颈部较远者。

3.全膀胱切除术

全膀胱切除术适用于恶性程度较高、浸润较深、体积较大、数目较多并位于膀胱底部或颈部的膀胱肿瘤。

4.根治性膀胱切除术

根治性膀胱切除术适用于肿瘤已超出膀胱之外,疑有盆腔器官或盆腔淋巴转移的患者。

5.经尿道激光手术

经尿道激光手术适用于乳头状低级别尿路上皮癌。

(二)放疗

放疗主要用于拒绝手术或晚期肿瘤的姑息性治疗,也可用于手术、化疗患者的辅助治疗。可分为术前放疗、术后放疗;按照射部位分为膀胱腔内照射、膀胱组织内照射、体外照射。

(三)化疗

1.局部化疗

局部化疗指的是膀胱内化疗药物的灌注,适用于保留膀胱的患者,消除残余肿瘤细胞和降低术后复发的可能性。

2.全身化疗

全身化疗对膀胱癌有用的化疗药物有顺铂、多柔比星等,多联合使用。

(四)生物免疫治疗

干扰素、肿瘤坏死因子、白细胞介素-2、转移因子等均可用于膀胱癌的治疗。

六、护理措施

膀胱癌的治疗方式中,手术治疗是膀胱癌的主要治疗方式,其他作为辅助治疗方式。这里以手术的护理来介绍膀胱癌的护理措施。

(一)手术的护理

1.术前护理

(1)病情监测:血尿是膀胱癌的最常见的症状,但血尿的程度和肿瘤大小并不成正比,偶有大量血尿可引起急性贫血甚至休克。观察尿液颜色、性状及尿量,必要时记录 24 小时尿量,以防止血块堵塞尿道引起肾积水。

(2)专科检查:除常规检查外,完善腹部平片、泌尿系统 B 超、膀胱镜等检查,了解双侧上尿路有无疾病。

(3)肠道准备:全膀胱切除者,需要利用肠道代替膀胱做贮尿囊,为了避免术中腹腔污染,应该进行充分对的肠道准备。术前 1 周进少渣食物,术前 3 天进双份流质饮食,术前禁食 12 小时、禁水 4 小时,并口服甲硝唑等肠道抗菌药,以减少肠道致病菌,降低手术感染;术前1天给予口服泻药,排空肠道,必要时清洁灌肠。

(4)心理支持:为患者提供诉说焦虑感受的机会,向其说明手术的重要性。讲解手术的方法、术后仍可工作和生活、手术的成功案例等,让患者和家属有充分的心理准备,消除心理障碍,增强战胜疾病的信心。

(5)术前定位:根治性膀胱切除患者,术前选择合理的造口位置对术后患者自我护理和重返社会都有极其重要的作用。

2.术后护理

(1)病情观察:观察患者的意识状态及生命体征的变化,若患者出现异常,应及时通知医师对症处理。

(2)疼痛护理:与留置气囊导尿管牵引压迫、膀胱冲洗液刺激有关。如患者出现不同程度的尿液外溢、膀胱胀痛、下腹痉挛性疼痛则提示有膀胱痉挛。一般持续几秒至数分钟,反复发作,发作时引流液颜色变红,亦是导致术后出血及导尿管引流不畅的原因。可根据医嘱使用解痉药或止痛剂,同时做好心理护理,减轻患者精神压力,消除恐惧。

(3)膀胱冲洗护理:保持冲洗液温度在34～37 ℃,严密观察引流液颜色、量的变化,根据冲洗液的颜色变化调节冲洗速度,保持冲洗速度与引流液流出速度一致。如患者主诉膀胱有不适、胀痛感,伴有引流液的速度突然减慢或停止,可能是凝血块或电切后脱落组织堵塞尿管,可改变患者的体位或挤压导尿管,如无改善应立即通知医师及时处理。

(4)导管护理:①各引流导管妥善固定,保持通畅,无扭曲、受压、滑脱,观察并记录引流液的色、质、量;②留置导尿管患者每天2次清洁尿道口,尿袋固定高度低于耻骨联合下方,以防止尿液逆流;③气囊导尿管牵引时间为12～24小时,通过导尿管气囊牵拉,压迫前列腺窝,减少前列腺窝处的出血。保持牵引侧腿部伸直,确保牵引功能,防止气囊移位或拉力的改变而诱发出血,注意保护胶布固定牵引处腿部皮肤的完整性。

(5)膀胱灌注的护理:膀胱灌注时应严格无菌操作,防止逆行感染。灌注前禁水12小时,导尿排空尿液。化疗药物自导尿管内注入,拔除导管后改变不同体位,使药物与膀胱壁的各部分充分接触,最大限度地发挥药物的作用,保留2小时后自行排出药液。灌注后注意有无疼痛、出血性膀胱炎等表现,监测血、尿常规。遵医嘱定期膀胱灌注。

(6)输尿管支架管的护理:①为了减少新膀胱压力,防止输尿管膀胱吻合口狭窄,促进输尿管口和新膀胱吻合口的愈合,有利于新膀胱修复愈合,防止发生尿瘘并发症。术后在两侧输尿管各放置单J管1根,主要引流双侧肾脏内的尿液;②保持引流管通畅,记录24小时尿量,观察肾功能情况。

(7)回肠代膀胱护理:①准确记录24小时出入液量,回肠代膀胱内肛管及双侧输尿管支架分别接集尿袋,观察引流液颜色变化,分别记录引流量及24小时总的出量。手术后初期的2~3天,尿液会呈微红色,之后会转为正常浅黄色;②观察造口乳头的血运情况,观察其颜色及有无回缩等现象,如出现回缩、颜色变紫等应立即通知医师处理;③初期造口袋应选用二件式,方便清洁造口所排出的黏液。黏液在手术后会较多及黏稠,待输尿管支架去除后,会逐渐减少。根据医嘱口服碳酸氢钠碱化尿液;④术后禁用促进肠蠕动恢复的药物,如新斯的明,以防输尿管吻合口瘘。

(8)原位新膀胱护理:①回肠代膀胱内肠黏液的分泌周期规律为"增多-高峰-减少"。术后以生理盐水持续冲洗新膀胱,注意无菌操作,抽吸出肠黏液,预防导尿管堵塞,做好留置导尿管期间的尿道口护理,每天2次清洁尿道口;②恢复肠功能后,嘱患者多饮水,保持一定的尿量,预防肠黏液堵塞导尿管。

(9)并发症的护理。①肠粘连或肠梗阻患者表现为无肛门排气、排便,腹胀、恶心等不适症状。术前留置胃管,术后鼓励患者早期活动,促进肠蠕动的恢复。针对严重腹胀患者,遵医嘱给予药物注射足三里。麻痹性肠梗阻患者,可经胃管注入液状石蜡油,必要时给予胃肠动力药。②肠瘘时患者表现为体温升高,腹胀、腹痛等腹膜刺激征,盆腔引流液颜色发生改变,引流液中是粪渣样液体。一旦发生肠道吻合口瘘,要确保患者瘘口的有效引流,并通过静脉输注高营养液供给营养,促进肠瘘自行愈合。③尿瘘时患者表现为盆腔引流液大量增多,颜色变淡,呈清亮色。尿瘘一般不需特殊处理,确定是否发生尿瘘,可行引流液肌酐检查确诊。护士应做好患者心理护理,保守治疗后大多数患者都能愈合。④尿失禁时患者表现为不能自主控制排尿,平躺或活动时有尿液溢出。康复期主要以功能训练为主要治疗方式。⑤出血时需严密观察患者生命体征变化,保持伤口引流管的通畅。若患者出现心率增快、血压下降,引流管突然引出大量血性液体则考虑出血可能,应立即通知医师处理。

(二)放疗的护理

放疗期间可出现不同程度的膀胱刺激征,应及时通知医师处理。并严密观察有无放射性膀胱炎、膀胱纤维化及挛缩性膀胱炎等并发症的发生(放疗的其他常规护理见第三章第二节)。

(三)化疗的护理

化疗期间严密观察患者的化疗毒副作用,并及时给予处理。进行灌注化疗时,嘱患者灌注前半小时及灌注后1小时控制饮水量,以防止灌注后膀胱过度充盈;灌注后由于药物对膀胱、尿道黏膜有刺激,常发生尿频、尿急、尿痛或轻微肉眼血尿等症状,这些都是正常的反应。嘱患者增加饮水量,使尿液稀释,每天尿量达2 500 mL以上,可减轻尿道黏膜的刺激,一般在1~3天内症状会逐渐消失;拔出尿管后,指导患者每半小时变换体位,俯、仰、左、右侧位各半小时,保留2小时后自行排出药液,每周一次,6次为1个疗程。如白细胞计数低于$3×10^9/L$,则暂停灌注(化疗的其他常规护理见第三章第一节)。

第三节 前列腺癌

一、概述

前列腺癌是男性生殖系统中常见的肿瘤。其发病率有明显的地区差异,加勒比海及斯堪的纳维亚地区最高,中国、日本最低。以往我国前列腺癌发病率较低,但近几年其发病率呈显著增长趋势。其发病与年龄平行,患者主要是老年男性,中位年龄为72岁,高峰年龄为75~79岁。

二、病因

引起前列腺癌的病因尚不明确,可能与下列因素有关。

(一)家族与遗传因素

前列腺癌的发生与遗传有显著的关系。有1个直系亲属(兄弟或父亲)患有前列腺癌,其本人患前列腺癌的危险性增加1倍;有2个或2个以上直系亲属患有前列腺癌,其本人患前列腺癌的相对危险性会增至5~11倍。

(二)年龄因素

前列腺癌的发生随着年龄的增长而增加,50岁以下男性很少见,高峰年龄为75~79岁。

(三)炎症、感染和遗传易感性

慢性炎症引起细胞过度增殖会促进感染相关性癌症发展。因此,不良的性活动会增加患前列腺癌的风险,前列腺癌与梅毒抗体、HPV 抗体及疱疹病毒-8 抗体阳性存在正相关性。

(四)激素影响

性激素与前列腺癌关系密切,前列腺癌患者尿中雌酮、雌二醇及 17β-酮类固醇水平增高。青春期性激素过多是助癌因素。

三、病理分类及临床分期

(一)病理分类

前列腺癌 95% 以上为腺细胞癌,其余为移行细胞癌、鳞癌和肉瘤。

(二)临床分期

前列腺癌分期可以指导选择治疗方法和评价预后。前列腺癌的 TNM 分期,见表 7-3。

表 7-3　前列腺癌 TNM 分期

分期	临床	病理
T 分期		
Tx	原发肿瘤无法评价	PT2 局限于前列腺
T0	无原发肿瘤证据	PT2a 肿瘤限于单叶的 1/2
T1	不能扪及和影像发现的临床隐匿肿瘤	PT2b 肿瘤超过单叶的 1/2,但限于该单叶
T1a	偶发肿瘤体积<所切除组织体积的 5%	PT2c 肿瘤侵犯两叶
T1b	偶发肿瘤体积>所切除组织体积的 5%	PT3 突破前列腺
T1c	穿刺活检发现的肿瘤(如由于前列腺特异抗原升高)	PT3a 突破前列腺
T2	局限于前列腺内的肿瘤	PT3b 侵犯精囊
T2a	肿瘤限于单叶的 1/2(≤1/2)	PT4 侵犯膀胱和直肠
T2b	肿瘤超过单叶的 1/2,但限于该单叶	
T2c	肿瘤侵犯两叶	
T3	肿瘤突破前列腺包膜	
T3a	肿瘤侵犯包膜(单侧或双侧)	
T3b	肿瘤侵犯精囊	
T4	肿瘤固定或侵犯除精囊外的其他邻近组织结构,如膀胱颈、尿道外括约肌、直肠、肛提肌和/或盆壁	

续表

分期	临床	病理
N 分期		
Nx	区域淋巴结无法评价	pNx 无区域淋巴结取材标本
N0	无区域淋巴结转移	pN0 无区域淋巴结转移
N1	区域淋巴结转移	pN1 区域淋巴结转移
M 分期		
Mx	远处转移无法评估	
M0	无远处转移	
M1		
M1a	有区域淋巴结以外的淋巴转移	
M1b	骨转移	
M1c	其他器官组织转移	

四、临床表现

(一)早期表现

早期可无任何症状。

(二)进展期表现

进展期可引起后尿道或膀胱颈梗阻时出现尿频、尿线变细、分叉及无力,逐渐出现排尿困难,甚至出现尿潴留等症状。

(三)肿瘤局部浸润或转移表现

肿瘤局部浸润或转移可表现为腰痛、骶尾部、髋部及坐骨神经痛;压迫直肠则可致大便变细及排便困难;肺部转移可出现咳嗽及咯血;淋巴结转移时可有下肢水肿;压迫脊髓可导致下肢瘫痪。晚期有骨转移者可出现骨痛。

(四)晚期表现

晚期出现食欲缺乏、消瘦、贫血及全身乏力等症状和体征。

五、治疗方式

(一)手术治疗

前列腺癌的治疗原则上应消除体内所有肿瘤组织,只能在肿瘤全切除基础上才可实现,因此要求肿瘤局限在前列腺内时方可行手术治疗。最常用根治性前列腺切除术,晚期患者可行睾丸切除。

(二)放疗

1.外放疗

外放疗是前列腺癌重要的治疗方法之一,具有疗效好、适应证广、并发症少等优点,适用于各期前列腺癌患者。有根治性放疗、辅助性放疗和姑息性放疗。

2.近距离放疗

近距离放疗通过三维治疗计划系统地准确定位,将放射性粒子植入到前列腺内,提高前列腺局部的放射剂量,而减少对直肠和膀胱的放射损伤。

(三)化疗

化疗仅用于肿瘤已波及前列腺包膜外及盆腔淋巴转移的患者或内分泌治疗失败的患者,以延长患者的生命。

(四)内分泌治疗

1.雌激素治疗

雌激素如己烯雌酚,抑制睾酮的生成,但不良反应大,特别是对心血管系统,常给治疗带来困难,不宜久服。

2.抗雄激素类药物治疗

抗雄激素类药物目前主要是氟他胺,若在睾丸切除之前或同时应用,则有协同作用增加疗效。

3.促黄体激素释放激素促效剂

促黄体激素释放激素促效剂是一种肽类激素,同腺垂体促性腺激素释放激素受体结合,从而抑制促黄体激素分泌,阻断睾丸睾酮的产生。常用的制剂包括醋酸亮丙瑞林、醋酸戈舍瑞林、曲普瑞林。

(五)等待观察治疗

等待观察指主动监测前列腺癌的进程,在出现肿瘤进展或临床症状明显时给予治疗。选择等待观察的患者必须充分知情,了解并接受肿瘤局部进展和转移的危险,并接受密切的随访。

六、护理措施

手术治疗是前列腺癌根治性治愈的重要治疗方式,这里以手术护理为主介绍前列腺癌的护理措施。

(一)手术的护理

1.术前护理

(1)病情监测:全面准确地评估患者情况,以明确有无影响手术的潜在危险因素。这些因素包括心血管系统、肺功能、肾功能、营养代谢状态、肝功能、内分泌功能、血液系统状况等,有异常为高危患者,应及时对症处理。

(2)专科检查:①完善直肠指诊、腔内B超、骨骼ECT、男性盆腔MRI平扫＋增强等检查,以了解有无其他部位转移;②尿流动力学检测,测定膀胱的残余尿及膀胱顺应性功能,残余尿多者应留置导尿管,持续引流尿液,改善肾功能和控制尿路感染。

(3)呼吸道准备:指导患者深呼吸和有效咳嗽,对有吸烟习惯的患者应在术前1～2周劝其戒烟,以减少呼吸道的刺激及分泌物的产生。

(4)心理支持:向患者解释手术的必要性、手术方式及注意事项,鼓励患者表达自身感受。教会患者自我放松的方法,树立和增强其战胜疾病的信心,积极配合手术。

(5)功能锻炼:指导患者盆底肌训练和膀胱锻炼。膀胱锻炼包括时间单位内膀胱排空和膀胱训练,旨在增加强制或自我调整的排尿间隔。

2.术后护理

(1)卧位:手术次日选择半卧位,以保持腹部、四肢肌肉松弛,减少切口张力,有利于引流和呼吸。

(2)早期活动:鼓励患者早期床上活动,协助患者深呼吸和有效咳嗽排痰,以促进胃肠道功能恢复、预防肺部感染和压力性损伤。指导患者进行下肢运动(踝泵运动、屈膝抬臀、直腿抬高),预防深静脉血栓的形成。

(3)病情监测:术后24小时持续心电监护,监测血压、脉搏、血氧饱和度和呼吸,给予低流量持续吸氧。

(4)导管护理:①各引流导管妥善固定,保持通畅,无扭曲、受压、滑脱,观察并记录引流液的色、质、量;②留置导尿管患者每天2次清洁尿道口,尿袋固定高度低于耻骨联合下方,以防止尿液逆流;③气囊导尿管牵引时间为12～24小时,通过导尿管气囊牵拉,压迫前列腺窝,减少前列腺窝处的出血。保持牵引侧腿部伸直,确保牵引功能,防止气囊移位或拉力的改变而诱发出血,注意保护胶布固定牵引处腿部皮肤的完整性。

(5)膀胱冲洗护理:①保持冲洗液温度在34～37 ℃,严密观察引流液的色、质、量,根据冲洗液的颜色变化调节冲洗速度,保持冲洗速度与引流液流出速度一致;②患者如出现膀胱区明显胀感、尿道口急迫的排尿感、肛门坠胀感、尿道及耻骨上区阵发性疼痛、冲洗管道一过性受阻导致莫菲滴管液面升高、导尿管周围溢液、引流液颜色加深等则提示有膀胱痉挛,应立即通知医师及时处理,遵医嘱使用镇痛解痉药。

(6)勃起功能障碍:与多种因素有关,如年龄、术前性功能情况、肿瘤侵犯程度范围及术中对阴茎海绵体自主神经的损伤程度。在其他条件相同的情况下,保留神经的前列腺癌根治术可使术后勃起功能障碍的发生率明显降低。

(7)吻合口狭窄:与膀胱颈部重建时缝合过紧或尿道与膀胱颈吻合时黏膜对合不良有关。一般导尿管留置时间为 7~14 天,导尿管拔除后,应告知患者注意观察尿线,若出现尿线变细或排尿困难,可行尿道扩张术。

(8)饮食护理:饮食宜清淡,低脂肪,避免辛辣和烟酒,多食谷类、坚果与蔬菜类食物。多饮水,保持及培养良好的排便习惯,如有便秘可口服润肠或轻泻剂,必要时灌肠,以免因排便过于用力引起前列腺窝继发性出血或虚脱。

(9)下肢深静脉血栓:术后注意加强观察下肢血运、足背动脉搏动情况、远端色泽、皮温及感觉。卧床期间应做双下肢抬高及伸缩活动,可穿尺寸合适的弹力袜,以促进静脉回流,防止血液淤积导致血栓形成。如患者出现下肢疼痛、肿胀,腓肠肌深压痛伴活动受限,应制动、抬高患肢,但切忌按摩,以防血栓脱落形成其他部位栓塞。

(二)放疗的护理

放疗期间严密观察不良反应,包括直肠刺激症状、腹泻、尿频、排尿困难等。持续性严重并发症的发生率仅为 1%,包括勃起功能障碍、尿失禁、膀胱炎及直肠炎等病变(放疗的其他常规护理见第三章第二节)。

(三)化疗的护理

化疗期间主要对化疗药物的特殊不良反应的护理,应密切监测使用药物后患者的反应状态,若有异常,立即告知医师(化疗的其他常规护理见第三章第一节)。

(四)内分泌的护理

内分泌治疗时主要观察有无心血管、肝、肾、肺的不良反应。

女性生殖系统肿瘤患者的护理

第一节 宫 颈 癌

一、概述

宫颈癌是妇科最常见的恶性肿瘤。宫颈癌发病率的高低与该地区人群的经济文化水平有密切联系。其流行病学特征为经济不发达国家的发病率高于发达国家,并有明显的地区差异。在我国,主要集中在中部地区,并且农村高于城市,山区高于平原。宫颈癌患者的平均年龄是 51.4 岁,主要集中在 30～39 岁和 60～69 岁 2 个年龄段,近年来趋向于年轻化。

二、病因

宫颈癌发病的确切病因尚不十分清楚。下列因素已证实与宫颈癌发病明显相关,多因素综合作用对宫颈癌发病有重要意义。

(一)婚育及性生活相关因素

早婚、早年性交、多个性伴侣、早育、多次分娩等均增加了宫颈癌发病的危险因素。早婚是指 20 岁以前已结婚,早年性交是指 18 岁以前已有性生活。宫颈癌妇女中约 50% 有早婚史或早年性交史。研究还发现,有多个性伴侣的妇女宫颈癌的危险性比只有一个性伴侣者高出 2～3 倍以上,且性伴侣越多,其宫颈癌发生的相对危险性越高。初产年龄早、分娩次数多也与宫颈癌发病率增高有一定的相关性。

(二)感染因素

许多病毒感染与宫颈癌的发病可能有关,尤其是 HPV、单纯疱疹病毒-2 型(HSV-2)、人巨细胞病毒。

(三)性激素作用

流行病学调查发现,口服避孕药长达 8 年以上者发生宫颈癌的危险性增加了 2 倍,而主要表现为宫颈腺癌的发生。有学者认为这也可能是年轻妇女宫颈腺癌发病率上升的原因之一。

(四)吸烟

吸烟可能是宫颈癌的发病因素之一。大多数的研究显示,吸烟者发生宫颈癌的危险性增加了 2 倍。

(五)社会经济地位与营养

宫颈癌多发生于社会经济地位低下的妇女,这一方面可能由于营养状况差、免疫力低下而影响宫颈黏液的防御能力;但另一方面也可能与社会经济地位低下的妇女早婚、早育比例较大,经期及产褥期卫生状况不良,受感染的机会较大有关。

三、病理分类及临床分期

(一)病理分类

1.大体分型

(1)糜烂型:宫颈外形可见,表面呈糜烂,有时质较硬,有出血,多见于早期。

(2)菜花型:外生型肿瘤呈菜花样,质脆,出血明显,可伴感染或坏死,常见于早期。

(3)结节型:外生型肿瘤呈结节状,有时向内浸润,宫颈膨大,质硬,有时出血,常伴有深浅不等的溃疡或坏死。

(4)溃疡型:内生型肿瘤,因肿瘤组织坏死形成溃疡或空洞,质硬,见于中晚期,常伴感染,分泌物恶臭,多见于晚期。

2.分型

(1)鳞状细胞癌:角化型、非角化型、基底细胞样癌和鳞状移行细胞癌。

(2)腺癌:内生型宫颈腺管、黏液性癌、浆液性癌、中肾管癌、透明细胞癌、混合神经内分泌癌。

(3)其他类型上皮癌:腺鳞癌、毛玻璃样细胞癌、腺样基底细胞癌、未分化癌。

(4)神经内分泌癌分为低级别神经内分泌癌和高级别神经内分泌癌。

(5)宫颈非上皮性肿瘤包括腺肉瘤、癌肉瘤、恶性黑色素瘤、卵黄囊瘤、淋巴瘤、髓样瘤、转移性肿瘤。

(二)临床分期

宫颈癌采用国际妇产科学联盟（International Federation of Gynecology and Obstetrics，FIGO）分期修订版标准，见表 8-1。

表 8-1　宫颈癌 FIGO 分期

分期	描述
Ⅰ	肿瘤严格局限于宫颈（扩展至宫体将被忽略）
ⅠA	仅能在显微镜下诊断的浸润癌，所测量的最大浸润深度<5.0 mm
ⅠA1	所测量间质浸润深度≤3.0 mm
ⅠA2	所测量间质浸润深度>3.0 mm 而≤5.0 mm
ⅠB	所测量的最大浸润深度>5.0 mm 的浸润癌（病变范围超过ⅠA期），病变局限于宫颈
ⅠB1	间质浸润深度>5.0 mm 而最大径线≤2 cm
ⅠB2	最大径线>2 cm 而≤4.0 cm 的浸润癌
ⅠB3	最大径线>4 cm 的浸润癌
Ⅱ	宫颈肿瘤侵犯超出子宫，但未达盆壁且未达阴道下 1/3
ⅡA	肿瘤侵犯限于阴道下 2/3，无宫旁浸润
ⅡA1	最大径线≤4 cm 的浸润癌
ⅡA2	最大径线>4 cm 的浸润癌
ⅡB	有宫旁浸润，但未扩展至盆壁
Ⅲ	肿瘤扩展到骨盆壁和/或导致肾盂积水或肾无功能者和/或侵犯盆腔和/或腹主动脉旁淋巴结
ⅢA	肿瘤累及阴道下 1/3，没有扩展到骨盐壁
ⅢB	肿瘤扩展到骨盆壁和/或引起肾盂积水成肾无功能
ⅢC	侵犯盆腔和/或腹主动脉旁淋巴结（包括微转移），无论肿瘤大小和范围（需标注 r 或 p，r 表示影像诊断，p 表示病理诊断）
ⅢC1	仅有盆腔淋巴结转移
ⅢC2	腹主动脉旁淋巴结转移
Ⅳ	肿瘤侵犯膀胱成直肠黏膜（病理证实）或肿瘤播散超出骨盆壁，泡状水肿不能为Ⅳ期
ⅣA	肿瘤侵犯膀胱或直肠黏膜
ⅣB	肿瘤播散至远处器官

四、临床表现

(一)阴道出血

宫颈癌最早和最多出现的症状为阴道出血(接触性出血),在性生活后或妇科检查及便后发生阴道出血。出血量可多可少,一般根据病灶大小、病理类型、肿瘤侵及间质内血管的情况而定。初期出血量少,可自行停止。晚期病灶较大则表现为出血量增多,甚至可因大血管受侵而危及生命。绝经前宫颈癌患者还可以表现为月经间期出血或经期延长、周期缩短、经量增多等;绝经后老年患者常表现为绝经后继续不规则出血,量少或多。

(二)阴道排液

宫颈腺癌患者以阴道水样排液为主要症状。白带可呈白色和血性,淡黄、稀薄如水样,也有为黏液、米泔样,有腥臭味。晚期宫颈癌患者因癌组织破溃、组织坏死、继发感染,可出现大量脓性、脓血性或米汤样白带伴恶臭。

(三)压迫和继发症状

晚期患者会出现骨盆癌痛、肠道和膀胱压迫症状,如排尿困难、尿少或无尿、血尿、肛门坠胀、大便秘结、里急后重、便血、下肢水肿伴疼痛等,累及输尿管时可引起输尿管梗阻、肾积水、尿毒症;当有肺、肝、骨转移时可出现咳嗽、咯血、胸痛、局部疼痛等症状。

(四)全身症状

疾病后期患者可出现消瘦、贫血、发热、全身衰竭等。

五、治疗方式

放疗与手术治疗是公认的治疗宫颈癌有效的方法,辅以化疗和其他治疗方法。

(一)手术治疗

宫颈癌的临床分期是以宫颈原发肿瘤病灶对宫旁主、骶韧带和阴道的侵犯而确定的,因此宫颈癌根治手术是按切除宫旁主、骶韧带和阴道的宽度来分类。主要有以下几种治疗方式:筋膜外子宫切除术、改良根治性子宫切除术、根治性子宫切除术、扩大根治性子宫切除术、盆腔脏器廓清术。

(二)放疗

放疗可用于各期宫颈浸润癌的治疗。早期宫颈浸润癌放疗和手术治疗的效果相当,而中、晚期甚至部分Ⅳ期及术后复发的宫颈癌患者,放疗也可取得一定的疗效。

1.术前放疗

若局部病灶较大,可先做放疗,待癌灶缩小后再手术。术前放疗多以腔内放疗为主,放射剂量一般给予全量腔内放疗和/或体外放疗剂量的1/2,但通常均低于全量放疗。手术与放疗间隔时间则以术前放疗的方式及剂量而异,一般为2~8周,若术前仅给腔内放疗的半量则2周后即可进行手术,放射剂量越高则间隔时间越长。

2.术后放疗

术后放疗以体外照射为主,阴道残端有肿瘤者可给予腔内治疗。体外照射一般于术后半个月进行,剂量为40~50 Gy,超过50 Gy者,将有10%左右的患者发生严重的肠道并发症。阴道腔内放疗表面剂量要视患者具体情况而定,通常为30~50 Gy。

(三)化疗

既往化疗在宫颈癌治疗中的地位不高,主要用于复发转移的患者。但近年来,随着人们的不断探索,发现化疗可作为宫颈癌放疗的辅助治疗,特别是化疗与放疗同步使用,提高了肿瘤对放疗的敏感性,不仅使治疗效果得到提高,而且可以减少正常组织的并发症。

六、护理措施

放疗与手术治疗是治疗宫颈癌的有效方法,这里以手术的护理和放疗的护理为主介绍宫颈癌的护理措施。

(一)手术的护理

1.术前护理

(1)心理支持:妇科手术涉及生殖器官的摘除和生育能力的丧失,年轻患者心理负担增多,所以护士要耐心和细致地做好心理护理,多和患者交流沟通,了解患者的心理活动,使其有心理准备迎接外科手术;用通俗易懂的语言向患者介绍手术的原因、名称、过程、范围及麻醉方法等情况,使患者心中有数,缓解其紧张和恐惧心理;要多激励患者,鼓励其增强战胜疾病的信心,消除顾虑,用平静的心态迎接手术治疗。

(2)遵医嘱做好各项术前检查,如肝、肾功能检查,血型鉴定,交叉配血试验,青霉素皮试及心电图、B超、X线、血、尿常规检查。

（3）手术区皮肤准备：患者于术前 1 天沐浴、更衣、剪指甲。

（4）肠道和阴道准备：①饮食准备，关心患者的营养状况，注意进食情况，一般嘱患者进食高热量、高蛋白、维生素丰富的饮食。术前 1 天遵医嘱给予流质饮食，术前按医嘱禁食、禁水；②肠道准备，按医嘱予聚乙二醇电解质散剂 3 盒于术前一日 14:00 开始给予口服并嘱患者多活动，促进肠道蠕动。肠道准备不干净者，可于术前晚加灌肠，给予 110 mL 开塞露灌肠 1～2 次，也可反复多次加灌，直至肠道清洁；③阴道准备，宫颈癌根治术是妇科肿瘤中较大的手术，包括广泛性全子宫切除加盆腔淋巴结清扫，术前护理应注意子宫颈肿瘤出血或腔内放疗后宫颈肿瘤脱落坏死造成的炎症，每天给予 0.01％苯扎溴铵阴道冲洗 1～2 次保持阴道清洁。

（5）术前功能指导：①指导患者术前练习深呼吸及有效咳嗽，学会翻身，预防术后肺部并发症；②练习在床上使用便盆排尿，锻炼膀胱功能，以防导尿管拔除后不能自解小便，而导致膀胱麻痹或急性膀胱炎的发生；③训练患者床上肢体活动，预防术后血栓形成，并向其解释术后早期下床活动的意义，以利于早日康复。

（6）保证患者充足的睡眠：术前 1 天晚为防止患者因焦虑而影响睡眠，可遵医嘱给予患者适当的镇静剂，如艾司唑仑，以保证患者充足的睡眠，有利于手术的顺利进行。

（7）术晨护理：更换清洁衣裤。测量体温、脉搏、呼吸，如患者有发热或月经来潮，应报告医师；如有假牙及贵重物品应取下，妥善保管，以防遗失；给予 0.01％苯扎溴铵阴道冲洗；遵医嘱术前用药。

2.术后护理

（1）接受麻醉师的交班：了解术中情况及术后注意点，根据麻醉需要采取适当的卧位，如全身麻醉患者在尚未清醒前应有人守护，注意保暖，防止意外发生；若患者有烦躁不安，应使用约束带或床栏保护，防止坠床。全麻应去枕平卧 24 小时，头偏向一侧，以防呕吐物、分泌物呛入气管，引起吸入性肺炎或窒息。硬膜外麻醉的患者，也需平卧 6 小时，术后次日晨可取半卧位，有利于深呼吸，减少肺不张，有利于腹腔血液和炎性渗出物的引流，减少对脏器的刺激，有利于腹壁肌肉放松，降低伤口的张力，解除疼痛。

（2）密切观察病情变化：测血压、脉搏、呼吸每半小时 1 次，至少 4 次，并记录，情况稳定后每 8 小时测体温、脉搏、呼吸 1 次，连续 3 天。

（3）疼痛护理：目前临床上术后常规给予止痛泵，以减轻和预防患者疼痛。另外也可采取安慰患者、分散患者的注意力、改变体位、促进有效通气、解除腹胀等措施以缓解疼痛。

(4)预防压力性损伤:鼓励患者床上翻身、抬臀,以促进胃肠道蠕动和预防压力性损伤。如无禁忌,一般术后第1天要求床上活动,第2天止痛泵拔出后在护士协助下进行床边坐起或床边活动,以后逐渐增加活动量。

(5)术后饮食:手术当日禁食,术后麻醉清醒后可适当喝水,术后第1天给予流质饮食,待肠蠕动恢复、肛门排气后,给予半流质并逐渐过渡到普食。特殊患者或手术切肠患者饮食遵医嘱。

(6)外阴和留置导尿管的护理:每天需清洁尿道口和外阴,保持尿管通畅、清洁无血迹,要观察尿液的颜色、量,并准确记录。集尿袋应经常清空,以保持尿液引流通畅,防止反流,并应在临床需要时更换。一般每5~7天更换1次,若有临床症状,如有异味或破损,应尽早更换。

(二)放疗的护理

1.体外照射的护理

(1)心理护理:首先向患者进行放疗知识的宣教,让其充分了解放疗的目的、作用、治疗前的准备、治疗中的注意事项、毒副作用及应对措施,使患者对自己的放疗计划有一个完整的概念,对治疗树立信心及做好各种配合。也应针对患者特殊、复杂的心理,采取积极有效的心理疏导方法,告知患者放疗可以缩小癌灶、抑制或消除可能存在的转移癌灶,对晚期宫颈癌的治疗是安全有效的,从而增强患者的治疗信心,使其主动接受放疗。

(2)阴道冲洗护理:阴道冲洗是放疗的重要辅助手段,可以减轻阴道黏膜充血、水肿,并能清除放疗后的坏死组织,提高放射敏感度,预防盆腔腹膜炎。在放疗期间,尤其在腔内照射前,若冲洗不及时易引起感染,影响宫颈癌治疗的顺利进行。每天常规阴道冲洗1次。

2.腔内照射的护理

(1)照射前排空大、小便,减少直肠、膀胱的放射线受量。

(2)治疗当天测量体温,如有异常,及时通知医师停止治疗。

(3)治疗前做好皮肤准备:剃尽阴毛,检查有无脓疮。

(4)放疗期间应坚持每天行阴道冲洗,治疗当日行阴道冲洗,冲洗完毕,阴道内填塞无菌纱布,如发现阴道有脓性分泌物或有异味,应查明原因。

(5)腔内照射中护理:患者安置好妇科施源器后,平卧于治疗床上,听从操作者指挥,严格遵守无菌操作,以防感染。对第一次治疗的患者,告知患者从阴道插入施源导管可能会有不适,嘱患者不能挪动或坐起。在整个照射过程,嘱咐患者要保持安静,不能随便移动,以防施源器移位,影响治疗。如出现不适可通过对讲机呼叫,及时处理。如在插入宫腔施源器后引起下腹部疼痛,嘱患者做深呼吸,同时鼓励安慰患者,分散患者的注意力,使患者放松,顺利完成治疗。照射过程严密观察患者的情况,如有异常应立即停机处理。

(6)腔内照射后护理:照射后应密切观察患者情况,询问患者有何不适,如有不适应及时处理。照射后取出纱布并清点,以防纱布留置在阴道内。检查阴道有无出血,如有活动性出血,应及时填塞纱布,交班时说明纱布数量,第二天冲洗时取出。回病房后要严密观察病情及生命体征的变化、有无下腹疼痛、注意排尿情况,超过 6 小时未排尿者需导尿。观察阴道有无出血、渗血,如有出血症状,立即用明胶海绵、大纱布块做阴道填塞,遵医嘱输液、输血,嘱患者卧床休息,减少活动。

(7)鼓励患者多饮水,少食多餐,如胃肠反应严重可补充液体,下腹痛、体温高者应考虑盆腔腹膜炎的发生,及时通知医师进行处理。

第二节 子宫内膜癌

一、概述

子宫内膜癌指原发于子宫内膜的一组上皮性恶性肿瘤,又称子宫体癌,是最常见的女性生殖道恶性肿瘤之一。子宫内膜癌因其解剖及肿瘤生物学特点,病程发展缓慢,肿瘤长期局限于子宫且早期有较明显症状,而确诊方法又较简单,多数患者确诊时多为 Ⅰ 期,故既往认为子宫内膜癌是一个预后较好的肿瘤。好发于绝经后妇女或围绝经期妇女,发病年龄在 50～60 岁之间,发达国家的发病率大于发展中国家,分布具有地域性。

二、病因

子宫内膜癌的确切病因尚不十分清楚,子宫内膜癌的发病可能与下列因素有关。

(一)外源性激素

长期、大量接受无拮抗的雌激素替代治疗,可引起子宫内膜癌的发病风险增加 4～8 倍,甚至可以更高。雌激素拮抗剂他莫昔芬具有较弱的雌激素作用,口服他莫昔芬达 2 年的妇女,发生子宫内膜癌的风险较不使用者增加了 2 倍;而口服他莫昔芬达 5 年的妇女,风险增加了 5 倍。

(二)内源性激素

内源性激素可引起与内源性激素增加相关的一些医学情况,常可伴有子宫内膜癌的发病概率增加。如多囊卵巢综合征、无排卵期的月经周期、晚期肝脏疾病等。合并有上述情况的妇女,发生子宫内膜癌的概率大于普通人群。

(三)子宫内膜增生

研究发现,子宫内膜单纯或复合增生与子宫内膜不典型增生是生物学不同的 2 组疾病。子宫内膜单纯或复合增生病变中无腺上皮的异型性,不会引起子宫内膜癌的发病风险增加;而子宫内膜不典型增生病变中有腺上皮的异型性,重度子宫内膜不典型增生会使癌变率增加。

(四)不孕、未产、月经不规则

不孕、未产、月经不规则的女性发生子宫内膜癌的概率增加。

(五)遗传因素

约 20% 的子宫内膜癌患者存在肿瘤家族史。而曾患乳腺癌或直肠癌的妇女,发生子宫内膜癌的风险增加。

三、病理分类及临床分期

(一)病理分类

1.大体分类

(1)局限型腺癌:大多数子宫内膜癌,肿瘤开始为宫底或宫角的无蒂或有蒂的肿物,其质软、脆,表面可能发生出血坏死、溃疡或感染。此型病灶虽小,但浸润肌层远比向周围扩散快。

(2)弥散型腺癌:肿瘤沿内膜层蔓延,可侵犯内膜的大部分或全部,常呈不规则息肉状,浸润肌层较晚,子宫较大且较早表现,病变可沿子宫腔向下蔓延侵及子宫颈管。

2.分型

(1)子宫内膜样腺癌:是子宫内膜中最常见的组织学类型,约占全部子宫内膜癌的 60%～65%。

(2)浆液性癌:是子宫内膜癌的特殊亚型,恶性程度高,易深肌层浸润,宫外扩散及淋巴转移率高,预后差。

(3)子宫内膜浆液性上皮内癌:常直接发生于息肉表面或萎缩性子宫内膜中,但不出现子宫肌层及间质侵犯,这些异型肿瘤细胞对 TP53 呈强阳性表达。

(4)透明细胞癌:多发生于绝经后妇女,其临床特征和大体形态与子宫内膜样腺癌无异,诊断时常处于晚期病变,故预后差。

(5)黏液性癌:单纯或几乎单纯黏液腺癌极为罕见,占全部内膜癌的比例不超过 1%。

(6)神经内分泌癌:具有神经内分泌形态学表现的一组异质性肿瘤。

(7)混合细胞腺癌:是指混合含有 2 种或 2 种以上病理类型的子宫内膜癌,至少有 1 种是 Ⅱ 型子宫内膜癌,并且第二种成分至少要达到 5%。

(8)未分化癌和去分化癌:子宫内膜未分化癌是一种没有分化方向的上皮性恶性肿瘤;去分化癌由未分化癌和 FIGO1 级或 2 级子宫内膜样癌混合构成。

(二)临床分期

子宫内膜癌的分期采用国际妇产科联盟(International Federation of Gynecology and Obstetrics,FIGO)制定的分期,见表 8-2。

表 8-2　子宫内膜 FIGO 分期

分期	描述
Ⅰ	肿瘤局限于子宫体
ⅠA	无肌层浸润或浸润<1/2 肌层
ⅠB	浸润≥1/2 肌层
Ⅱ	肿瘤侵犯宫颈间质,但未延伸到子宫外
Ⅲ	局部伴有或不伴有区域扩散
ⅢA	肿瘤侵及子宫浆膜层和/或附件
ⅢB	阴道和/或宫旁受累
ⅢC	累及盆腔淋巴结和/或腹主动脉旁淋巴结
ⅢC1	仅累及盆腔淋巴结
ⅢC2	腹主动脉旁淋巴结转移伴或不伴有盆腔淋巴结受累
Ⅳ	肿瘤侵犯膀胱黏膜和/或直肠黏膜,伴或不伴有远处转移
ⅣA	肿瘤侵犯膀胱黏膜和/或直肠黏膜
ⅣB	远处转移,包括腹腔内转移和/或腹股沟淋巴结转移

四、临床表现

(一)阴道流血

阴道流血主要表现为绝经后阴道出血,量一般不多。若出血发生在绝经前,可表现为功能失调性子宫出血如月经增多、经期延长或月经紊乱。

(二)阴道排液

少数患者以阴道排液为首发症状,可为浆液性和血性分泌物,若肿瘤坏死并有感染,则为恶臭的脓血样液体排出。

(三)下腹疼痛及其他

若肿瘤累及宫颈内口,可以形成宫腔积脓,出现下腹胀痛及痉挛样疼痛。肿瘤浸润周围组织或压迫神经可引起下腹及腰骶部疼痛。晚期可出现贫血消瘦及恶病质。

(四)其他

肥胖、血压高的绝经后妇女,早期腹部检查通常无明显体征,但晚期可有子宫增大、附件肿物、贫血及远处转移的相应体征。合并宫腔积脓时可有明显触痛,宫颈管内偶有肿瘤组织脱出,触之易出血。

五、治疗方式

子宫内膜癌的治疗首选手术治疗,辅以放疗、化疗和激素等综合治疗。

(一)手术治疗

手术治疗的基本术式为全子宫切除术＋双附件切除术＋盆腔、腹主动脉旁淋巴结切除术。

1.盆腔淋巴结切除术

盆腔淋巴结切除术是手术分期的一个重要步骤,但满足低危淋巴转移因素的患者,可以考虑不行淋巴结切除术。

2.腹主动脉旁淋巴结切除术

可疑腹主动脉旁淋巴结或髂总淋巴转移、明显的附件受累、明显盆腔淋巴转移、全肌层浸润的高级别肿瘤、透明细胞癌、浆液性乳头状癌或癌肉瘤应行腹主动脉旁淋巴结切除术。

(二)放疗

放疗可作为无法手术治疗的子宫内膜癌的首选治疗和有高危因素患者的术

后补充治疗。

1.腔内照射

术前放疗多采用腔内照射的方式。

2.体外照射

术后放疗多采用体外照射的方式

(三)化疗

化疗多用于特殊病理类型肿瘤分化差、孕激素受体和雌激素受体阴性患者，或作为晚期复发癌的辅助治疗。联合用药的效果优于单药化疗。

(四)激素治疗

1.孕激素治疗

孕激素治疗可使子宫内膜蜕膜样变。

2.抗雌激素治疗

抗雌激素治疗常用药物他莫昔芬，服用后再用孕激素或与孕激素同时服用，可提高孕激素治疗效果。

3.芳香化酶抑制剂或选择性雌激素受体调节剂

芳香化酶抑制剂或选择性雌激素受体调节剂常用药物雷洛昔芬。

(五)保留生育功能的治疗

保留生育功能子宫内膜癌患者的标准：①分段诊刮标本经病理学专家复核为高分化(G1级)子宫内膜样腺癌；②MRI(首选)或阴道超声确定病灶局限于子宫内膜；③影像学检查未发现可疑或转移病灶；④无药物治疗或妊娠禁忌证；⑤应充分告知患者保留生育功能并非子宫内膜癌的标准治疗方案。所有标准必须都符合方可行保留生育功能治疗。对于高危患者不建议保留生育功能。

六、护理措施

子宫内膜癌的手术、放疗及化疗的护理同宫颈癌的护理措施，这里只讲其特有的护理措施。

(一)心理护理

妇科手术牵涉到女性生殖器官的切除，因担心女性特征的消失，影响到今后的家庭生活，会出现焦虑、消极的心理反应。需对这些患者进行心理疏导，护士应多与患者交流，多倾听患者的心声，让其不良情绪得到发泄，鼓励患者可适当进行自我心理调节，如有意识地调整自己个性中的一些不良因素；经常对自己进行心理减压,做一些合理的宣泄,例如,向家人或朋友倾诉自己的压力和内心的不快;适时进行放松训练,例如,肌肉神经放松练习、冥想放松训练、想象生活中美好的事物和景色、做深呼吸运动等;建立良好的生活方式,保持劳逸有度,饮食有节;经常适当锻炼身体,多亲近大自然;患者也可参加些公益活动,也可与病友联系,互相交流自己对抗疾病的心得,使自己的心态保持稳定。

(二)饮食护理

指导患者纠正不良的饮食习惯,鼓励患者多饮水,进食高热量、富含维生素的饮食。慎用雌激素药物,如需用药,应在医师指导下使用。

(三)性生活护理

虽然肿瘤的生长部位和治疗方式不同,但有 30%～90% 妇科肿瘤患者出现了性功能障碍。性心理和性行为的治疗和护理是提高妇科肿瘤治疗水平、改善妇科肿瘤患者生活质量的重要内容。以往治疗的患者虽然非常关心治疗后性生活问题,但很少主动提出与医护人员讨论,因此应主动告诉患者这方面的知识,提供心理帮助,使患者有心理准备,减少畏惧。另外,有部分患者担心性生活会导致肿瘤的转移和复发或担心性生活会把疾病传染给配偶而拒绝性生活,应明确告知其性生活不会导致肿瘤的复发和传染,相反,和谐的性生活能使患者压抑的心情得到有效的缓解,从而更积极地面对生活,提高其生活质量。一般妇科手术后,医师复查后确认宫颈残端已愈合即可恢复性生活,对性功能障碍者也可提供治疗措施,如提供患者治疗后影响性功能的信息和对策,术后予以药物治疗、行为治疗等。

第三节 卵 巢 癌

一、概述

卵巢癌指发生在卵巢的恶性肿瘤,是女性生殖器官常见的恶性肿瘤之一。其发病率仅次于宫颈癌和子宫体癌而列居第三位,但因卵巢癌发病具有隐匿性,生长速度快,其死亡率却是女性生殖道恶性肿瘤的首位。可发生于任何年龄的妇女,发病分布具有地域性。

二、病因

流行病学发现,卵巢癌的发病可能与下列因素有关。

(一)内分泌因素

初潮年龄早、未婚、未育及第一次生产年龄大于 35 岁的妇女比自然对照组的妇女发生卵巢恶性肿瘤的概率增加。而口服雌、孕激素的复合避孕药的妇女及 25 岁以前妊娠的妇女,发生卵巢恶性肿瘤的概率减少。

(二)遗传及家族因素

约 5%的卵巢上皮癌的患者有遗传史或家族史,而有卵巢癌家族史及自身曾患子宫内膜癌或乳腺癌的患者,发生卵巢癌的风险是普通妇女的 2 倍。

(三)饮食及经济因素

经济发达国家及上层社会妇女患卵巢恶性肿瘤的发病率较高,这可能与物理、化学及饮食因素有关。

(四)其他因素

放射线、病毒感染(尤其是腮腺炎病毒)、化学致癌因素等都可能与卵巢恶性肿瘤的发病有关。

三、病理分类及临床分期

(一)病理分类

1.卵巢癌上皮性

卵巢癌上皮性是指肿瘤来源于卵巢表面的生发上皮。生发上皮由胚胎发育的时候所具有的原始体腔上皮衍生而来,具有分化为各种内生殖器上皮的潜能。这种上皮性肿瘤如果向输卵管上皮分化,就形成浆液性肿瘤,如果向宫颈黏膜分化,就形成黏液性肿瘤,如果向子宫内膜分化,就形成子宫内膜样肿瘤。

2.性索基质肿瘤

性索基质肿瘤是一类起源于卵巢性索和卵巢间质细胞或间叶细胞的肿瘤,占卵巢恶性肿瘤的 5%～8%,大多数为功能性,向卵巢型细胞分化的有颗粒细胞、卵泡膜细胞;向睾丸型细胞分化的有支持间质细胞及两性母细胞瘤等。

3.生殖细胞瘤

生殖细胞肿瘤来源于卵巢原始生殖细胞,占所有卵巢良、恶性肿瘤的20%～25%。卵巢恶性生殖细胞肿瘤主要包括无性细胞瘤、内胚窦瘤、未成熟畸胎瘤、胚胎瘤、原发性绒癌及混合型生殖细胞肿瘤,前三者最常见。

(二)临床分期

卵巢癌的 FIGO 分期是建立在手术探查和病理诊断基础上的手术分期,是全世界统一的判断病期早晚及估计预后的指标,见表 8-3。

表 8-3 **卵巢癌 FIGO 分期**

分期	病变情况
Ⅰ	肿瘤局限于卵巢或输卵管
ⅠA	肿瘤局限于一侧卵巢(包膜完整)或输卵管;卵巢或输卵管表面无肿瘤;腹水或腹腔冲洗液中未找到癌细胞
ⅠB	肿瘤局限于双侧卵巢(包膜完整)或输卵管;卵巢或输卵管表面无肿瘤;腹水或腹腔冲洗液中未找到癌细胞
ⅠC	肿瘤局限于单侧或双侧卵巢或输卵管,并伴有如下任何一项
ⅠC1	手术导致肿瘤破裂
ⅠC2	手术前肿瘤包膜已破裂或卵巢、输卵管表面有肿瘤
ⅠC3	腹水或腹腔冲洗液发现癌细胞
Ⅱ	肿瘤累及一侧或双侧卵巢或输卵管并有盆腔内扩散(在骨盆入口平面以下)或原发性腹膜癌
ⅡA	肿瘤蔓延或种植到子宫和/或输卵管和/或卵巢
ⅡB	肿瘤蔓延至其他盆腔内组织
Ⅲ	肿瘤累及单侧或双侧卵巢或输卵管或原发性腹膜癌,伴有细胞学或组织学证实的盆腔外腹膜转移或证实存在腹膜后淋巴转移
ⅢA	
ⅢA1	仅有腹膜后淋巴结阳性(细胞学或组织学证实)
ⅢA1(i)	淋巴转移最大直径≤10 mm
ⅢA1(ii)	淋巴转移最大直径>10 mm
ⅢA2	显微镜下盆腔外腹膜受累,伴或不伴腹膜后阳性淋巴结
ⅢB	肉眼盆腔外腹膜转移,病灶最大直径≤2 mm,伴或不伴腹膜后阳性淋巴结
ⅢC	肉眼盆腔外腹膜转移,病灶最大直径>2 mm,伴或不伴腹膜后阳性淋巴结(包括肿瘤蔓延至肝包膜和脾,但未转移到脏器实质)
Ⅳ	超出腹腔外的远处转移
ⅣA	胸腔积液中发现癌细胞
ⅣB	腹腔外器官实质转移(包括肝实质转移和腹股沟淋巴结和腹腔外淋巴转移)

四、临床表现

(一)主要症状

主要症状为腹胀、腹部肿块及腹水。

(二)播散及转移症状

由于腹膜种植引起的腹水、肠道转移引起的下腹不适等消化道症状。

(三)压迫症状

肿瘤伴腹水可引起压迫症状,如横膈抬高,可引起呼吸困难不可平卧、心悸等;由于腹内压增加,影响下肢静脉回流,可引起腹壁及下肢水肿;肿瘤压迫膀胱、直肠,可感觉排尿困难、肛门坠胀及大便改变等。

(四)急腹症症状

急腹症症状为肿瘤破裂、扭转等所致。

(五)内分泌症状

由于某些卵巢肿瘤所分泌的雌激素、睾酮的刺激,可出现性早熟、闭经、男性化、月经紊乱及绝经后出血。

(六)晚期症状

晚期可出现贫血、消瘦等恶病质现象。

(七)其他

三合诊检查在阴道后穹隆及盆腔内发现硬结节,肿块多为双侧,实性或半实性,表面凹凸不平,不活动,常伴腹水。有时在腹股沟、腋下或锁骨上可触及肿大淋巴结。应强调盆腔肿块的鉴别,以下情况应注意为恶性:①实性;②双侧;③肿瘤不规则、表面有结节;④粘连、固定、不活动;⑤腹水,特别是血性腹水;⑥子宫直肠窝结节;⑦生长迅速,恶病质,晚期可有大网膜肿块、肝大、脾大及消化道梗阻表现。

五、治疗方式

(一)手术治疗

1.诊断性手术

(1)术中取活检获得病理诊断。

(2)明确肿瘤分期。

（3）评价治疗的效果。

2.治疗性手术

治疗性手术包括首次肿瘤细胞减灭术和二次肿瘤细胞减灭术。

3.姑息性手术

姑息性手术的目的解除症状,改善生活质量。

4.保留生育功能的手术

希望保留生育功能的极早期患者或者低风险恶性肿瘤,如早期上皮性卵巢癌、低度恶性潜能肿瘤、生殖细胞肿瘤或恶性性索间质细胞瘤,可行保留生育功能的手术,即行单侧附件切除术,保留子宫及对侧卵巢。但须进行全面的手术分期以排除更晚期疾病。

5.腹腔镜手术

微创手术可用于经选择的患者进行手术分期和减瘤术、用于评估是否能够进行满意的减灭术,评估复发病灶能否切除等。但必须由有经验的妇科肿瘤医师施行。

(二)化疗

大多数卵巢癌对化学药物是敏感的,约有50%上皮性肿瘤对化疗有良好的反应。对广泛转移种植,特别是细小镜检癌灶,很难在手术中切除,必须用化疗杀灭。肉眼看不到的癌细胞,更需要依靠化疗才能解决。

1.一线化疗

一线化疗是指首次肿瘤细胞减灭术后的化疗。近年来多以铂类药物和紫杉醇为主要的化疗药物。

2.二线化疗

二线化疗指用于卵巢癌复发的治疗。

3.腹腔化疗

卵巢转移主要表现为腹腔内各脏器表面的弥漫性种植,腹腔给药是较合理的途径,其实用价值:①可提高药物的浓度;②可降低不良反应;③可克服抗药性。

腹腔化疗主要适用于以下情况:①对微小残存病灶(显微镜下病灶或最大残存肿瘤≤5 mm)进行补充化疗,最为有效;②对术后全身化疗获得缓解的高分化癌进行巩固性治疗;③配合全身化疗进行局部加强治疗,成为治疗的一个组成部分;④有效地控制腹水。

（三）放疗

某些肿瘤对放疗非常敏感，如无性细胞瘤，对于残余瘤或淋巴转移可行标记放疗。对于肿瘤体积较小的Ⅱ期卵巢癌患者可用放疗。

（四）免疫治疗

免疫治疗是目前改善晚期卵巢癌预后的主要趋势。

六、护理措施

卵巢癌的手术、放疗及其他护理同宫颈癌的护理措施，这里只讲腹腔化疗的护理。

（一）腹腔内热灌注化疗前

穿刺前患者应排空膀胱，以免穿刺时损伤膀胱。穿刺时根据患者情况采取适当体位，可取坐位、半坐卧位、平卧位，尽量使患者舒服，以便能够耐受较长的操作时间。顺铂对肾小管有损害作用，用药前需大量输液进行水化治疗，同时鼓励患者多饮水，使尿量达到每小时 150 mL，保证每天摄入量在 4 000 mL 以上，尿量在 3 000 mL 以上，以减轻肾毒性。少尿者遵医嘱应用利尿剂，促进药物及毒素排泄。

（二）腹腔内热灌注化疗中

为减轻腹腔化疗的反应及提高腹腔化疗的疗效，对有腹水的患者尽可能减少腹水。化疗过程中注意观察患者的血压、脉搏、呼吸、腹部情况及有无胃肠道反应等，穿刺部位有无红肿、硬结及出血，滴注是否通畅。询问患者有无不适，若感头晕、恶心、心悸、呼吸困难，应及时处理。指导患者在腹腔化疗中避免咳嗽及移动，以免损伤膀胱和肠管。

（三）腹腔内热灌注化疗后

腹腔化疗完毕，协助患者勤翻身，不断变换体位，左侧、右侧、仰卧、坐位交替进行，每个体位保持 10～15 分钟，使药液广泛地均匀地与腹腔各脏器及腹膜表面接触，充分吸收以达到最佳治疗效果。化疗结束后，每 30 分钟巡视 1 次，密切观察化疗药物所致的不良反应，同时注意观察穿刺部位敷料是否干燥，如发生渗血、渗液应及时更换敷料。有腹水者使穿刺侧肢体向上，避免腹水顺穿刺针眼外渗，造成局部感染。

（四）腹腔化疗不良反应的护理

腹胀是由于化疗药物本身毒性对腹腔持续性刺激，及灌注速度过快，短时间腹腔内注入大量液体,导致腹内压急剧增高所致。此外,灌流药物的过冷、过热或灌流速度过快可加重腹痛。为减轻腹部刺激症状的发生,可将药物稀释后加温至 39～41 ℃。护理上注意观察生命体征及腹围、腹痛等。腹胀无须做特殊处理,随腹腔内液体逐渐吸收而自行缓解(化疗的其他常规护理见第三章第一节)。

第四节 外 阴 癌

一、概述

外阴癌指的是外阴的恶性肿瘤,多为源于外阴部皮肤、黏膜及其附属器官和前庭大腺等的恶性肿瘤,是一种少见的肿瘤。多见于绝经后的老年妇女,外阴癌发病年龄广泛,其年龄跨度为 20～80 岁,发病年龄高峰在 60～80 岁。

二、病因

外阴癌的确切病因尚不明确,可能与下列因素有关。

(一)病毒感染

疱疹病毒(疱疹Ⅱ型病毒)、HPV(16、18、31 型)与外阴及其癌前病变有密切的关系。

(二)外阴营养障碍

外阴硬化性苔藓、外阴增生性营养不良及外阴混合型病变对癌变起着推动作用。

(三)性病

梅毒、湿疣及淋巴肉芽肿性传播疾病。

(四)其他生殖道疾病

生殖道其他部位癌前病变、恶性肿瘤及外阴上皮内瘤变。

三、病理分类及临床分期

(一)病理分类

1.外阴低级别鳞状上皮内瘤变

外阴低级别鳞状上皮内瘤变包括扁平湿疣或 HPV 感染的表现。

2.外阴高级别鳞状上皮内瘤变

外阴高级别鳞状上皮内瘤变包括普通型外阴上皮内瘤变或 HPV 感染相关的外阴上皮内瘤变。

3.分化型外阴上皮内瘤变

分化型外阴上皮内瘤变通常是 HPV 感染非相关性外阴上皮内瘤变所致，具有外阴癌发病的高风险因素，最终可进展为浸润性外阴癌。

(二)临床分期

外阴癌 FIGO 分期，见表 8-4。

表 8-4　外阴癌 FIGO 分期

分期	肿瘤范围
Ⅰ	肿瘤局限于外阴
ⅠA	病变≤2 cm，且间质浸润≤1.0 mm
ⅠB	病变>2 cm，或间质浸润>1.0 mm
Ⅱ	任何大小的肿瘤蔓延到邻近得到会阴结构(下 1/3 尿道、下 1/3 阴道和下 1/3 肛门)，且淋巴结阴性
Ⅲ	任何大小的肿瘤蔓延到邻近得到会阴结构的上部，或存在任何数目的不固定、无溃疡形成的淋巴结转移
ⅢA	任何大小的肿瘤蔓延到上 2/3 尿道、上 2/3 阴道、膀胱黏膜、直肠黏膜或区域淋巴结转移≤5 mm
ⅢB	区域淋巴结转移>5 mm
ⅢC	区域淋巴结转移且扩散到淋巴结包膜外
Ⅳ	任何大小的肿瘤固定于骨盆，或固定、溃疡形成的淋巴结转移
ⅣA	病灶固定于骨盆，或固定的或溃疡形成的淋巴结转移，或远处转移
ⅣB	远处转移

四、临床表现

(一)主要症状

最多见的症状是外阴瘙痒，可持续较长时间，主要表现为不易治愈的外阴瘙痒，达 5~20 年之久。可出现疼痛、外阴结节和肿块，甚至出现红肿、溃疡、出血，病灶周围皮肤可以无变化，也可出现白斑或色素沉着，有时可见疣状物。

(二)晚期症状

晚期病灶可累及外阴或肛门周围的任何部位。向深部侵犯时压迫引起疼痛,压迫尿道或直肠可引起下泌尿道和肛肠等症状。

(三)其他

外阴癌多数位于大阴唇,也可见于小阴唇、阴蒂和会阴等处,早期病灶呈局部丘疹、结节或小溃疡,晚期见不规则肿块,伴破溃或呈乳头样肿物。若癌灶已转移至腹股沟淋巴结,可扪及增大、质硬、固定的淋巴结。中晚期复杂病例,由于外阴癌周边器官比较邻近,须仔细检查病灶,了解有无侵犯到周围组织。

五、治疗方式

外阴癌以手术治疗为主,强调个体化、多学科综合治疗。

(一)外阴营养不良

外阴营养不良有瘙痒等顽症,年久难治,这类病例可采用局部药物治疗,根据病变范围,应用氟尿嘧啶 0.25~0.50 g,干扰素 100 U、地塞米松 5 mg 局部皮下注射,每周 1 次为 1 个疗程,间隔 1 周后再行第 2 个疗程,一般5~6 个疗程。

(二)外阴上皮内瘤变

Ⅰ级者行药物治疗,如上述,也可以激光治疗。Ⅱ~Ⅲ级包括外阴原位癌、Paget 病,做外阴单纯切除术。

(三)外阴浸润癌的治疗

1.外阴癌Ⅰ期

(1)ⅠA 期:可行根治性局切(切缘距肿瘤 0.5~1.0 cm)。

(2)ⅠB 期:可行根治性局切或根治性外阴切除+单侧腹股沟淋巴结或行前哨淋巴结活检,如位于阴蒂或小阴唇前部,行双侧腹股沟淋巴结切除。对于接近尿道口、阴道和肛门的病灶,术前可予以放疗,以减少根治性切除的范围。

(3)对于无法耐受手术的患者可行根治性放疗。

2.外阴癌Ⅱ期

(1)手术治疗:①标准的治疗方法是改良根治术或根治性外阴切除术+单侧或双侧腹股沟淋巴结清扫术或前哨淋巴结切除。②侵犯下尿道、阴道的病灶采用根治性外阴切除+部分尿道或阴道切除+双侧腹股沟淋巴结切除。必要时行盆腔淋巴结切除。③累及肛门的病灶采用分两期先行乙状结肠造瘘术后,再行根治性外阴切除+双侧腹股沟淋巴结切除。

(2)放疗:①术前放疗,有上述 2 种情况的病灶也可行术前放疗以减少根治性切除的范围,术前放疗的剂量可达 $40\sim45$ Gy/$4\sim5$ w,并可用于顺铂、氟尿嘧啶的同期放、化疗。②术后放疗,肿瘤病灶大,肿瘤切缘<8 mm,有淋巴管和脉管浸润,肿瘤浸润深度>5 mm。需对外阴局部行术后辅助放疗。腹股沟有2个及以上淋巴结转移的患者行腹股沟、盆腔放疗。③根治性放疗,不适于手术治疗的患者采取单纯氟尿嘧啶或氟尿嘧啶联合顺铂的根治性放、化疗,剂量60~70 Gy(分段放疗)。分割剂量≤180 Gy 的放疗可降低晚期纤维化、营养不良、毛细血管扩张、局部坏死等并发症的发生。

3.外阴癌 Ⅲ 期、Ⅳ 期

(1)手术治疗:当肿瘤累及肛门、直肠、直肠阴道隔或远端尿道时,行盆腔脏器切除术＋根治性外阴切除＋双侧腹股沟淋巴结切除。

(2)放疗:①肿瘤病灶大、肿瘤切缘<8 mm、有淋巴管及脉管浸润、肿瘤浸润深度>5 mm,需对外阴局部行术后辅助放疗,外阴局部予 $45\sim50$ Gy 的放疗。②腹股沟有 2 个及以上淋巴结转移的患者行腹股沟及盆腔放疗。③对较大的肿瘤病灶,术前予同期放、化疗,剂量可达 $40\sim45$ Gy/$4\sim5$ w,可以增加根治性手术的成功率。④对无法耐受手术和病变部位不适于手术的患者行根治性放、化疗,剂量 60~70 Gy(分段放疗)。

六、护理措施

手术是治疗外阴癌的最佳治疗方案,这里主要以手术的护理来讲外阴癌的护理措施。

(一)术前护理

1.术前局部准备

多数外阴癌的病灶有破溃,为防继发感染。术前应给予 1∶5 000 高锰酸钾坐浴,每天 2 次,每次 15~30 分钟,如有脓性分泌物者,医师每天 2 次清创换药,全身应用抗生素,预防术后感染。

2.饮食与肠道准备

外阴癌根治术术前必须告诫患者,在手术前 1 周内不宜按平日的方式进食,尤其不应进食多纤维素的饮食,宜进高蛋白、低脂、低渣的食物。手术前 3 天宜进食流质,以减少肠道积粪。如果晚期外阴癌须做 Lockhart-Mummery 联合手术或全膀胱切除、回肠代膀胱的病例,除做以上肠道准备外,术前 2 天口服卡那霉素 1 g,每天 2 次,甲硝唑 0.4 g,每天 3 次,做肠道灭菌准备。

(二)术后护理

1.两侧腹股沟创面持续负压吸引

保持引流管通畅,观察色、质、量并记录,一般术后4~6天内保持负压吸引,使腹股沟皮片紧贴肌层,减少创面渗液,增加皮片的存活率。

2.伤口护理

外阴癌创面较大,渗液较多,每天至少更换外阴敷料2次,平时仔细观察,发现伤口渗液多,应及时通知医师更换敷料,以保持外阴和会阴部创面敷料干燥,预防局部感染,一般术后1周左右给予1∶5 000高锰酸钾溶液冲洗外阴伤口,每天2次,每次500 mL,如大便后及时再冲洗1次,以防大便污染伤口。

3.术后用药

为减少大便污染创面,一般手术后要求1周内患者没有大便,因为外阴部创面邻近肛门,大便后容易污染创面,因此术前除减少吃富有纤维素的食物和做好清洁灌肠外,术后应服用阿片酊,每次5滴,每天3次,以控制术后1周内不解大便。

4.尿道部分切除术后护理

每天需做外阴前庭区清洁擦洗,并用金霉素眼膏在尿道残端以润滑和减少局部感染,需注意让导尿管保持在尿道残端的中央部位,不能偏向一侧,因为偏向一侧时间长会导致导尿管压迫尿道残端引起局部坏死。

5.外阴癌根治术后卧位

外阴癌根治术后卧位应保持平卧髋关节伸直位,两脚略外展,以免形成无效腔影响伤口愈合。

6.预防深静脉血栓形成

深静脉血栓虽然不常见,但也应注意预防。外阴癌根治术后,患者卧床时间长,术后应嘱咐患者尽早做下肢的伸缩运动。

7.病情观察

术后患者较长时间不能下地,应加强巡回,督促患者翻身活动,预防肺炎,并注意骶尾部皮肤,定时按摩,预防压疮,如发现淋巴循环障碍,下肢水肿,需抬高患肢或用理疗改善肢体循环(其他手术护理措施同宫颈癌的护理措施)。

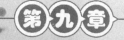

中枢神经系统肿瘤患者的护理

第一节 颅内肿瘤

一、概述

颅内肿瘤又称脑瘤,是常见的神经系统疾病之一。一般分为原发和继发两大类。原发性颅内肿瘤可发生于脑组织、脑膜、脑神经、垂体、血管残余胚胎组织等;继发性颅内肿瘤由身体其他部位如肺、子宫、乳腺、消化道、肝脏等的恶性肿瘤转移至脑部,或由邻近器官的恶性肿瘤由颅底侵入颅内。颅内肿瘤可发生于任何年龄,以成人多见,其发病年龄、好发部位与肿瘤类型存在相互关联。

二、病因

颅内肿瘤和其他肿瘤一样,病因尚不完全清楚,可能与以下几种因素有关。

(一)遗传因素

神经纤维瘤、血管网状细胞瘤和视网膜母细胞瘤等有明显家庭发病倾向,这些肿瘤常在一个家庭中的几代人出现。胚胎原始细胞在颅内残留和异位生长也是颅内肿瘤形成的一个重要原因,如颅咽管瘤、脊索瘤、皮样囊肿、表皮样囊肿及畸胎瘤。

(二)电离辐射

电离辐射能增加颅内肿瘤发病率,颅脑放射(即使是小剂量)可使脑膜瘤发病率增加 10%,胶质瘤发病率增加 3%~7%,潜伏期长,可达放射后 10~20 年以上。

(三)外伤

外伤一直被认为是脑膜瘤或胶质细胞瘤发生的可能因素。

(四)化学因素

亚硝胺类化合物、致瘤病毒、甲基胆蒽、二苯蒽等都能诱发颅内肿瘤。

三、病理分类及临床分期

WHO的病理分级标准：Ⅰ级，毛细胞型星形细胞瘤，好发年龄为8～13岁；Ⅱ级，低级别星形细胞瘤，占所有神经胶质细胞瘤的25%，好发年龄为30～40岁；Ⅲ级，间变性星形细胞瘤，易转化为Ⅳ级；Ⅳ级，多形性胶质母细胞瘤，好发年龄为45～60岁。恶性胶质细胞瘤主要包括间变性星形细胞瘤及多形性胶质母细胞瘤。

按部位将颅内肿瘤分为7类：神经上皮组织肿瘤、颅神经和脊旁神经肿瘤、脑(脊)膜肿瘤、淋巴瘤、造血系统肿瘤、生殖细胞肿瘤、鞍区肿瘤及转移性肿瘤。

四、临床表现

(一)一般的症状和体征

一般症状约在90%的颅内肿瘤病例中出现，主要表现为头痛、呕吐与视乳头水肿三主征。

1.头痛

开始为阵发性头痛渐进性加重，后期为持续性头痛阵发性加重。头痛主要发生在夜间及清晨，部位多位于额部、枕后及双颞。后颅窝肿瘤常引起枕颈部痛，并放射至眼眶部。咳嗽、用力、低头、屏气等活动时均可使头痛加剧。小儿因颅缝未闭，颅高压时颅缝分开，故可没有头痛，只有头昏。

2.呕吐

呕吐常呈喷射性，多在头痛剧烈时出现。严重者不能进食，食后即吐。幕下肿瘤出现呕吐要比幕上肿瘤早且频繁。这是由于延髓呕吐中枢、前庭和迷走等神经受到刺激的结果。儿童呕吐较成人常见。

3.视神经乳头水肿

视神经乳头水肿是颅高压的重要客观体征。视乳头水肿早期没有视觉障碍，视野检查仅可见生理盲点扩大。当视乳头水肿持续存在数周或数月以上，视力开始减退。这时即使手术解除了颅高压，视力仍可能进行性减退，甚至发展到失明。

颅内压增高除以上三主征外，还可引起复视、智力减退、情绪淡漠、大小便失禁、意识障碍等。

(二)局灶性症状和体征

局灶性症状是指颅内肿瘤引起的局部神经功能紊乱。主要取决于肿瘤生长的部位,因此可以根据患者特有的症状和体征作出肿瘤的定位诊断。

1.大脑半球肿瘤的临床症状

肿瘤位于半球的不同部位可产生不同定位症状和体征。

(1)精神症状:常见于额叶肿瘤,多表现为反应迟钝,生活懒散,近期记忆力减退,甚至丧失,严重时丧失自知力及判断力,亦可表现为脾气暴躁,易激动或欣快。

(2)癫痫发作:额叶肿瘤较易出现,其次为颞叶、顶叶肿瘤多见。包括全身大发作和局限性发作,有的病例抽搐前有先兆,如颞叶肿瘤,癫痫发作前常有幻想、眩晕等先兆,顶叶肿瘤发作前可有肢体麻木等异常感觉。

2.锥体束损害症状

锥体束损害症状表现为肿瘤对侧半身或单一肢体力弱或瘫痪病理征阳性。

3.感觉障碍

感觉障碍为顶叶的常见症状,表现为肿瘤对侧肢体的位置觉、两点分辨觉、图形觉、实体觉的障碍。

4.失语症

失语症见于优势大脑半球肿瘤,分为运动性和感觉性失语。

5.视野改变

枕叶及颞叶深部肿瘤因累及视辐射,表现为视野缺损,偏盲。

(三)蝶鞍区肿瘤的临床症状

1.视觉障碍

肿瘤向蝶鞍区上发展压迫视交叉引起视力减退及视野缺损,蝶鞍区肿瘤患者常因此原因前来就诊,眼底检查可发现原发性视神经萎缩。

2.内分泌功能紊乱

内分泌功能紊乱如性腺功能低下,女性表现为月经期延长或闭经,男性表现为阳痿、性欲减退。生长激素分泌过盛在发育成熟前可导致巨人症,发育成熟后表现为肢端肥大症。

(四)颅后窝肿瘤的临床症状

1.小脑半球肿瘤

小脑半球肿瘤主要表现为患侧肢体协调动作障碍,可出现患侧肌张力减弱或无张力,膝腱反射迟钝,眼球水平震颤,有时也可出现垂直或旋转性震颤。

2.小脑蚓部肿瘤

小脑蚓部肿瘤主要表现为躯干性和下肢远端的共济失调,行走时步态不稳,步态蹒跚,或左右摇晃如醉汉,站立时向后倾倒。

3.脑干肿瘤

脑干肿瘤临床表现为出现交叉性麻痹,如中脑病变,表现为病变侧动眼神经麻痹;脑桥病变,可表现为病变侧眼球外展及面肌麻痹,同侧面部感觉障碍及听觉障碍;延髓病变,可出现同侧舌肌麻痹、咽喉麻痹、舌后 1/3 味觉消失等。

4.小脑脑桥角肿瘤

小脑脑桥角肿瘤表现为耳鸣、眩晕、进行性听力减退、颜面麻木、面肌痉挛、面肌麻痹及声音嘶哑、喝水呛咳、病侧共济失调及眼球震颤。

(五)松果体区肿瘤临床症状

1.四叠体受压

瞳孔反应障碍、垂直凝视麻痹和耳鸣、耳聋是四叠体受压的特征性体征。

2.两侧锥体束征

两侧锥体束征即尿崩症、嗜睡、肥胖、全身发育停顿,男性可见性早熟。

五、治疗方式

(一)手术治疗

手术是颅内肿瘤治疗中最重要的手段。手术治疗的目的为切除肿瘤、降低颅内压并明确诊断。凡生长于可以通过手术摘除部位的肿瘤,均应首先考虑手术治疗,并尽可能做到肿瘤的全切除。对出现意识障碍、脑疝症状的病例,手术应作为紧急措施;对部位深或侵及重要神经结构的肿瘤,可采用肿瘤部分切除加减压术,以达到缓解颅内压;或在 CT 或 MRI 指导下立体定向穿刺活检,以明确病理诊断,并为放疗、化疗等其他治疗措施创造条件。

(二)放疗

凡恶性肿瘤或未能全切除而对放射线敏感的良性肿瘤,术后均应进行放疗。目前包括常规放射治疗、立体定位放射外科治疗及放射性核素内放射治疗。

(三)化疗

恶性肿瘤,特别是胶质瘤和转移瘤,术后除放疗外,尚可通过不同途径和方式给予化疗。但是由于血-脑屏障的存在,颅内肿瘤不同于其他部位的肿瘤,某些化疗药物难以到达颅内肿瘤细胞而起到杀伤作用。故化疗药物应与减弱血-脑屏障的药物联合应用。

（四）肿瘤电场治疗

肿瘤电场治疗是一种通过抑制肿瘤细胞有丝分裂发挥抗肿瘤作用的治疗方法，用于脑胶质瘤的电场治疗系统，也用于新发的胶质母细胞瘤和复发高级别脑胶质瘤的治疗。

六、护理措施

手术是颅内肿瘤治疗的重要治疗方式，这里重点以手术的护理来讲颅内肿瘤的护理措施。

（一）手术的护理

1. 术前护理

（1）心理护理：肿瘤压迫脑部引起局部症状与颅内压升高所致的症状除使患者感到焦虑、恐惧之外，疾病的诊断、手术对患者生命的威胁、高额的治疗费用、后续治疗、肿瘤复发等均会给患者带来极大的压力。护士应耐心细致地与患者沟通，帮助患者以正确的态度面对疾病，使患者安心接受手术，积极配合做好充分准备。

（2）术前评估：评估患者意识状态、神经系统的症状及体征、复发患者的既往治疗情况，了解辅助检查结果。

（3）饮食护理：给予营养丰富、易消化的食物。对于存在营养不良、脱水、贫血、低蛋白血症等情况的患者，遵医嘱适当输液、输血。对于不能进食或因后组颅神经麻痹有呛咳者，应遵医嘱予以鼻饲流质、输液。纠正水、电解质紊乱，改善全身营养状况。

（4）体位：颅内压增高的患者，在病情许可的条件下，抬高床头 15°～30°，有利于静脉回流，降低颅内压。

（5）呼吸道准备：术前 2 周戒烟、酒，以减少对呼吸道的刺激。

（6）术前病情观察：术前严密观察病情变化，观察有无生命体征和意识状态的改变、颅内高压的症状、神经功能障碍、内分泌系统的症状等。嘱患者勿剧烈咳嗽、用力排便，防止颅内压增高。

（7）安全管理：肢体无力或偏瘫者需加强生活照料，防止跌倒或坠床；语言、视力、听力障碍的患者，需加强生活护理；颅内压增高引起头晕、复视、意识模糊、一过性黑矇、神智淡漠或躁动、癫痫发作等，护士要针对不同情况采取相应措施，防止意外发生。

(8)皮肤准备:开颅术患者术前一周每天洗发,保持头部清洁。术日晨剃头,检查头部皮肤有无损伤。局部剃发患者,术前连续 3 天使用含抗生素的洗发液清洗头发,在手术室用医用电动备皮器剃除手术切口周围 3 cm 毛发。

(9)术前准备:术前禁食、禁饮 8 小时。遵医嘱配血或自体采血,以备术中用血;遵医嘱准备术中药物;测量生命体征,如有异常或患者发生其他情况,及时与医师联系;准备患者病历、CT 及 MRI 等影像资料,以便带入手术室;责任护士与手术室工作人员共同核查患者姓名、住院号等信息及交接药物、影像资料等,并护送患者入手术室。

2.术后护理

(1)心理护理:术后患者多安置于 ICU 内。陌生环境、各种监护仪器及呼吸机的噪声、气氛紧张及无亲人陪伴等容易造成患者焦虑、恐惧,从而影响患者术后的恢复。患者进入监护室后,护士就应立即将手术完成、已转入监护室的信息传递给患者。对于一些未拔除插管的患者,可采用看图片等形式与患者交流沟通。对于清醒的患者可运用暗示、鼓励、安慰、解释等支持性心理治疗的方法。

(2)体位:无特殊禁忌证的患者,术后抬高床头 15~30°,以利于颅内静脉回流,降低颅内压。幕上肿瘤患者术后第 1~3 天以半卧位为主,适当增加床上活动;3 天后可在他人搀扶下适当屋内活动。幕下肿瘤患者注意保持头、枕、肩在同一水平线上,避免颈部扭曲,活动循序渐进。躁动不安者给予保护性约束,并加以床栏。

(3)饮食与营养:术后 6 小时内禁食、禁饮,6 小时后酌情给予流质,以后逐渐改为半流质、普食。采用均衡饮食,保证营养摄入。对于术后昏迷、吞咽困难、进食呛咳的患者,遵医嘱给予鼻饲饮食或肠内营养。对于术后病程较长的患者应定时测体重,因为体重的变化是反映身体营养状况的一个重要指标。

(4)术后病情观察:①定时监测意识、瞳孔、血压、脉搏、呼吸、格拉斯哥昏迷评分并记录,必要时还要监测中心静脉压和颅内压。若患者出现意识由清醒转入昏迷、双侧瞳孔大小不等、对侧肢体瘫痪、血压升高、脉搏和呼吸减慢等,提示有发生血肿或水肿的危险,应立即通知医师,并做好抢救准备。②肿瘤切除手术后,特别是肿瘤在小脑、延髓等部位时,由于肿瘤切除时的牵拉及术后的水肿、缺血等对呼吸中枢的影响,会导致呼吸功能紊乱,主要表现为呼吸频率和节律变化,或突然出现呼吸停止,故应密切观察,及时处理。③高热患者及时降温处理,注意水、维生素的补充,维持电解质代谢和酸碱平衡。如术后 3~5 天出现体温升高,注意切口、肺部及泌尿系统有无感染,以区别中枢性高热和感染性高热,有利于对症处理。

(5)疼痛护理:术后患者若主诉头痛,应了解和分析头痛的原因、性质和程度,遵医嘱给予镇痛、脱水药物或非药物治疗。提供患者安静舒适的环境。

(6)呼吸道护理:保持呼吸道通畅,及时清除分泌物。观察患者是否有呼吸困难、烦躁不安等呼吸道梗阻的情况,定时协助患者翻身拍背,必要时按医嘱给予雾化吸入。呕吐时头转向健侧以免误吸,防止肺部感染。

(7)伤口护理:术后应密切观察切口渗血、渗液情况,保持伤口外敷料清洁干燥,发现潮湿污染及时通知医师更换。

(8)引流管护理:术后患者可留置创腔引流管、脑室外引流管、氧气管、导尿管、中心静脉导管、气管插管等。应严格无菌操作,保持各种管道的通畅,防止外源性感染的发生。

(二)放疗的护理

1.放疗前的健康宣教

告知患者放疗的相关知识及不良反应,耐心细致地向患者解释,消除患者对放疗的恐惧感。

2.颅内压增高的观察和护理

当照射剂量达到 1 000～1 500 cGy 时,脑组织由于受到放射线的损伤,细胞膜的通透性发生改变,导致脑水肿而引起颅内压增高。因此,需密切观察患者的意识、瞳孔及血压的变化,如出现剧烈头痛或频繁呕吐,则有脑疝发生的可能,应立即通知医师,做好降压等抢救处理。

3.饮食护理

由于放疗后患者表现食欲差,饮食要保持色香、味美以刺激食欲。鼓励患者进高蛋白、高维生素、高纤维的饮食,忌食过热、过冷、油煎及过硬食物。

4.口腔护理

放疗期间保持口腔卫生,积极防治放射性口腔炎。加强口腔护理,每天用软毛牙刷刷牙,每次进食后用清水漱口。放疗期间及放疗后 3 年禁止拔牙,如须拔牙应加强抗感染治疗,以防放疗后牙床血管萎缩诱发牙槽炎、下颌骨坏死、骨髓炎。

5.照射野皮肤的护理

放疗中保持照射野部位清洁、干燥,指导患者局部避免搔抓,避免刺激,禁用碘酒、乙醇、胶布,忌用皂类擦洗,夏天外出可戴透气性好的太阳帽或打遮阳伞,防止日光对皮肤的直接照射引起损伤。

6.观察体温及血常规的变化

体温 38 ℃以上者,报告医师暂停放疗,观察血象的变化,结合全身情况配合医师做好抗感染治疗。

(三)化疗的护理

化疗的常规护理见第三章第一节。

第二节 椎管内肿瘤

一、概述

椎管内肿瘤又称脊髓肿瘤,指发生于脊髓本身及椎管内与脊髓邻近组织的原发性肿瘤或转移性肿瘤的总称。椎管内肿瘤可发生于任何年龄,男性多于女性,男女比例约为 1.6︰1。

二、病因

(一)先天因素

胚胎发育过程中原始细胞或组织异位残留于椎管内,在一定条件下它们又具备分化与增殖功能,可发展成为椎管内先天性肿瘤。

(二)遗传因素

人体的基因缺陷或突变可形成神经系统肿瘤。

(三)物理因素

电离辐射能增加肿瘤发病率。

(四)化学因素

动物试验证实多环芳香烃类化合物和亚硝胺类化合物均可诱发中枢神经系统肿瘤。

三、病理分类及临床分期

(一)按解剖部位分类

按解剖部位分为高颈段、颈膨大段、胸段、腰段。以胸段及颈段较多见。

(二)根据肿瘤生长的部位及与脊髓的关系分类

原发性脊髓肿瘤分为髓外肿瘤及髓内肿瘤。髓外肿瘤又可分为硬脊膜下肿瘤和硬脊膜外肿瘤。

(三)根据病程发展分类

根据病程发展分为 3 期：①刺激期，患者表现为神经根痛；②脊髓部分受压期，出现脊髓半横断综合征；③脊髓完全受压期，出现脊髓横贯性损伤。

四、临床表现

(一)一般症状

脊髓肿瘤的病程长，进展缓慢，主要表现为进行性的脊髓压迫，包括病变节段以下的感觉障碍、运动障碍、反射异常、自主神经功能障碍及括约肌功能障碍等症状。

(二)局部症状和体征

1.神经根刺激期

神经根刺激期为疾病早期，其特点是神经根性疼痛或感觉异常如蚁行感、刺痛、灼痛等。表现在邻近肿瘤受压的神经后根所支配的区域内。

2.脊髓部分受压期

随着疾病的进展，出现脊髓传导束症状。在髓外肿瘤时，表现为脊髓半切综合征，患者出现病灶同侧病变节段以下的上运动神经元麻痹和深感觉缺失，病灶对侧下 1～2 节段以下的痛、温觉缺失。

3.脊髓完全受压期

此期脊髓功能已因肿瘤的长期压迫而导致完全丧失，肉眼虽无脊髓横断表现，但病灶的压迫已传至受损节段横断面的全部，表现肿瘤平面以下深浅感觉消失，肢体完全瘫痪和痉挛，并出现大小便障碍。

五、治疗方式

(一)手术治疗

手术治疗是首选的治疗方法。椎管内良性肿瘤一般都能达到完全切除；恶性肿瘤或转移性肿瘤不能做到全切除，只能做去骨减压术，术后再行放疗或化疗。

(二)放疗

凡属恶性肿瘤在术后均可进行放疗，时间为 4～5 周，放射总剂量 40～

50 Gy。少数患者可在放疗后数月或数年发生放射性脊髓炎。

(三)化疗

化疗对肉瘤和胶质细胞瘤有一定的疗效。

六、护理措施

椎管内肿瘤多采用手术治疗,辅以放疗及化疗的联合治疗。这里主要以手术的护理介绍椎管内肿瘤的护理措施。

(一)手术的护理

1.术前护理

(1)心理护理:向患者简单介绍整个手术流程,减轻其心理压力,更好地配合手术。

(2)术前观察:评估患者意识、感觉运动功能。监测呼吸功能,尤其是上段脊髓受累者。尿潴留者留置导尿管。

(3)疼痛护理:患者通常有数月甚至数年的疼痛史,夜间痛是髓内肿瘤的典型症状。评估患者的疼痛情况,遵医嘱使用止痛药物,观察药物疗效及不良反应。

(4)安全护理:由于患者部分肢体冷、热、痛感觉迟钝或消失,护士及家属应防止患者烫伤、压伤、冻伤,禁用热水袋。对行走不稳无力者,要有专人陪护防止跌倒、坠床等意外发生。

(5)皮肤准备:术前一日沐浴,勿抓伤皮肤。

2.术后护理

(1)病情观察:全麻术后观察意识、瞳孔、肌力、血压、脉搏、呼吸,必要时测血氧饱和度。肌力观察主要依据 0～5 级分级标准。严密观察呼吸频率、呼吸方式,发现呼吸频率、方式改变或呼吸无力时,及时汇报医师。在观察过程中,发现感觉障碍平面上升或四肢肌力减退,应考虑脊髓出血或水肿,必须立即通知医师采取措施。颈位手术,麻醉清醒后观察四肢肌力活动,严密观察呼吸变化。术后可能会出现颈交感神经综合征,一般不需处理。胸椎手术,上肢肌力不受影响,术后观察下肢肌力。如术后出现腹胀、排泄困难,可肌内注射新斯的明 0.5 mg 或肛管排气。腰椎部手术,观察下肢肌力和肛周皮肤感觉有无异常。

(2)移动:搬动患者时要保持脊髓水平位置,尤其是在搬运高颈位手术患者时,更应注意颈部不能过伸过屈。最好能佩戴颈托,避免搬动造成脊髓损伤。搬运时应采取三人平托法。

(3)引流管护理:保持伤口引流管的通畅,观察引流液的颜色、性质及量,翻身时避免引流管脱出,一般引流管在手术后 2~3 天拔除。术后不能自行解尿者应给予留置导尿,保持导尿管通畅,观察尿液的颜色、性质及尿量,定时夹放引流管,以训练膀胱功能。鼓励患者多饮水,预防尿路感染。

(4)伤口护理:下颈上胸段术后患者,禁止做拥抱等用力动作,以免伤口崩裂。注意术后伤口感染征象,保持敷料的干燥,尤其骶尾部,污染衣裤及时更换。伤口感染常在术后 3~7 天出现,表现为局部搏动性疼痛,皮肤潮红、肿胀、皮温升高,压痛明显,并伴有体温升高,应及时通知医师,检查伤口情况。

(5)疼痛护理:少数患者术后会出现较持久的肢体或躯干剧烈疼痛,产生的原因不明,可能与感觉传导束受刺激有关。应做好疼痛评估,及时通知医师给予适当的止痛剂并配合心理治疗,减轻患者痛苦。术后可能出现因神经麻痹,各种温、痛感觉消失或减退,应禁用热水袋,避免烫伤。

(6)心理护理:脊髓功能的恢复是一个缓慢的过程,部分患者常常会因效果不明显而失去耐心,在情绪上常有伤感、易激动的表现。医护人员要告诉患者脊髓恢复的程序,增强患者的自信心,积极主动地参与康复目标制定的全过程。

(7)饮食护理:营养是机体生长、组织修复和维持正常生理功能的物质基础,是患者康复不可缺少的条件。形成良好的饮食习惯,多进高蛋白、高维生素、高纤维素、易消化食物,避免辛辣饮食,对功能恢复和避免并发症的发生都有积极的意义。

(8)功能锻炼:①按摩,对瘫痪的肌肉用柔软、缓慢的中等力度进行按摩、揉捏。对拮抗肌给予按摩,使其放松。②被动运动,鼓励患者尽量用健侧肢体带动患肢做被动运动,或由家属帮助运动患肢,完成关节全范围活动。③主动运动。④坐起锻炼,先将床头摇起 30°~60°,1 周内可以坐起,最初由他人辅助,以后患者可借助绳带坐起,进而双腿下垂坐在床边,最后下地坐椅。⑤瘫痪肢体理疗可改善患肢血液循环,促进功能恢复,延缓和防止肌萎缩。

(9)康复指导:脊髓肿瘤的切除是一种较复杂的手术,手术可能对呼吸中枢、肢体运动与感觉带来一定影响,患者术后出现暂时或永久的劳动力丧失、感觉功能障碍,需要长时间、正确有效的锻炼,因此帮助、指导患者进行早期的康复运动,对于功能的恢复、自我形象的重建十分重要。

(二)放疗的护理

1.健康宣教

告知患者放疗的相关知识及不良反应,消除患者对放疗的恐惧感。

2.照射野皮肤的护理

放疗中保持照射野部位清洁、干燥,指导患者局部避免搔抓,避免刺激,禁用碘酒、乙醇、胶布,忌用皂类擦洗,穿棉质柔软的衣物。有皮肤反应者,给予相应的处理。

3.并发症的监测

严密观察患者是否有肢体麻木等放射性脊髓炎的症状。

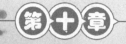

淋巴造血系统肿瘤患者的护理

第一节 白 血 病

一、概述

白血病是一种造血系统恶性肿瘤,主要是白细胞某一系列细胞异常肿瘤性增生,并在骨髓、肝、脾、淋巴结等各器官广泛浸润,外周血中白细胞有质和量的异常,红细胞与血小板的减少,导致贫血、出血、感染和浸润等症状。多发于儿童与青年,男女比为(1~1.6):1,5 岁以下及 15~20 岁年龄段有 2 个发病小高峰,40 岁以后随年龄增加发病率逐渐升高,高峰年龄在 60 岁以后。

二、病因

与许多恶性肿瘤一样,人类白血病的病因和发病机制比较复杂,目前认为白血病主要与下列因素有关。

(一)放射因素

电离辐射与白血病发病关系密切,早年从事放射医学工作的人员或接受核素治疗者发生白血病的概率明显增多。

(二)化学物质及药物

苯及甲苯与白血病的发病有一定的关系。氯霉素、保泰松、镇静安眠药、抗肿瘤药物等化学药物均可引起骨髓抑制及染色体断裂。

(三)病毒因素

C 型 RNA 肿瘤病毒是鸟、鼠、牛等动物白血病的病因,在人类白血病标本中可用电子显微镜观察到类似小鼠白血病病毒的颗粒。

(四)遗传因素

某些遗传病如唐氏综合征、范科尼贫血、Turner 综合征等发病率较高。同卵双生儿两人发生白血病的比例明显高于非同卵双生儿。白血病家族中发病明显增高,白血病与特异染色体和基因改变相关,是诊断的重要参考依据之一,但这些变化多为获得性的。

三、病理分类及临床分期

(一)按病程缓急及细胞分化程度分类

1.急性白血病

急性白血病(acute leukemia,AL)病程急,骨髓及周围血中以异常原始及早期幼稚细胞为主,原始细胞一般超过 30%。

2.慢性白血病

慢性白血病(chronic leukemia,CL)病程较缓慢,骨髓及周围血中以异常的成熟细胞为主,伴有幼稚细胞,原始细胞常不超过 15%。

(二)按细胞形态和生化特征分型

1.急性白血病

急性白血病分为急性淋巴细胞白血病(acutely mphocyticleukemia,ALL)和急性髓系白血病(acute myeloblasticleukemia,AML)。

(1)急性淋巴细胞白血病分型:按细胞形态将急性淋巴细胞白血病(ALL)分为 L1、L2、L3 共 3 种亚型。

(2)急性髓细胞白血病分型:①M0,急性髓细胞白血病微分化型;②M1,急性粒细胞白血病未分化型;③M2,急性粒细胞白血病部分分化型;④M3,急性早幼粒细胞白血病;⑤M4,急性粒-单核细胞白血病;⑥M5,急性单核细胞白血病;⑦M6,红白血病;⑧M7,急性巨核细胞白血病。

2.慢性白血病

慢性白血病分为慢性淋巴细胞白血病(chronic lymphocytic leukemia,CLL)、慢性粒细胞白血病(chronic myelocytic leukemia,CML)、慢性粒-单核细胞白血病(chronic myelo monocytic leukemia,Cmmol)、慢性单核细胞白血病(chronic monoblastic and monocyticleukermia,CMoL)和慢性中性粒细胞白血病(chronic neutrophilic leukemia,CNL)等。

3.特殊类型

特殊类型包括低增生性急性白血病、非霍奇金淋巴瘤白血病、浆细胞白血病、多毛细胞白血病、嗜酸性粒细胞白血病、嗜碱性粒细胞白血病、组织嗜碱性细胞白血病、成人 T 淋巴细胞白血病、幼淋巴细胞白血病、大颗粒淋巴细胞白血病、急性混合细胞白血病和全髓白血病等。

四、临床表现

(一)首发症状

常见的首发症状包括发热、进行性贫血、明显的出血倾向或骨关节疼痛等。起病缓慢者以老年及部分青年患者居多,病情逐渐进展。此类患者多以进行性疲乏无力,面色苍白,劳累后心慌气短,食欲缺乏,体重减轻或不明原因发热等为首发症状。此外,少数患者以抽搐、失明、牙痛、齿龈肿胀、心包积液、双下肢截瘫等为首发症状起病。

(二)发热和感染

发热是白血病最常见的症状之一,以发热为首发症状者占 50%～84%,可发生在疾病的不同阶段并有不同程度的发热和热型。白血病引起发热多由感染引起,由于白血病患者成熟粒细胞缺乏,免疫力低下,易导致各种感染,体温可高达 39～41 ℃,是引起白血病患者死亡的主要原因。常见感染有上呼吸道感染、咽炎、扁桃体炎、口腔炎、肺炎、泌尿系统感染及败血症等,其中以咽峡炎、口腔炎、肛周炎最常见,肺炎、扁桃体炎、齿龈炎、肛周脓肿等也较常见。耳部发炎、肠炎、痈、肾盂肾炎等也可见到,感染严重者还可发生败血症、脓毒血症等。胃肠道感染是脓毒血症的主要来源。

(三)出血

出血是白血病的常见症状,40%～70%的患者起病有出血表现。由于血小板减少致出血,发热可加重或诱发出血。出血部位可遍及全身,以皮肤、齿龈、口腔及鼻黏膜出血最常见,其次为胃肠道、泌尿道、子宫和呼吸道出血。女性月经过多也较常见,并可能是首发症状。

(四)贫血

早期即可出现,患者往往伴有乏力、面色苍白、心悸、气短、下肢水肿等症状。贫血可见于各类型的白血病,但更多见老年 AML 患者,不少患者常以贫血为首发症状。

(五)淋巴结肿大

初诊时 ALL 有 62.2%、AML 有 41%的患者出现淋巴结肿大,常见为浅表淋巴结肿大。淋巴结肿大以 ALL 最常见,60%～80% ALL 有纵隔淋巴结肿大,但较少引起气管、颈静脉压迫等症状。在 AML 中以 M4 发生淋巴结肿大多见。可引起食欲减退、腹胀、乏力、消瘦等。

(六)口腔和皮肤

白血病细胞浸润口腔黏膜可引起齿龈肿胀或巨舌等,多见于 AMoL 及 Am-mol,白血病性齿龈炎常继发感染、出血、继发性口腔干燥症。偶见 AL 首发于皮肤。皮肤浸润的表现有白血病疹、结节、斑块和溃疡等。白血病疹呈淡紫色小丘疹,常发痒,以 AMoL 及 Ammol 最为明显。

(七)骨和关节

骨痛及胸骨下端压痛常见,尤以 ALL 多见。CML 的急性病变常有明显骨痛。成人 T 淋巴细胞白血病也常见骨病变和骨质疏松。

(八)心脏和呼吸系统

急性白血病患者的肺部可由感染、浸润及白细胞淤滞等引起肺炎表现。若发生心肌及心包浸润,表现为心肌炎、心律失常、心力衰竭,偶有心包炎表现。

(九)中枢神经系统

由于化疗药物难以透过血-脑屏障,隐藏在中枢神经系统的白血病细胞不能被有效地杀灭,因而常引起中枢神经系统白血病,可发生于疾病的各个时期,但所属患者的症状出现较晚,常发生在缓解期,ALL 常见,儿童尤甚。中枢神经系统白血病以蛛网膜和硬脑膜的浸润率最高。约有 2% 的 ALL 在初诊时有脑膜白血病,如未进行中枢神经系统白血病预防处理,ALL 可发生脑膜白血病,表现为头痛、头晕,重者有呕吐、颈项强直,甚至抽搐昏迷。

(十)其他症状

子宫、卵巢、睾丸、前列腺等皆可被白细胞浸润。女性患者常有阴道出血和月经周期紊乱。男性患者可有性欲减退。睾丸浸润时表现为一侧无痛性肿大,常见于 ALL 化疗缓解后的男性幼儿或青年。

五、治疗方式

白血病的治疗方式主要有化疗、支持治疗和造血干细胞移植等。

(一)一般对症治疗

一般对症治疗如输血、抗感染等,是白血病化疗前的重要环节之一。通过对症治疗改善患者的一般状态是化疗等其他治疗的基础,对白血病患者的重要性不亚于化疗。

(二)化疗

化疗分为 3 期:诱导缓解期治疗,巩固期治疗,维持期治疗。

(三)支持治疗

支持治疗主要用来预防尿酸性肾病、控制出血、纠正贫血及防治感染。

(四)造血干细胞移植

造血干细胞移植是治疗难治和复发 AML 的另一条途径,对首次复发的 AML 患者实施同种异基因造血干细胞移植和自体造血干细胞移植效果较好。

六、护理措施

白血病的主要治疗方式是化疗,这里重点讲化疗的护理措施。

(一)化疗的饮食护理

化疗期鼓励患者多饮水,避免在化疗前 2~4 小时进食。在呕吐后及时清理口腔,保证口腔清洁,以缓解呕吐带来的不良刺激。在化疗间歇期,患者应进食高热量、高维生素、高蛋白食物。如瘦肉、牛奶、米饭、各种肉汤和鱼汤,保证每天进食新鲜水果和蔬菜,以保证体力,为下一周期化疗做好身体的准备。在血小板减少时,患者应避免进食油炸、坚硬、辛辣、刺激食物,以免损伤口腔及消化道黏膜,引起消化道出血。在白细胞减少时,患者应注意饮食卫生,不吃生冷食物,水果削皮后食用,所有的食物及餐具必须经过高温灭菌处理,熟食加热必须经过微波炉高火 4~6 分钟加热并消毒,以防止消化道感染的发生。

(二)化疗药物不良反应的护理

1.局部血管反应

白血病主要以化疗为主,在静脉输注化疗药物之前,护士要根据化疗药物的特性,合理为患者评估和选择静脉。柔红霉素、多柔比星、表柔比星、吡柔比星等都是强刺激性化疗药物,并且通常需要治疗 6~8 个疗程。多次注射此类药物,会引起静脉周围组织炎症,如注射的血管出现条索状红斑,触之温度较高,有硬结或压痛,炎症消退后,注射的血管因血管内膜增生而狭窄,严重时有血管闭锁。如发生渗漏,会引起局部组织坏死。

2.消化道反应

多数化疗药物可引起恶心、呕吐、食欲减退等反应。患者一般第一次用药时消化道反应较重,用药后 13 小时可出现恶心、呕吐,症状可持续至 24 小时不等。恶心、呕吐会消耗患者的体能,常在化疗后有体重减轻及抵抗力降低。化疗期间给患者提供安静舒适的休息环境,避免环境的不良刺激。饮食要清淡、可口,少量多餐。恶心、呕吐后及时清理呕吐物,保持口腔清洁。遵医嘱在化疗前给予止吐剂。

3.骨髓抑制

大剂量化疗可引起患者骨髓造血功能抑制,给患者带来不良后果,多数化疗药物引起骨髓抑制最严重的时间是化疗后 7～14 天,恢复期为之后的 5～10 天。因此,从化疗开始到停止化疗后的 2 周内要做好预防感染和出血的措施。化疗中必须定期监测血象。无论给药途径如何,必须反复核对用药剂量。

4.肾脏反应

因为大量白血病细胞溶解破坏,血清及尿中尿酸浓度明显增高,容易形成肾结石积聚在肾小管,引起阻塞而发生肾衰竭,应指导患者多饮水,以稀释血液,每天液体摄入量在 3 000 mL 以上,使尿量维持在每天 2 000 mL 左右,并应用碳酸氢钠碱化尿液,减少尿酸结晶形成,口服别嘌醇以减少尿酸的生成,避免肾衰竭的发生。

5.其他不良反应

(1)多数化疗药物对肝脏有损伤,用药期间应监测患者肝功能变化,观察有无黄疸。

(2)某些药物可引起脱发,指导患者注射药物前 10 分钟戴冰帽,使头皮血管收缩,减少头皮血流量,戴冰帽至药物输注完毕后 30～40 分钟脱帽,可控制药物对毛囊的作用。

(3)当大剂量环磷酰胺静脉滴注,而缺乏有效预防措施时,可致出血性膀胱炎,表现为膀胱刺激症状、少尿、血尿及蛋白尿,系其代谢产物丙烯醛刺激膀胱所致。静脉注射环磷酰胺期间应保证输液量,鼓励患者多饮水,观察尿量和颜色,遵医嘱及时准确应用特殊解毒剂。

(4)长春新碱可引起末梢神经炎而出现手足麻木感,遵医嘱给予维生素 B_{12} 营养神经。

(5)柔红霉素可引起心肌受损及心脏传导阻滞,用药前后观察患者的心率、心律变化,遵医嘱使用营养心肌的药物。

(6)门冬酰胺酶作为异种蛋白进入人体可引起超敏反应,发生率为 5％～20％。使用前必须做皮试。血糖升高发生率为 10％,用药前仔细询问患者有无糖尿病史,治疗过程中应控制葡萄糖的输入,并监测患者血糖变化。

(7)甲氨蝶呤有严重的消化道黏膜反应,遵医嘱及时准确地给予解毒剂亚叶酸钙肌内注射。注射甲氨蝶呤后,护士应观察患者口腔有无红斑、充血、疼痛、口唇干燥、溃疡、出血等情况。化疗后 36 小时督促患者用亚叶酸钙溶液含漱,含漱时间宜长。

(8)三氧化二砷治疗可能会发生颅内压增高。护士应注意观察患者发生头痛的时间、头痛的规律,遵医嘱给予 20% 甘露醇静脉滴注,指导患者保持大便通畅,以防颅内压突然增高而加重头痛或发生脑血管意外。

(三)心理支持

白血病一旦确诊,对患者及家属均是沉重的打击,治疗过程中可发生多种并发症,化疗带来的经济负担重。患者容易有预感性悲哀,常有恐惧、焦虑、绝望的情绪,护士应评估患者及家属对疾病的了解程度,家庭应对能力,家庭经济状况等。耐心听取患者的主诉,提供安静清洁的舒适环境,室内空气新鲜,使患者感觉舒适方便。及时与医师沟通合作,向患者讲解化疗药物的使用方法、作用、目的、效果及用药,获得患者家庭、社会、心理多方面的支持。提前告知如预防感冒、预防感染和出血的措施。

第二节 恶性淋巴瘤

一、概述

恶性淋巴瘤是一种起源于淋巴造血组织的实体瘤。淋巴瘤是最早发现的血液系统恶性肿瘤之一,按组织病理学改变可分为霍奇金淋巴瘤(hodgkin lymphoma,HL)和非霍奇金淋巴瘤(non hodgkin lymphoma,NHL)两大类。在我国,其发病率城市高于农村,NHL 中位发病年龄多在 40~50 岁,发病率随年龄增加而上升。淋巴母细胞型淋巴瘤明显好发于青少年,特别是男性青少年。

二、病因

(一)病毒感染

一些试验研究证明,某些患者 80% 以上的血清中 EB 病毒抗体滴定度明显增多,均提示 EB 病毒是 Burkitt 淋巴瘤的病因;淋巴瘤病毒被证明是淋巴瘤的病因;另一逆转录病毒 HTLV Ⅱ 近来被认为与 T 细胞皮肤淋巴瘤的发病有关。

(二)免疫功能低下

患者的免疫功能低下也与恶性淋巴瘤的发病有关。

(三)遗传因素

大多数学者认为 HL 与遗传的关系较 NHL 更为密切。在同父、同母的兄弟姐妹中,如有人患 HL,则其他同胞患本病的机会为无同样家族史者的 5~9 倍。

(四)物理致癌因素

电离辐射可引起本病的发生。

(五)化学致癌因素

经常接触杀虫剂的人群淋巴瘤的发病率高于正常人群数倍。

三、病理分类及临床分期

(一)病理分类

1.HL 分类

(1)结节性淋巴细胞为主型:小淋巴细胞、组织细胞及特征性肿瘤细胞呈结节状增生。

(2)典型 HL:分外 4 个亚型。富于淋巴细胞型、结节硬化型、混合细胞型、淋巴细胞削减型。

2.NHL 分类

(1)低度恶性:小淋巴细胞型、滤泡性小裂细胞为主型,滤泡性小裂细胞和大细胞混合型。

(2)中度恶性:滤泡性大细胞为主型,弥漫性小裂细胞型、弥漫性小裂细胞和大细胞混合型、弥漫性大细胞型。

(3)高度恶性:免疫母细胞型、淋巴母细胞型、小无裂细胞型。

(4)杂类:组合型、蕈样霉菌病、组织细胞型、骨髓外浆细胞瘤等。

(二)临床分期

1.HL 的临床分期

HL 的临床分期,见表 10-1。

表 10-1　HL 临床分期

分期	描述
I	累及一个淋巴结区或一个淋巴组织
II	累及横膈同侧的 2 个或 2 个以上淋巴结区。标明受累的淋巴结区数,例如 II 3 表示 3 个淋巴结区受累
III	累及横膈两侧的淋巴结区或淋巴组织
III 1	脾门、腹腔或门静脉区淋巴结受累
III 2	腹主动脉旁髂血管或肠系膜淋巴结受累
IV	淋巴结外的器官侵犯,包括肺、肝、骨髓,但剔除原发淋巴结外的病变
IV A	无全身症状
IV B	有以下 1 个或 1 个以上症状:①不明原因的发热,38 ℃以上连续 3 天以上;②盗汗;③不明原因的体重减轻
X	巨大病变:肿块最大径>10 cm;纵隔肿块的直径>T5/6 水平胸腔横径的 1/3
E	累及结外的器官

2.NHL 的临床分期

NHL 的临床分期,见表 10-2。

表 10-2　NHL 临床分期

分期	描述
I	病变仅累及单一的区域淋巴结
I E	病变仅侵犯淋巴结以外的单一器官
II	病变累及横膈同侧 2 个以上的区域淋巴结
II E	病变局限侵犯淋巴结以外器官及横膈同侧 1 个以上的区域淋巴结
III	横膈两侧淋巴结受侵犯
III E	病变累及淋巴结以外某一器官,加以横膈两侧淋巴结受累
IV	病变已侵犯多处淋巴结及淋巴结以外的部位,如肺、肝及骨髓

另外根据有无症状分为 A、B

A	无症状
B	有以下 1 个以上症状:①不能解释的发热,38 ℃或以上,连续 3 天;②盗汗;③半年内体重减轻 10%或以上

四、临床表现

(一)HL 的临床表现

1.全身症状

发热、盗汗和消瘦较多见,其次是皮肤瘙痒和乏力。

2.淋巴结肿大

浅表淋巴结肿大是 HL 患者就诊的主要原因。80％以上的淋巴结肿大位于膈上,累及纵隔。10％～20％患者仅有膈下病变。浅表淋巴结肿大最多见于颈部、锁骨上和腋下。而咽淋巴环、枕部、滑车上、腹股沟、纵隔及肠系膜淋巴结较少累及。左锁骨上淋巴结肿大者往往有腹腔的病变。

3.疼痛

HL 患者饮酒后可出现病变部位的淋巴结疼痛。脾大时可引起腹部胀痛、隐痛或不适。腹膜后淋巴结肿大可有腰痛。

4.结外病变

可直接由病变的淋巴结向邻近器官侵犯,亦可由血道播散。HL 最常发生结外病变的器官是肺、肝、骨髓。

(二)NHL 的临床表现

1.全身症状

发热、消瘦、盗汗等全身症状多见于晚期,全身瘙痒很少见。

2.淋巴结肿大

无痛性的颈部或锁骨上淋巴结进行性肿大为首见表现者较 HL 少,一般以高热或各系统症状发病。

3.结外病变

淋巴结病变占 NHL 的 10％～15％,发生部位最多在软腭、扁桃体,其次为鼻腔及鼻窦,临床有吞咽困难、鼻塞、鼻出血及颌下淋巴结肿大。胸部以肺门及纵隔受累最多,半数有肺部浸润和/或胸腔积液。尸体解剖中近1/3可有心包及心脏受侵。NHL 累及胃肠道部位以小肠为多,其中半数以上为回肠,其次为胃,结肠很少受累,临床表现有腹痛、腹泻和腹部肿块。

五、治疗方式

(一)放疗

放疗适用于进展快、病变局限、局部病变严重且需要长期控制的患者。局限病变(Ⅰ、Ⅱ期)患者可采取局部放疗,疗效良好,约80%可获得10年以上无病生存或治愈。

(二)化疗

化疗适用于所有淋巴瘤患者,尤其是Ⅲ、Ⅳ期NHL患者;具有明显危险因素的Ⅱ期患者;在紧急情况下需迅速解除压迫症状者;局部淋巴瘤患者,化疗可作为放疗的辅助治疗以弥补局部放疗的不足。联合化疗可以明显提高疗效,尤对中高危侵袭性淋巴瘤已取得较好疗效。

(三)造血干细胞移植

造血干细胞移植主要针对复发性、侵袭性、难治性等恶性淋巴瘤的治疗。

(四)干扰素

干扰素具有抗病毒、抗肿瘤及免疫调节等多种重要功能,可作为放疗或联合化疗的辅助治疗或造血干细胞移植后维持治疗。

六、护理措施

化疗是治疗大部分恶性淋巴瘤类型的最佳治疗方式,这里重点讲恶性淋巴瘤化疗的护理。

(一)化疗的护理

1.心理护理

患者对化疗可能出现的不良反应感到恐惧,护理人员应充分理解患者的心理反应,用通俗易懂的语言进行心理疏导,消除患者心理疑虑;告知患者治疗过程中护士会陪伴在身旁,并全程给予心电监护,以保证治疗的安全;并鼓励患者亲友多陪伴,及时给予感情支持和经济支持,以增强患者信心,积极配合治疗。

2.病情观察

(1)观察患者肝、脾、淋巴结肿大程度及其出现的相应症状。腹痛、腹泻、腹部包块、腹水者,提示腹腔淋巴结肿大或肠道受累,应进一步观察有无排气,大便次数、性质,疼痛持续的时间、性质等,防止出现肠梗阻。疼痛出现时应及时报告医师,切勿乱用止痛剂;纵隔淋巴结肿大时,遵医嘱给予氧气吸入;咽淋巴结病变时,鼓励患者进流食;对于严重吞咽困难的患者给予鼻饲饮食;对于鼻塞的患者经口呼吸者,注意保护口腔黏膜。

(2)观察患者有无发绀等呼吸道受阻或压迫症状,出现上述症状时可给予患者半坐卧位及高流量吸氧。

(3)监测体温变化,发热时可采用物理降温,如温水擦浴、头部冰敷等。高热时遵医嘱给予退热剂,同时提供温开水给患者,及时更换汗湿的衣服及床单。

3.饮食护理

由于患者有化疗、发热等因素导致食欲缺乏、消耗大,故应注意饮食的合理搭配及营养均衡,其营养原则为高热量、高蛋白、高维生素饮食。包括各种瘦肉、鱼、鸡、鸭、蛋类。忌饮咖啡等兴奋性饮料,忌葱、蒜、姜、桂皮等辛辣刺激性食物及肥腻、油煎、香肠、咸肉、酱菜、腌制食品。

4.并发症的护理

(1)感染:患者经化疗后,免疫功能受到抑制,机体正常防御功能低下,护理人员应严格执行各项无菌操作。保持病室空气新鲜,减少家属探视。密切观察病情变化,有感染存在时与医师联系,及时对症处理。

(2)骨髓抑制:密切观察患者血象的变化,遵医嘱正确使用升血象药物,做好预防感染的护理。房间每天紫外线照射 1 小时。保持口腔、皮肤、肛周清洁,每天用 0.5％氯己定溶液、3％硼酸溶液、4％碳酸氢钠溶液于饭前、饭后、睡前交替含漱;每天淋浴或床上擦浴,更换内衣;每天清洗外阴,必要时用 0.5％氯己定溶液坐浴30 分钟。血小板低下者应观察有无出血迹象,注意防止出血,勿碰伤,减少活动(化疗的其他常规护理见第三章第一节)。

(二)放疗的护理

放疗的常规护理见第三章第二节。

第三节　多发性骨髓瘤

一、概述

多发性骨髓瘤(multiple myeloma,MM)是一种克隆浆细胞恶性增生性疾病。其特征是骨髓被恶性浆细胞所取代,骨质被破坏和异常免疫球蛋白大量生成。本病多见于中老年,男性多于女性,男女之比约为 2∶1。多数 MM 患者起病缓慢,可长期无症状。

二、病因

MM 的发病原因尚不清楚,可能的危险因素有以下几种。

(一)年龄

年龄可能是 MM 发病中最有意义的危险因素。MM 在 40 岁以下的人群中发病罕见,发病率随年龄而增加。

(二)职业及环境接触

与 MM 发病相关的职业接触:金属、橡胶、苯、木材、皮革、纺织品、汽油及其他各种职业和工业接触物。同时从事耕作和接触除害剂的农业工作者 MM 风险增加;从事熔炼、冶金及金属薄片的工人的 MM 风险明显增加;苯被认为是MM 发生的可能原因之一;从事皮鞋生产的工人男性 MM 发生率增加 2 倍,女性增加 3 倍;女性使用永久染发剂和黑色染发剂发生 MM 的风险增加。

(三)辐射接触

电离辐射与 MM 的发病呈正相关。

(四)其他因素

MM 的发病风险增加与患者既往有慢性感染、炎症、组织粘连、自身免疫及过敏史有关。病毒感染被疑为浆细胞性疾病的重要病因。

三、病理分类及临床分期

(一)MM 的变异型

1.冒烟型骨髓瘤

一般不必急于治疗,病情可稳定多年而无进展。

2.浆细胞白血病

浆细胞白血病原发性少见,患者较年轻。起病急,肝、脾、淋巴结肿大发生率高,而骨骼病变罕见,血清 M 蛋白量低,治疗反应差。

3.骨硬化骨髓瘤

骨硬化骨髓瘤又称 POEMS 综合征,以多发性神经病变(polyneuropathy,P)、器官肥大(organomegaly,O)、内分泌异常(endocrinopathy,E)、M 蛋白(monoclonalprotein,M)和皮肤病变(skinchanges,S)为特征。诊断尚须依据骨硬化病灶活检中有单克隆浆细胞存在。POEMS 综合征也见于其他浆细胞病。

4.骨孤立性浆细胞瘤

骨孤立性浆细胞瘤随孤立病灶的治疗常可消失,部分患者可发展为 MM 或出现新的病灶,亦有无症状生存达 10 年以上者。

5.髓外浆细胞瘤

浆细胞瘤原发于骨髓以外的部位,常见于上呼吸道。骨髓象、X 线骨骼检查和血、尿检查均无 MM 证据。预后良好,亦有 40％发展为 MM。

(二)临床分期

多发性骨髓瘤分期,见表 10-3。

表 10-3　骨髓瘤临床分期

分期	ISS	RISS
I	血清 β2-MG＜3.5 g/dL,血清蛋白≥3.5 g/dL	ISS 分期为 I 期且 FISH 评估是标危组,且血清 LDH 正常
II	非 I 期或 III 期	非 I 期或 III 期
III	血清 β2-MG≥5.5 g/dL,	ISS 分期为 III 期且 FISH 评估是高危组或血清 LDH 高于正常

四、临床表现

(一)骨骼病变

多数患者以骨痛为主要的首发症状,常见于胸部及腰背部,随活动而加重。由于脊柱病变,身高可降低。受累的骨骼局部可隆起,按之有弹性或声响。易发生病理性骨折,引起神经根或脊髓压迫。

(二)高血钙

广泛的溶骨性病变引起血钙和尿钙增高,表现为厌食、恶心、多尿、烦渴、烦躁、心律失常甚至昏迷。

(三)贫血

随着疾病的进展,患者常有不同程度的贫血。早期较轻、晚期较重。贫血通常为正细胞正色素性,由高浓度 M 蛋白使血容量增加引起血液稀释所致。

(四)感染

感染最多见的是肺炎,其次为泌尿系统感染和败血症。疾病终末 12～24 个月,反复感染是主要临床表现。病原菌为肺炎球菌、流感嗜血杆菌、单纯疱疹病毒、带状疱疹病毒等。后期常并发金黄色葡萄球菌、革兰阴性杆菌、败血症、肺炎,甚至真菌感染,是由于血清多克隆免疫球蛋白浓度低于正常,使体内正常抗体形成障碍,呈现体液免疫缺陷,致病菌乘虚而入。

(五)肾衰竭

早期出现蛋白尿、血尿、管型尿。大约20%的骨髓瘤患者仅有本-周蛋白尿。另一方面,近90%的患者尿液中有本-周蛋白,同时伴有血清 M 成分。在 MM 中,近半数患者可发展为肾衰竭,是死亡的第二大原因(仅次于感染)。

(六)出血倾向

出血倾向表现为浅表黏膜渗血、皮肤紫癜,内脏和颅内出血见于晚期患者。

(七)高黏滞综合征

高黏滞综合征一般症状为头晕、乏力、恶心、视物模糊、手足麻木、皮肤紫癜、鼻出血等。严重者出现呼吸困难、充血性心力衰竭,偏瘫或昏迷。也有视网膜病变、雷诺现象。

(八)多发性神经病变

多发性神经病变包括非对称性运动和感觉神经病变,肌肉无力、肢体麻木和痛觉迟钝。

(九)淀粉样变

多数患者有淀粉样变,表现为乏力、体重减轻、水肿及呼吸困难,皮肤黏膜出血,舌、腮腺、肝脾大亦可见,充血性心力衰竭和肾病综合征亦可发生。

五、治疗方式

目前为止,多发性骨髓瘤仍然是一种不可治愈的疾病,治疗的目的主要是延长生存期,减少和预防合并症。

(一)化疗

本病主要治疗手段为单药或多药联合化疗。

(二)放疗

放疗是减轻局部剧烈骨痛的有效治疗手段,周身放疗多作为干细胞移植前处理措施之一。

(三)造血干细胞移植

同基因、异基因、自身干细胞移植均已用于本病的临床治疗,目前主要采用自体造血干细胞移植。

(四)对症支持治疗

控制感染;防止病理性骨折;酌情注射红细胞悬液、血小板悬液以改善或纠正贫血、预防出血；注射降钙素、口服泼尼松降低血钙；给予补液纠正脱水；口服别嘌醇及碳酸氢钠治疗高尿酸血症；高黏滞综合征严重时可采用血浆置换术，降低血液黏度，缓解症状；骨质破坏者给予碳酸钙、骨化三醇胶丸等治疗。

六、护理措施

多发性骨髓瘤的最佳治疗方式是对减少并发症的治疗，这里以其并发症的护理为主来讲多发性骨髓瘤的护理措施。

(一)心理护理

由于 MM 尚无根治的方法，患者易产生紧张恐惧、焦虑的情绪，MM 患者的心理、社会支持尤为重要，作为护理人员应该及时、耐心、细致地对患者及家属进行解释沟通、提供人文关怀，最大限度地减轻 MM 患者的各种痛苦，使患者正确了解疾病，配合专科医师选择恰当的治疗方法，耐心细致地做好有关病情必要的解释工作，尽量使患者保持积极乐观的心情，配合治疗，正确面对，稳定病情。

(二)饮食护理

加强营养，给予高热量、高蛋白、富含维生素、易消化的饮食。鼓励患者多饮水，减轻或避免发生高钙血症和高尿酸血症。选用高蛋白、高热量、富含维生素的食品，同时注意多选用能抑制骨髓过度增生又有抗血栓、补血、壮骨和减轻脾大的食品，患者如果伴有肾功能受损，宜低蛋白、低盐饮食，如果尿多可不必限制盐的摄入。若患者伴发真性红细胞增多症及原发性血小板增多症，应禁食花生、葡萄等增加凝血功能的食品。患者有高钙血症时尿量增多，护理人员要指导患者多饮水。

(三)特殊症状的护理

1.骨痛

对有骨痛患者，护理人员必须认真做好疼痛的部位、性质、程度的评估，应根据癌痛三阶梯给药方法，按医嘱给予适当的镇静、镇痛药，并通过语言沟通，观察患者的面色、体态及生命体征等客观指标判断疼痛缓解的程度。

2.骨折

注意观察是否发生病理性骨折，病理性骨折多发于肋骨、下胸椎和上腰椎，可采用护腰围托进行保护。

3.神经性疼痛

对于有神经性疼痛的患者，应给予相应局部封闭或理疗。

4.肾功能障碍

对合并肾功能不全的患者,应注意尿量等,有变化及时通知医师。

5.高黏滞血症

对有高黏滞血症的患者,血浆中 M 蛋白增多,使血液黏滞、血流缓慢、组织缺氧,可引起头晕、眼花、耳鸣、意识障碍等缺氧症状,肢端麻木及心悸,甚至心前区疼痛等冠状动脉供血不足的表现。护理人员应注意观察有无视力障碍或心脑功能障碍的情况。骨髓瘤压迫或直接浸润而出现截瘫、偏瘫、神经根痛、感觉异常等症状时,应给予相应的护理干预。

6.高钙血症

MM 患者伴有高钙血症时,因骨质破坏使血钙升高,肾功能受损影响钙的排泄,可进一步加重高钙血症,引起患者厌食、恶心、呕吐、多尿、剧咳、脱水,乃至意识障碍。应做好相应的对症处理。

7.出血

(1)病情观察:观察患者皮肤黏膜有无损伤,有无内脏或颅内出血的症状和体征。如呕血、黑便、阴道出血、血尿、头痛、头晕、视物模糊及血压下降等表现。观察出血时间、性质和出血量。观察血小板计数、出凝血时间、血常规的检查。血小板$<20\times10^9$/L 时,要密切观察患者有无头痛、呕吐、颈项强直、视物模糊、意识、瞳孔改变等颅内出血的表现。

(2)休息:血小板$<50\times10^9$/L 时,指导患者减少活动,增加卧床休息时间,注意安全,防止外伤如跌倒、碰撞,告知家属避免将易引起患者兴奋的消息告诉患者,以免情绪激动而引起颅内出血。保持大便通畅,大便时不可过于用力,避免颅内压升高引起颅内出血。血小板$<20\times10^9$/L 时,绝对卧床休息,床上排便。

(3)皮肤出血护理:静脉穿刺时,避免长时间扎止血带,避免以弹拉方式松止血带而引起局部皮肤出血。勤剪指甲,避免自行抓伤皮肤。护士执行侵入性护理操作时,如肌内注射、皮下注射、静脉注射等必须注意穿刺时应迅速、准确,拔针后延长按压时间,并观察局部有无渗血和皮下发绀现象。注意观察皮肤有无新增部位的出血点或瘀斑。

(4)消化道出血护理:血小板$<50\times10^9$/L 时,避免进食油炸、刺激、坚硬食物,如块状食物、蚕豆、较硬的水果等,防止进食过多过饱,以避免消化道黏膜损伤而致出血。消化道少量出血者,可进食温凉的流质食物;大量出血时禁食,头偏向一侧,防止误吸;建立静脉通路,保证液体、止血药和血液制品的输入。

8.感染

(1)保护性隔离:应行保护性隔离,入住层流病室或单人病室,如无条件时,可保证室内空气新鲜,每天定时地面消毒,谢绝探视,预防交叉感染。加强口腔、皮肤及肛周护理。如患者生命体征显示有感染的征象,协助医师做血液、咽部、尿液、大便和伤口分泌物培养。

(2)病情观察:询问患者有无受凉、感染性疾病接触史,观察患者有无发热、寒战、咽部不适、牙痛、咳嗽、咳痰、胸痛、膀胱刺激征、腹泻、肛周疼痛及女性患者外阴有无瘙痒等;了解患者痰液、大便、尿液的性质;监测患者白细胞计数。

(3)指导患者养成良好的卫生习惯:时刻保持良好的口腔、皮肤、肛周及用药卫生。

(4)发热:卧床休息,减少机体消耗。维持室温在 20～24 ℃以利散热,寒战时保暖。指导患者摄取足够的水分,每天至少 2 000 mL 以上,防止因出汗较多而导致脱水及血压降低。给予物理降温或遵医嘱给予药物降温,禁忌乙醇擦浴,以防止局部血管扩张加重患者出血。降温阶段患者出汗较多,应及时擦干皮肤,更换衣物,保持皮肤、床单清洁,干燥。

(四)健康教育

(1)针对 MM 患者的治疗,除Ⅰ期无症状的患者可暂不化疗外,化疗是其他患者首选治疗方法。应告知患者,采用各种方案的化疗,均需要连续应用 1 年。护理人员应积极教育者及家属坚持每月强化治疗的必要性。

(2)指导患者通过情绪宣泄、精神放松、局部热敷等方法来增加舒适感,以缓解疼痛及神经紧张。

(3)帮助患者制订合理的活动制度,如散步、打太极拳等,避免剧烈运动。

(4)让患者及家属了解多次饮水的好处,鼓励患者多饮水。

(5)指导患者睡硬板床,长期卧床者定时翻身。

(6)保持良好的个人习惯。

(7)定期复诊,适时随访。

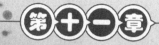

第十一章
骨与软组织肿瘤患者的护理

第一节 骨 肿 瘤

一、概述

骨肿瘤是发生于骨骼系统的肿瘤,从病理上分为骨的恶性肿瘤、肿瘤样病损及良性肿瘤。从来源上可分为原发性肿瘤和转移性肿瘤。从治疗和护理角度来讲,肿瘤样病损和良性肿瘤较为简单,其措施完全被恶性肿瘤的处理措施所涵盖,而转移性肿瘤的处理另有特点。因此这里主要讨论原发性恶性骨肿瘤——骨肉瘤的护理。

二、病因

骨肉瘤的病因尚不完全明确,但是有以下几种危险因素已被确定。

(一)遗传因素

具有骨肿瘤的家族史,尤文肉瘤与 EWS 基因及一种 ETS 转录因子基因的异常有关;KIT 基因的异常已经被确认与骨肉瘤的发生有关。

(二)放射因素

放疗是骨肉瘤明确的高危因素。

(三)化学因素

暴露于烷化剂(如亚硝基脲类、苯丁酸氮芥、盐酸美法仑、丙卡巴肼等)和化学物质(如砷、氯化乙烯气体等)。

(四)原有的骨病

患有 Paget 病的人群有 0.8% 的机会发展为骨肉瘤与其他罕见的肿瘤。大多数 40 岁以上发生骨肉瘤的患者与 Paget 病有关。

(五)其他因素

外伤和矫形植入物等因素。

三、病理分类及临床分期

(一)病理分类

1.原发性骨肿瘤

(1)良性骨肿瘤:以骨软骨瘤最多见,其次为骨巨细胞瘤、软骨瘤、骨瘤、骨化性纤维瘤、血管瘤、骨样骨瘤、软骨黏液样纤维瘤、骨母细胞瘤、软骨母细胞瘤和非骨化性纤维瘤。

(2)恶性骨肿瘤:以骨肉瘤最多见(35%),其次为软骨肉瘤、纤维肉瘤、尤文肉瘤、恶性骨巨细胞瘤、脊索瘤、恶性淋巴瘤和恶性纤维组织细胞瘤。

(3)瘤样病变:以纤维异常增殖症占首位,其次为孤立性骨囊肿、嗜酸性肉芽肿、动脉瘤样骨囊肿。

2.转移性骨肿瘤

转移性骨肿瘤以肺癌、乳腺癌、甲状腺癌转移发病率最高。

(二)临床分期

原发恶性肿瘤采用 AJCC 分期,见表 11-1。

表 11-1　原发恶性肿瘤 AJCC 分期

分期	肿瘤分级(G)	原发肿瘤(T)	区域淋巴结(N)	远处转移(N)
I A	G1~G2	T1	N0	M0
I B	G1~G2	T2	N0	M0
II A	G3~G4	T1	N0	M0
II B	G3~G4	T2	N0	M0
III(未定义)				
IV A	任何 G	任何 T	N1	M0
IV B	任何 G	任何 T	任何 N	M1

注:G1 分化良好;G2=中度分化;G3=分化较差;G4=未分化。尤因肉瘤和恶性淋巴瘤归为 G4。T1=局限于骨皮质内的肿瘤;T2=超出骨皮质范围的肿瘤。N0=无局部淋巴转移;N1=局部淋巴转移。M0=无远处转移;M1=远处转移。

四、临床表现

(一)疼痛

疼痛是恶性骨肿瘤的重要症状,开始为暂时性或间歇性隐痛,渐转为持续性剧痛,尤以夜间为甚,活动时加重。良性肿瘤多无疼痛。

(二)肿胀或肿块

位于骨膜下或表浅的肿瘤出现肿块较早,可触及骨膨胀变形。如肿瘤穿破到骨外,可产生固定的软组织肿块,表面光滑或者凹凸不平。

(三)功能障碍和压迫症状

功能障碍多发生于长骨干骺端的肿瘤多邻近关节,由于肿胀和畸形,关节功能障碍,表现为屈伸疼痛和受限及跛行等。肿块巨大时,压迫周围组织引起相应症状,如脊柱肿瘤可压迫脊髓,出现截瘫;骶前肿瘤引起直肠、膀胱的梗阻症状。

(四)病理性骨折

病理性骨折是骨转移癌的首发症状,肿瘤生长可破坏正常骨质的坚固性,良、恶性肿瘤均可发。

(五)全身症状

骨肿瘤后期由于肿瘤的消耗、毒素的刺激和痛苦的折磨,可出现一系列全身症状,如失眠、烦躁、食欲缺乏、精神萎靡、面色苍白、进行性消瘦、贫血、恶病质等。

五、治疗方式

(一)良性肿瘤

良性肿瘤多以局部刮除植骨或切除为主,如能彻底去除,一般不复发,愈后良好。

(二)恶性肿瘤

1.手术治疗

手术切除是其治疗的主要手段。主要有以下几种治疗方式。

(1)保肢手术:保肢手术包括肿瘤切除和功能重建 2 个步骤。即完整、彻底地切除肿瘤及重建因切除肿瘤所造成的股骨肌肉系统功能病损。重建方法包括骨重建与软组织重建,骨重建即重建支撑及关节功能,软组织重建则修复动力、提供良好覆盖。

（2）截肢手术：一旦保肢手术不能实施，截肢手术将是最终的外科治疗方法。因肿瘤而行截肢术，倾向于在较高的解剖平面截肢，技术操作上困难更大，由于患者更趋于年轻化，外观上巨大的缺陷往往在肢体功能丧失之外导致其心理上巨大的打击。在所有截肢患者中，骨肉瘤占第3位。

2.化疗

化疗常用的药物有表柔比星及大剂量甲氨蝶呤，但药物的作用选择性不强、肿瘤细胞在分裂周期中不同步，都影响化疗的效果。

3.放疗

骨肉瘤是一种对放疗不敏感的肿瘤，放疗的作用主要是辅助性治疗和姑息性治疗。

六、护理措施

手术是治疗恶性骨肿瘤的最佳治疗方案，这里重点讲骨肿瘤的手术护理。

（一）手术的护理

1.保肢手术

（1）一般护理：①抬高患肢，促进静脉回流，减轻肿胀；②保持负压引流通畅，同时观察并准确记录引流液的颜色和量；③患者麻醉清醒后或持续硬膜外麻醉肢体感觉、运动功能恢复后，行肢体被动活动、跖屈、足背伸、踝关节旋转活动，以尽快恢复患肢血液循环。牵拉挛缩组织以避免粘连。通过与主管医师交流，了解患者术后康复锻炼需求，必要时调整康复训练计划。如果骨折固定可靠，关节的非负重活动尽早进行。患肢的负重需要在术后6~8周后，进行X线检查显示骨愈合后进行。

（2）人工假体置换术后护理：①上肢人工肩关节置换术后的体位和功能训练，麻醉清醒前，给予去枕仰卧位，保持术侧屈肘90°于胸前。麻醉清醒后可采取半卧位或健侧卧位，半卧位时，术侧肩关节以臂托悬吊保护固定于中立位，上臂下垂，屈90°，前臂自然放于胸前；健侧卧位时，术侧屈肘90°，以臂托悬吊固定于健侧，保持肩关节中立位，以患者感到舒适为度。绝对禁止术侧卧位，以避免置换关节受压，导致置换关节向前脱位；患者在术后当天麻醉清醒后即可做术肢握、松拳运动，以促进血液循环和手指功能恢复；术后第1天始做术侧手腕关节主动屈伸活动，以促使术肢远端肌力、手腕关节功能的尽早恢复，每次5~10分钟，每天3~5次，以后逐渐增加至6~8次/天；术后使用外展支架固定

3 周,解除固定后健侧肢体协助做患肘关节的伸屈运动,每次 5～10 分钟,每天 3 次;并可在保持术侧肩关节功能状况下,由健肢协助做轻度外、内收运动;根据患者锻炼及恢复情况,逐步增加活动强度和时间;术后 4 周患者术肢做主动活动锻炼。②下肢人工髋关节、股骨头、膝关节置换术后的体位和功能训练,髋关节和股骨头置换术后(20°～30°),在双大腿之间安放枕头保持两腿分开,绝对避免患髋内收,穿抗外旋鞋或皮牵引,避免髋关节过度屈曲;如因肿瘤巨大,周围肌肉切除过多,术后应持续皮牵引 3 周以上,防止髋关节脱位;膝关节置换术后,患肢抬高 20°～30°,保持伸膝,足高髋低位。术后即可进行肌肉的等长收缩运动,包括大腿肌肉和小腿肌肉的等长收缩;卧床患者适当进行腹肌和腰肌的训练,做收腹和挺腰动作。锻炼强度以不增加患者疼痛和疲劳为宜;术后第 3 天开始,以关节功能锻炼为主,主要包括关节的主动和被动活动训练。可用关节持续被动活动装置进行辅助锻炼,膝关节屈曲从 0°～90°逐渐增加。在伸屈关节肌力初步恢复后,开始抗阻练习,以利于基本肌力的恢复,来承受日常生活中的应力需要。术后根据假体的稳定性,在医师指导和陪护人员的协助下,指导患者扶拐下地,进行非负重、部分负重直至完全负重行走。

2.截肢手术

(1)术前护理:术前做好患者的心理护理,争取得到家属的配合,让患者有充分的思想准备,避免手术对患者精神的打击。教会患者使用拐杖,进行手臂拉力锻炼,为术后扶拐下地活动做准备。术前常规备皮。

(2)术后护理:①严格床头交接班,观察残端伤口情况。床边备止血带 1 根,髋关节离断术后的患者,应在床边备足沙袋,以备大出血时及时止血。观察残端有无肿胀、渗液、皮肤坏死及并发症感染。在残端可用棉垫和弹力绷带加压包扎,但包扎时不要在近侧过度加压,以免引起远端水肿。术后伤口愈合后残端不可用油剂或冷霜涂擦,以免造成残端皮肤破损、糜烂,可用温水或中性肥皂轻轻地擦洗。②截肢后由于肌肉力量不平衡,下肢截肢部位以上的关节常易发生屈曲外展畸形,将严重影响以后安装假肢。因此术后固定或包扎患肢时,应维持截肢残端于伸展位,保持残端固定于功能位,残端邻近关节下不垫枕。③幻肢痛是截肢患者特有的体征,让患者接受残端事实尤为重要。教会其与残端对话,直视残端,用手抚摸、轻拍打残端,4 次/天,10～15 分钟/次;内心告诉自己肢体只到此位置,并通过拍打让残端神经末梢适应截肢平面,以减轻疼痛和增加患者残端存在感,让幻肢痛逐渐消失,并联合应用镇痛、镇静剂,解除患者痛苦。对顽固性患肢疼痛的患者,可行普鲁卡因封闭、交感神经阻滞或交感神经切断术。④大腿截肢者容易发生髋关节屈曲、外展挛缩,小腿截肢者容易发生膝关节屈曲挛缩,术后不要长时间将关节维持在某一位置,要积极进行残肢邻近关节的全范围被动活动,小腿截肢者要注意保持髋内收、膝伸直。⑤术后活动,上肢截肢后 1～2 天可离床活动,做广播操;下肢截肢后 1～4 天练习床上转移、扶拐站立、轮椅活动;术后 2 周内在床上进行残肢关节的主动、被动活动及肌肉的抗阻运动;2 周后可不负重扶拐下床活动,让患者练习站立平衡、屈膝平衡及扶椅进行单足跳。指导患者使用拐杖或其他助行器具,并强化行走的技巧。早期锻炼时要有人陪护以免意外损伤。术后 2～3 个月,残肢水肿消退后,就可以穿戴假肢。

(二)化疗的护理

化疗给药大多是按体重计算的,化疗前应准确测量体重。嘱患者在清晨空腹、排空尿、粪便后,只穿贴身衣裤,不穿鞋称量体重。配置化疗药物应严格执行无菌操作,严格按医嘱剂量给药,执行"三查七对"。同时应熟悉各类药物的性能和特点,顺铂应在生理盐水或葡萄糖盐水中溶解;环磷酰胺不能加温促使溶解;多柔比星、柔红霉素、甲氨蝶呤,注射时需避光,应在瓶外用黑布遮盖(化疗的其他常规护理见第三章第一节)。

(三)放疗的护理

(1)肢体骨肉瘤患者行放疗时,在照射范围内必须在肢体一侧留一条正常组织带,目的是避免放疗后引起的静脉和淋巴回流障碍所致的肢体严重水肿、剧烈疼痛等严重后遗症和并发症。

(2)放疗期间比较大的危险在于手术切口的再次开裂,后期反应往往比较严重,包括纤维化、挛缩、生长阻滞、继发性骨折及由于放射引起的肉瘤。在放疗过程中,进行理疗可使纤维化、挛缩程度降至最低,甚至可避免。应尽量避免对关节部位及未闭合的骨骺部位的照射,如骨骼在放疗后被广泛破坏,不能重建和修复,很容易继发骨折。放疗时应选择舒适体位,尽量保持功能位。妥善处理好伤口,促进其愈合,如有感染应控制好后再行放疗(放疗的其他常规护理见第三章第二节)。

第二节 软组织肿瘤

一、概述

软组织肿瘤是来源于结缔组织的肿瘤,包括软组织肉瘤、脂肪肉瘤、透明细胞肉瘤、KSHV 等,可以分为良性肿瘤、交界性肿瘤及恶性肿瘤。组织肉瘤的护理与骨肉瘤的护理有一定的相似之处。这里着重探讨软组织肉瘤的临床特点及护理。

二、病因

目前认为不是单一因素所致。可能引起软组织肉瘤的因素有先天性畸形、家族性遗传(如神经纤维瘤等)、病毒因素、创伤学说、化学物质刺激(如氯乙烯、二乙基己烯雌酚、聚氯乙烯醇等)、放射损伤(先前的肿瘤治疗)、异物刺激(子弹头、金属片等)、石棉接触史和内分泌因素等。

三、病理分类及临床分期

软组织肉瘤类型及其组织来源,见表 11-2。

表 11-2 软组织肉瘤的类型和其组织来源

类型	组织来源
透明细胞肉瘤	骨髓
脂肪肉瘤	脂肪
卡波西肉瘤	内皮细胞
纤维肉瘤	纤维软组织(如肌腱、韧带)
血管肉瘤	血管
淋巴管肉瘤	淋巴管
滑膜肉瘤	滑膜
平滑肌肉瘤	平滑肌
横纹肌肉瘤	横纹肌/骨骼肌

四、临床表现

(一)肿块

超过半数患者以肿块作为首发症状就诊。表浅肿瘤极易发现,而深部肿瘤常难以发现。因肿瘤的部位不同而表现不同的症状,软组织肉瘤的形状、大小很不一致,可为圆球形或橄榄球形,小者直径 1～2 cm,大者直径 20～30 cm,甚至更大。在一些少见情况下,肿瘤可表现为红、肿、热、痛的典型局部炎性包块,继之出现溃烂、出血、感染。

(二)疼痛

肿块多为无痛性,当肿瘤浸润周围神经组织、骨骼时可产生疼痛,肿瘤破溃及合并感染时也多伴有疼痛。疼痛的强度与肿瘤的来源、大小和部位有关。

五、治疗方式

(一)手术治疗

外科切除是治疗所有肢体和躯干软组织肉瘤最主要的治疗方法。截肢是最广泛的切除,但现在,罕有软组织肿瘤需行截肢术。因为至少有 95% 的患者可行保肢手术,通过 10 年以上的随访,保肢手术加放疗者与截肢者相比,局部复发率较高,但总的来说,生存率没有差别。

(二)化疗

1.术前化疗

对肿瘤体积较大、恶性程度较高的软组织肉瘤,术前化疗可使肿瘤缩小,提高切除率,限制肿瘤的术中扩散,避免截肢手术。由于术前化疗的效果可能有改善预后的价值,因此可用来指导术后的进一步治疗。

2.术后化疗

术后短期内化疗可减少远处转移,提高生存率。

3.动脉内化疗

动脉内化疗已用于治疗局限性肉瘤。动脉给药方式包括动脉输注和肢体或器官的隔离灌注,后者系将动脉和静脉与体外循环系统连接,将灌注器官从体循环中独立出来。该方法较多用于治疗较大的原发性和复发性肉瘤,其治疗目的是尽量行保肢手术而避免截肢。

(三)放疗

放疗常是手术后的辅助治疗措施。放疗可在术前进行,对手术禁忌证、由于身体原因不宜手术或拒绝手术的患者可行单纯放疗。常用方法包括术后外部远距离放疗、辅助近距离放疗、术前放疗等。

六、护理措施

软组织肉瘤的护理措施与骨肉瘤类似,这里将主要讨论软组织肉瘤特有的护理内容。

(一)介入术后护理

动脉内化疗前先进行局部皮肤准备,并告知患者介入术后的注意事项。介入术后患肢制动 24 小时,局部沙袋压迫防止伤口渗血,护士要加强床边交接班和加强巡视,密切观察患肢足背动脉的搏动,如患者发生恶心、呕吐,应平卧头偏向一侧,防止因呕吐而引起窒息,并按医嘱及时使用止吐剂。

(二)功能锻炼

保肢手术加放疗的主要目的是获得比截肢更好的肢体功能,但正确评价手术后的肢体功能也很重要。护士要全面收集患者生理、心理及社会家庭的资料,认真分析评估,制订护理计划并实施。将来的软组织肉瘤治疗策略应重视提高疗效,更应在生活质量、患肢功能及经济因素等方面获得理想的结果。功能锻炼应循序渐进,患肢逐步负重,早期以被动锻炼为主,2 个月后将主动锻炼和抗阻运动相结合,并可扶拐下地非负重行走。

(三)局部复发的护理

评估患者对再次复发的心理反应及对睡眠的影响程度。告诉患者多数软组织肉瘤的原发灶可得到控制,以减轻患者的焦虑。和医师一起讨论权衡利弊选择最佳的治疗方案。告知患者及家属术后放疗的重要性,希望得到配合。

(四)健康教育

(1)积极鼓励患者保持开朗、平和的心态面对以后的治疗、生活。

(2)保持均衡饮食,鼓励患者增加优质高蛋白、丰富维生素、高钙的食物,少量多餐,并注意色、香、味以增进食欲。

(3)经常随访,如患者出现胸闷、咳嗽、咳痰,并有血丝痰或发热,应及时就诊,排除肺部转移的可能。

(4)患肢不宜过度负重,行走时注意安全,防止跌倒。

参考文献

[1] 杨方英,吴婉英,胡斌春.肿瘤护理专科实践[M].北京:人民卫生出版社,2022.

[2] 周玉美.常见肿瘤护理技术[M].北京:科学技术文献出版社,2021.

[3] 胡雁,陆箴琦.实用肿瘤护理[M].上海:上海科学技术出版社,2020.

[4] 王蓓,彭飞,张晓菊,等.疼痛护理管理[M].上海:上海科学技术出版社,2023.

[5] 李惠艳,曹国芬.肿瘤护理[M].北京:人民卫生出版社,2018.

[6] 易慧娟,周染云.消化道肿瘤细化护理[M].北京:科学出版社,2018.

[7] 曹文杰.临床常见肿瘤护理常规[M].上海:上海交通大学出版社,2019.

[8] 王锡山,韩方海,戴勇.结直肠肿瘤诊治并发症的预防和处理[M].北京:人民卫生出版社,2022.

[9] 王丰松,曾琴琴,郑玉秀,等.实用临床肿瘤护理[M].北京:科学出版社,2018.

[10] 刘倩.现代肿瘤护理规范[M].长春:吉林科学技术出版社,2019.

[11] 张锦军,邹薇,王慧,等.临床实用专科护理[M].哈尔滨:黑龙江科学技术出版社,2022.

[12] 崔媛媛.肿瘤科护理技术与实践[M].北京:科学技术文献出版社,2020.

[13] 玄宁.常见肿瘤的治疗与护理[M].南昌:江西科学技术出版社,2018.

[14] 王效.临床肿瘤护理实践[M].北京:科学技术文献出版社,2019.

[15] 王秀娟.现代肿瘤疾病诊疗与护理[M].长春:吉林科学技术出版社,2018.

[16] 李丹,秦海峰.妇科肿瘤细化护理[M].北京:科学出版社,2019.

[17] 位玲霞,张磊,刘淑伟,等.肿瘤疾病诊疗护理与防控[M].成都:四川科学技术出版社,2021.

[18] 史小利.肿瘤综合治疗与护理[M].北京:科学技术文献出版社,2020.

[19] 李丹,吴琼.乳腺肿瘤细化护理[M].北京:科学出版社,2019.

[20] 刘桂荣.临床肿瘤护理思维与实践[M].武汉:湖北科学技术出版社,2018.

[21] 关琼瑶,陈剑.骨与软组织肿瘤护理[M].昆明:云南科技出版社,2019.

[22] 张金兰.实用临床肿瘤护理[M].沈阳:沈阳出版社,2020.

[23] 宁建红.现代肿瘤疾病诊疗与护理[M].哈尔滨:黑龙江科学技术出版社,2019.

[24] 侯宝松,张媛媛,何会娜.肿瘤科疾病解析与临床护理[M].北京:科学技术文献出版社,2019.

[25] 宋巍,杨海波.肿瘤诊断与防治[M].昆明:云南科技出版社,2018.

[26] 贵海峰.常见肿瘤病人的护理[M].北京:中国医药科技出版社,2019.

[27] 洪慧,刘金艳,夏红月,等.护理学研究与护理新进展[M].哈尔滨:黑龙江科学技术出版社,2022.

[28] 杨健.恶性肿瘤综合诊疗与护理[M].长春:吉林科学技术出版社,2019.

[29] 吴隆秋.现代肿瘤临床诊治[M].天津:天津科学技术出版社,2018.

[30] 甄倩楠.肿瘤科护理规范与新进展[M].北京:科学技术文献出版社,2019.

[31] 何爱莲,徐晓霞.肿瘤放射治疗护理[M].郑州:河南科学技术出版社,2020.

[32] 邵志敏,沈镇宙,郭小毛,等.肿瘤医学[M].上海:复旦大学出版社,2019.

[33] 王霞,李莹,连伟,等.专科护理临床指引[M].哈尔滨:黑龙江科学技术出版社,2022.

[34] 杨芳.肿瘤疾病的健康教育与护理[M].武汉:湖北科学技术出版社,2020.

[35] 段建宇,王辉,张新东.现代肿瘤临床与护理[M].长春:吉林科学技术出版社,2020.

[36] 张格,李燕,孙盛楠,等.基因组护理学在肿瘤精准护理领域的应用与启示[J].中国护理管理,2022,22(12):1883-1887.

[37] 孙怡瑶,刘文会.肿瘤护理计划用于癌症患者靶向治疗中的实践探讨[J].保健医学研究与实践,2021,18(S1):52-54.

[38] 张贝贝,段志光,王香玉,等.护士在肿瘤病人护理过程中的角色分析[J].护理研究,2021,35(23):4254-4259.

[39] 赵昕.人文关怀在恶性肿瘤护理中的应用效果分析[J].中国农村卫生,2021,13(21):62-63.

[40] 黄小丽,杜敏,冯建琼.肿瘤内科患者的护理安全管理策略探讨[J].四川解剖学杂志,2020,28(1):183-184.